高龄男性生育

许 蓬 朱伟杰 主编

科 学 出 版 社

北 京

内 容 简 介

本书是我国第一本高龄男性生育的科普读物。全书分为 13 章，共 194 个问答，内容包括男性生殖系统的增龄变化，读懂精液报告单，生殖系统感染损伤男性生育力，高龄男性与辅助生殖技术，高龄男性的手术治疗，高龄男性生殖的遗传风险，容易影响男性生殖的疾病、饮食和生活习惯，环境因素对男性生殖的影响，高龄男性心理对生育的影响，养生保健呵护男性生育力等。书中较系统地介绍了男性年龄增高与生殖功能的关系、高龄男性生育面临的问题与处理方法，以及日常生活减少和避免损伤生育力的措施，以期为感兴趣的读者深入浅出地传授高龄男性生育的相关知识，亦希望对有生育计划的中老年男性备孕、不育治疗和维护生育力有所裨益。

本书对从事男科学、生殖医学、妇产科学和生殖生理学等学科的医务人员、科研人员、高等医学院校师生，以及育龄夫妇有参考价值。

图书在版编目（CIP）数据

高龄男性生育 / 许蓬，朱伟杰主编 . —北京：科学出版社，2019.1
ISBN 978-7-03-060246-6

Ⅰ．①高… Ⅱ．①许…②朱… Ⅲ．①男性–生殖医学 Ⅳ．①R339.2

中国版本图书馆CIP数据核字（2018）第292721号

责任编辑：岳漫宇 / 责任校对：郑金红
责任印制：赵 博 / 封面设计：图阅盛世

科学出版社 出版

北京东黄城根北街16号
邮政编码：100717
http://www.sciencep.com

北京中科印刷有限公司印刷

科学出版社发行 各地新华书店经销

*

2019年1月第 一 版 开本：A5（890×1240）
2025年1月第二次印刷 印张：14
字数：445 000

定价：168.00元

（如有印装质量问题，我社负责调换）

主编简介

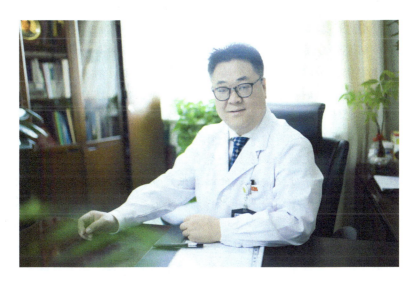

许 蓬 研究员

我国东北地区首例试管婴儿诞生地——沈阳东方菁华医院院长、学科带头人。

从事生殖医学男科专业工作20余年，熟练掌握男性生殖健康与不孕症临床诊疗技术，擅长非梗阻性无精子症睾丸显微取精术、商环包皮环切术和药物治疗少弱精子症等特色技术。对少弱畸形精子症的患者有独到的诊治能力，效果显著。发表SCI等专业期刊论文20余篇，主编或参编专著多部。承担或参与国家重点研发计划项目课题1项、国家重点基础研究发展计划（973 计划）项目 1 项、国家自然科学基金项目 3 项和市级自然科学基金项目 1 项。获省科技成果奖 2 项、市科技进步奖 3 项。先后荣获沈阳市助残先进个人、医德之星、中国男科十佳品牌科室主任、沈阳市优秀专科分会主任委员等荣誉称号，获得包括东北首例试管婴儿在内的多项东北地区首例辅助生殖技术的成功。

兼任科技部科技专家库项目评审专家、中国性学会男性生殖医学分会副主任委员、中华医学会男科学分会生殖内分泌学组委员、中国医师学会男科学专家委员会委员、中华医学会计划生育学会第八届委员会男性生殖调控学组委员、中华医学会生殖医学分会第四届委员会精子库管理学组委员、中国医学促进会泌尿生殖分会常务委员、海峡两岸医药卫生交流协会不孕不育分会常务委员、海峡两岸医药卫生交流协会遗传与生殖专业委员会委员、中国医疗保健国际交流促进会出生缺陷精准医学分会委员、全国卫生产业企业管理协会妇幼健康产业分会生殖内分泌学组委员、亚洲男性不育症委员会男科学协会委员、辽宁省中西医结合学会常务理事、辽宁省中西医结合学会男科专业委员会副主任委员、辽宁省中西医结合学会生殖医学专业委员会副主任委员、辽宁省医学会男科学分会生殖学组副组长、辽宁省医学会生殖医学分会男科学组副组长、辽宁省人类辅助生殖技术质控中心专家组委员、辽宁省预防医学会生殖健康专业委员会常务委员、沈阳医学会男科学分会主任委员，以及《生殖医学杂志》编委、《中华医学遗传学杂志》编委、《中华男科学杂志》编委。

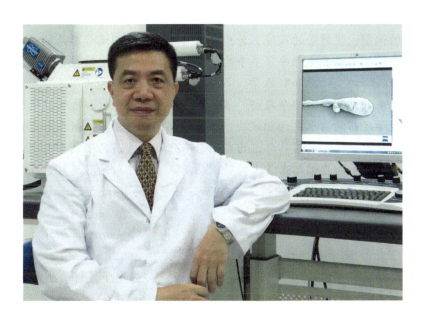

朱伟杰　博士，教授，博士生导师

现于暨南大学生命科学技术学院生殖免疫研究所工作。

研究方向为受精机制、不育症病因学、辅助生殖实验技术和低温生物学技术。1989年被世界避孕与健康联合会（WFCH）授予"人类精液冷冻生物学奖"，1996年"人类冷冻精子研究"获广东省高校自然科学奖二等奖。于1987年参加当时由广州市第二人民医院、暨南大学和广州市人口和计划生育科学研究所组成的试管婴儿试验小组，负责解决了于1986年来广州举办"体外受精-胚胎移植技术"培训班和于1987年来广州传授试管婴儿技术的美国专家共3人次的国际旅费（外汇在当时是极为匮乏的）；负责解决了实施试管婴儿试验的试剂、耗材等的入境，为广东省首例和第二例试管婴儿的诞生做了实际工作。具体指导了多个生殖实验室的筹建和实验技术的建立，取得较高的受精率和妊娠率。参与了国家"七五"和"八五"国家科技攻关计划"免疫避孕疫苗"项目，负责我国第一代绒毛膜促性腺激素避孕疫苗的临床前预初试验，并将研制的疫苗首次注射在自己体内取得试验数据作临床参考，为我国第一代避孕疫苗的研制和诞生做出了重要贡献。在国际上首次完整阐明了人类精子核的胞质残留及其起源和发生率，并将这种精子核异常类型命名为 intra-nuclear cytoplasmic retention（INCR）。

兼任《中华生殖与避孕杂志》副总编，*Journal of Reproduction & Contraception* 副主编，*Andrologiia* 编委，*Reproductive and Developmental Medicine* 编委，《中国病理生理杂志》编委，《中华男科学杂志》编委，《国际生殖健康/计划生育杂志》编委，《制冷》杂志编委。中国人类辅助生殖技术用医疗器械行业标准工作组专家，保加利亚男科学基金会科学顾问，中华医学会计划生育学分会男性生育调控学组副组长，中华医学会男科学分会男性生殖内分泌学组委员，中国优生科学协会理事，中国动物学会生殖生物学分会理事，中国制冷学会低温生物学与医学委员会委员，中国医疗保健国际交流促进会生殖医学专业委员会委员，广东省制冷学会副理事长，广东省制冷学会低温生物学与医学专业委员会主任委员，广东省医学会生殖免疫与优生学分会副主任委员，广东优生优育协会辅助生殖医学专委会副主任委员，广州市医学会生殖医学分会副主任委员，广东省产前诊断专家委员会委员。在学术刊物发表论文350篇，合作主编、参编和参译学术专著和教材23部。获已授权发明专利2项。

《高龄男性生育》编写人员

主　编　许　蓬　朱伟杰

副主编（按姓氏笔画排序）

毕焕洲　李　芃　李宏军　李春义　李湛民

汪李虎　禹艳红　姜　涛　姚　兵　郭廷超

编　者（按姓氏笔画排序）

冯雨明　解放军南京总医院

毕焕洲　辽宁中医药大学附属第二医院

朱伟杰　暨南大学生命科学技术学院

朱洁茹　中山大学附属第三医院

刘　芸　解放军福州总医院

刘　瑜　深圳市人民医院

江　欢　深圳市龙岗区妇幼保健院

许　蓬　沈阳东方菁华医院

孙龙浩　沈阳东方菁华医院

李　芃　沈阳东方菁华医院

李　杨　沈阳东方菁华医院

李　强　沈阳二〇四医院

李宏军　中国医学科学院北京协和医院
李春义　沈阳东方菁华医院
李彩虹　沈阳东方菁华医院
李湛民　辽宁中医药大学附属医院
吴冉研　沈阳东方菁华医院
汪李虎　广东省妇幼保健院
张欣宗　广东省计划生育科学技术研究所
欧建平　中山大学附属第三医院
赵　唤　沈阳东方菁华医院
禹艳红　暨南大学生命科学技术学院
姜　涛　大连医科大学附属第一医院
姚　兵　解放军南京总医院
袁长巍　北京国卫生殖健康专科医院
郭廷超　辽宁省计划生育科学研究院附属医院
黄奕平　深圳市龙岗中心医院
彭　超　大连大学附属中山医院

前　言

　　生命现象最重要特征之一是生殖。任何高等动物包括人类，其生育力均经历发生、发展、成熟和衰退的过程。男性随着年龄愈大，机体各系统发生渐进性生理变化，生殖系统的结构与功能也随之改变，逐渐进入生育力衰减阶段。高龄男性生育是当前社会的现实，而且这种状况将会持续相当长一段时间，备受学界、临床和社会的关注。因此，科学、准确地传播男性增龄的生殖功能变化及其相关知识，有助于增进高龄男性生育的认识，更有利于优生、保障生殖健康和生殖安全。

　　本书是我国第一本高龄男性生育的科普读物。全书分为13章，共194个问答，内容包括男性生殖系统的增龄变化，读懂精液报告单，生殖系统感染损伤男性生育力，高龄男性与辅助生殖技术，高龄男性的手术治疗，高龄男性生殖的遗传风险，容易影响男性生殖的疾病、饮食和生活习惯，环境因素对男性生殖的影响，高龄男性心理对生育的影响，养生保健呵护男性生育力等。书中围绕高龄男性生育的主要方面，较系统地介绍了男性年龄增高与生殖功能的关系，高龄男性生育面临的问题与处理方法，以及日常生活减少和避免损伤生育力的措施。

　　在编写过程中，本着以知识性、实用性和代表性为主，同时注重了新颖性，不少问题是第一次以科普形式作解说。此外，考虑到读者可以根据自己的兴趣和需要选择性阅读，对每个问答力图保持知识的

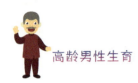

相对完整。希望本书能为有兴趣的读者深入浅出地传授高龄男性生育的相关知识，亦对有生育计划的中老年男性备孕、不育治疗和维护生育力有所裨益。

本书编者是我国生殖领域相关研究方向的专家和临床医生，其中多位是中国妇幼保健协会生育力保存专业委员会的同行。编者们在繁重的科研、医疗、教学和社会活动之余，挤出时间撰写了各自的部分，使本书在较短时间内完成了编写，在此表示衷心的感谢。

高龄男性生育涉及的领域广泛，而且基础研究和临床诊疗的发展迅猛，尚有诸多方面的进展有待介绍，书中的解答也难免有欠妥或错误之处，敬请读者、同道指正。

许　蓬　朱伟杰

2019 年 1 月 8 日

目　录

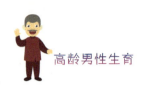

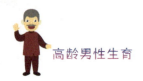

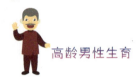

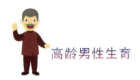

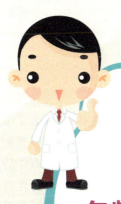

第 1 章

年龄愈大，男性
生殖系统的变化

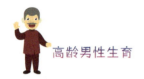
01

男性"高龄"的界定是什么？

◎李宏军　赵　唤

　　如今社会压力大是不争的事实，越来越多的年轻人为了事业和生存而拼搏，难以有精力和能力顾及生活的各个方面是可以理解的，不想生娃或者不敢生娃的育龄男女不在少数，使得我国初育年龄呈现不断推迟的趋势，女性如此，男性亦是如此，越来越多的男性直到步入中年才有第一个宝宝。而现行的二孩政策，进一步加大了高龄生育的比例。男性的高龄又是如何规定的呢？"男性高龄"这一专有名词在不同的使用场合有不同的年龄界定。例如，男性的法定退休年龄是指1978年5月24日第五届全国人民代表大会常务委员会第二次会议原则批准，现在仍然有效的《国务院关于安置老弱病残干部的暂行办法》和《国务院关于工人退休、退职的暂行办法》（国发〔1978〕104号）文件所规定的退休年龄。2012年7月我国应逐步延龄退休，建议到2045年不论男女，退休年龄均为65岁。现行退休年龄为：男性60周岁，女性50周岁。因此，对于工作来讲，男性的高龄界定为60岁。

　　对于青年、中年、老年的定义来说，老年人算是高龄。老年人口是指处于老年年龄界限以上的人口，是从人口学的角度反映某一特定年龄阶段与其他年龄阶段（幼年、青年、壮年）相区别的一个社会群体。与国际上将65岁以上的人确定为老年人的通常做法不同，我国界定60岁以上的公民为老年人。我国《老年人权益保障法》第二条规定："本法所称老年人是指60周岁以上的公民"。从世界范围看，老年人口中女性的比例高于男性。中国老年人口包括：低龄老年人口

（60～69岁）、中龄老年人口（70～79岁）、高龄老年人口（80岁以上）三部分。

对于生殖系统的变化，该如何界定高龄呢？在生育问题上，科学家们的着眼点是遗传。有研究显示，男性在25～35岁生育的小孩的智力最高，这是因为男性精子质量在这一时期达到高峰，而且处于这个年龄的男性不仅智力成熟，生活经验较丰富，能够懂得和接受胎教知识。

男性过了35岁，体内的雄激素开始衰减，平均每过1年其睾丸激素的分泌量就下降1%。当男性年龄高于40岁，就视为男性生育高龄了。精液质量随年龄增长而下降，对精子活力、活率及精液量均有一定影响。精子活力及活率异常是导致生育力低下的主要原因。精子的基因突变率也相应增高，精子的数量和质量都得不到保证，对胎儿的健康也会产生不利影响。所以，老话讲"在适合的年龄做相应的事"是最正确不过的了。

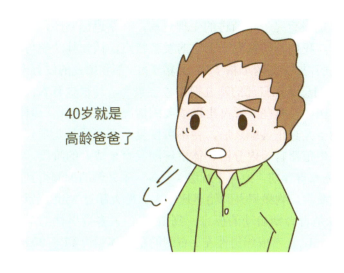

40岁就是
高龄爸爸了

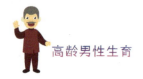
02

高龄男性睾丸有什么变化？

◎李宏军　赵　唤

男性睾丸与阳刚之气有着千丝万缕的关联，说某人"雄心万丈"，可是如果没有睾丸，即便有"心"也"雄"不起来！男性的强壮体魄，都是依靠睾丸分泌的雄激素的作用。在胚胎发育早期如果没有雄激素的作用就会默认发育成女性，可以说男人是雄激素的"作品"。男子成年后的睾丸源源不断产生大量精子，从而让人类繁衍不息。但是，随着年龄的不断增长，对"高龄男性"来说，生育力就开始走下坡路了。

睾丸的发育是一个渐进的生理过程，严格遵循顺序，遗传基因上高度保守。我们不妨探究一下它的发育特点，认知其功能与作用，辨别临床疾病，如少弱畸形精子症、无精子症，都和睾丸的发育密切相关。

男人们总是把自己的睾丸视作"宝贝"，却很少有人去关注睾丸的变化。例如，有些人睾丸出现了萎缩情况，就应该第一时间就医检查，否则睾丸真正萎缩之后，将不可恢复。青春期是儿童到成人的转变期，是生殖器官、内分泌、体格逐渐发育至成熟的阶段。男性一般在 12 岁进入青春期，原先下丘脑 - 垂体 - 睾丸轴的抑制得到解除，分泌促性腺激素，刺激睾丸开始迅速增大。睾丸超过 5 ml 或睾丸长径超过 2.5 cm 是青春期启动的标志。到 18 岁，大多数男性的睾丸体积已经达到 15 ml。正常成年男性左、右侧的睾丸体积为 12 ～ 30 ml。当然，睾丸体积也不是越大越好，但是小于 12 ml 说明睾丸体积过小，甚至发育不良。

青春期的睾丸开始具有了一定的"能力"。青春期前，外周血睾酮浓度仅为 10 ～ 30 ng/dl，青春期开始逐渐升高，14 岁的男性大多在 300 ～ 600 ng/dl。在睾酮作用下，阴茎、阴毛逐渐向成年男性发育，同时出现明显的男性第二性征，如喉头隆起、嗓音变粗、身长生长加速。国际上通常用 Tanner 分级标准衡量第一性征和第二性征的发育，主要观察指标是睾丸体积、阴茎阴囊发育、阴毛分布。

18 ～ 45 岁是青年的年龄范围，这是性成熟期的男性睾丸生殖功能与内分泌功能最旺盛的时期。起自 18 岁，历时大约 30 年，此期睾丸是雄激素分泌的巅峰阶段，也是精子产生最繁茂的时期，正常成年男性一天 24 小时要产生 7000 万条精子，平均每秒要产生 800 条精子。

46 ～ 59 岁是中年的年龄范围，60 岁以上是老年男性。正常男性的生育能力可维持很长时间，到 55 岁以后，生育能力才逐渐减弱，当然，没有法定的界限，个体的差异导致结果都有所不同。从临床实践体会，50 多岁男子的睾丸还很有弹性，睾丸体积也未见明显缩小；60 岁以后，睾丸变软、体积缩小的现象才逐渐多起来。随着男性年龄增高，血清睾酮浓度明显降低，这种下降有时称之为"男性更年期"或"迟发性性腺功能减退症"，必要时需要补充睾酮。所以，高龄男性朋友们，一定要尽早重视和保护自己的"宝贝"了。

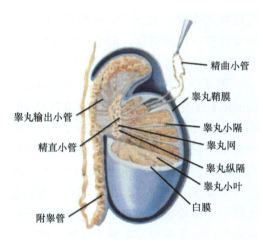

精曲小管
睾丸鞘膜
睾丸输出小管
睾丸小隔
精直小管
睾丸网
睾丸纵隔
睾丸小叶
白膜
附睾管

睾丸内部结构模式图

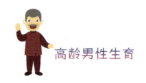
03

高龄男性双侧睾丸大小不一致有问题吗？

◎李宏军　赵　唤

睾丸是男性最重要的生殖器官，如果它的健康状况不好，或者发育不良，就会直接影响到男性的生育能力和性功能。那么通常我们所说的睾丸发育不良的症状有哪些？应该如何检查呢？

睾丸大小是初步评价睾丸功能的最好指标。一般来说，中国成年男性睾丸体积在 12 ～ 30 ml 左右，两侧睾丸的大小差异不超过 2 ml。睾丸体积可自我测量，但是在没有经验的情况下的自我测量结果可能误差较大。正常大小的睾丸长径约为 4 ～ 5 cm。

测量睾丸体积，可使用超声测量长径、前后径、横径，然后利用 Lambert 公式计算：睾丸体积 =0.71（1/6δ）× 长径 × 横径 × 前后径，或椭圆公式（长 × 宽 × 高 ×0.52）计算。不过由于睾丸形状不规则，超声测量误差比较大，但其优点是可以发现睾丸及附睾病患，并可以客观判断是否存在精索静脉曲张及其严重程度。

睾丸大小很重要，更是睾丸功能的基础。判断睾丸功能还可以通过许多化验检查来确定。除作血、尿分析，前列腺液及精液常规，肝肾功能，血电解质，血糖，血脂，甲状腺功能以外，还应测定血清睾酮（TE）、卵泡刺激素（FSH）、黄体生成素（LH）、催乳素（PRL）等。

当成年男性的睾丸体积小于 12 ml，提示睾丸发育不良或萎缩。睾丸过小，可导致睾丸的生精功能发生障碍。精液检查时，当精子数少于 15×10^6/ml（少精子症）或精液中没有精子（无精子症），则证明男性的生育力降低或已经完全丧失。

　　睾丸其中一侧突然明显增大，伴随局部痛感、发热，要小心是急性附睾炎或睾丸炎。单纯的一侧睾丸偏大多是因疾病引起，比如睾丸肿瘤、附睾结核、睾丸鞘膜积液等，如果治疗不及时，同样可影响精子生成，导致精液质量低下，影响男性的生育力。

　　如果两侧睾丸体积小于 6 ml，这会使睾丸间质细胞功能也受到影响，导致内分泌功能发生障碍，雄激素分泌不足，血液中的睾酮水平降低，影响男性性功能。该疾病尤其在高龄男性中更为突出。

　　正常情况下，男性双侧睾丸的发育较为一致，差异不会太大。如果双侧睾丸发育大小不一致，一侧突然变小，应警惕"睾丸萎缩"。对于成年人，尤其是高龄男性，随着年龄的增长，睾酮水平逐渐下降，更应注意。

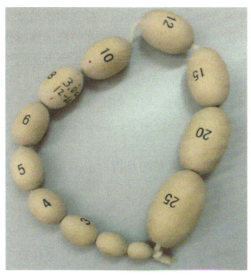

睾丸体积测量器

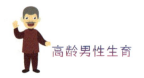
04

高龄男性随着年龄的增长睾丸会萎缩吗？

◎李宏军　赵　唤

睾丸发育不良有先天或后天两种。先天性的原因是遗传因素，就是染色体异常，比如克氏综合征，即原发性小睾丸症或曲细精管发育不良症。

成年人的睾丸发育不良多半是由于后天因素造成的萎缩。萎缩的原因包括：①外伤、事故或手术造成睾丸的机械性损伤；②青春期患过腮腺炎并发睾丸炎；③精索静脉曲张；④睾丸受到治疗性或职业性的X射线照射；⑤患有垂体、甲状腺或肾上腺疾病等其他内分泌疾病；⑥长期大量使用损害睾丸的药物，如抗肿瘤药、激素类药物等；⑦患发热性疾病，如经常有病毒感染等；⑧不良嗜好，如长期大量饮酒、吸烟过度等。

从中医角度来讲，睾丸萎缩是指男子睾丸缩小痿软的一种病症，

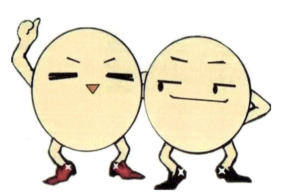

也称为"子萎"，可以表现为一侧或双侧睾丸萎缩。先天性睾丸发育不良者不易治愈，继发性睾丸萎缩者亦需耐心调治，中医辨证论治有时能取得一定效果。

大多数发生睾丸萎缩的男性会发生生殖障

碍，尤其是高龄男性患者。导致萎缩的因素包括以下几个方面。

(1) **病毒感染引发的睾丸发生萎缩**。对于儿童与青少年，除了先天原因之外，病毒感染是导致孩子们出现睾丸萎缩的主要原因，特别是流行性腮腺炎病毒（俗称"痄腮"）。病毒可以侵犯睾丸，造成睾丸内的生精组织受到破坏，使睾丸体积缩小、质地变软，病毒感染引发的高热也可以起到同样的破坏效果。高龄男性一般不会感染腮腺炎病毒，但也容易感染其他病毒造成萎缩，因此需要加倍呵护。

(2) **会阴部受损引发睾丸发生萎缩**。有的患者发生睾丸萎缩是因为阴囊及睾丸部位受到了损伤或者撞击，造成阴囊出现肿胀或对睾丸造成伤害，导致睾丸部位供血不充裕而造成睾丸萎缩。

(3) **放射物质引发睾丸发生萎缩**。有的患者发生由于工作性质的特殊性所致，那些长期接触 X 射线、同位素的特殊人群，往往由于防护措施不到位，因为放射物质的伤害造成睾丸发生萎缩。也有的患者是因为服用了某些能伤及睾丸的药物所致。

(4) **内分泌因素**。睾丸属于内分泌器官，主要产生雄激素，随着年龄的增长，人体其他内分泌器官如脑垂体、肾上腺、丘脑下部等出现退行性病变，都会干扰睾丸的功能，引起睾丸萎缩。

睾丸是一个娇弱的器官，很多因素都可造成其萎缩与功能损害，如出现以上情况及有睾丸萎缩倾向者，最好尽快就医检查，排查病因，及早治疗。

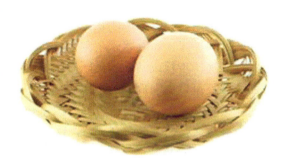

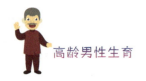
05

高龄男性阴囊皮肤组织下垂正常吗？

◎李宏军　赵　唤

正常发育的男性都有两个阴囊，是精子和雄激素的制造工厂，男人性欲的发动机，能决定性生活、传宗接代等一系列人生大事。

平时我们不会在意阴囊，但细心的时候可偶然观察到阴囊可能不对称，或者出现阴囊下坠胀满感或睾丸疼痛，那就要注意了。出现这种现象可能是生理现象，也可能是病态的。是不是出现了某些疾病或异常？尤其是是否患有精索静脉曲张？这是导致男性阴囊下垂的常见原因，需要加以明确。

精索静脉曲张 95% 发生于左侧，也可发生于右侧或双侧。检查时，可见患侧阴囊明显饱满且下垂，皮肤表面有隆起弯曲的静脉。一旦阴囊内的精索内静脉盘曲成团状，经过男性科医生的检查，就能发现精索静脉迂曲扩张如蚯蚓状。精索静脉曲张的主要临床表现为患侧阴囊坠胀、隐痛，步行或站立过久则症状加重，平卧休息可缓解。精索静脉曲张不仅可以引起局部的不适症状，还可以影响睾丸的精子发生，进而对生育产生不良影响。目前，国家开放二孩政策，却有部分夫妻因精索静脉曲张而遭遇生育困境，这对于高龄男性患者更为明显。

青春期精索静脉曲张男性，由于还没有面对生育问题，如果还没有任何不适症状，是否需要通过治疗预防将来可能出现的不育问题，要根据精索静脉曲张的严重程度、对睾丸发育的影响及精液分析结果来综合考虑。

对于症状严重的精索静脉曲张合并患侧睾丸萎缩、双侧明显的精索静脉曲张合并精液检查异常的患者，建议尽早接受治疗。

对于精索静脉曲张，目前还没有很好的根治性药物治疗方法，手术是主要的治疗方法，常用手术方法包括经髂窝精索静脉高位结扎术、精索静脉曲高位结扎术、腹腔镜下精索静脉结扎术、显微镜下精索静脉结扎术、精索内静脉转流术等方式。显微镜下精索静脉结扎术是目前国际上公认的效果最好、副作用最少的手术方法。

除了上述病理性表型外，阴囊下垂还有可能是正常反应，年龄较大或较瘦弱人群，皮肤组织松弛属于正常现象。睾丸藏在阴囊里，天气变热，就会调节阴囊松弛下来以加快散热；人气变冷，阴囊就会缩紧上提以保存热量，减少散热。这样根据环境温度随机应变，睾丸可以让自己时刻处于最佳的温度之中。当人类处于紧张危险状态时，睾丸就会迅速上提，并被阴囊紧紧地包裹住，以躲避危险；相反，阴囊皮肤有时可能就会松弛。睾丸不是一味地跟随阴囊和身体的运动而运动。一个姿势待得疲累了，睾丸就会自己活动一下，仔细观察，你就能发现睾丸在阴囊中会进行扭转活动。所以，阴囊可能会时而紧绷时而松弛下垂，这种现象在 30 ～ 40 岁的男性中比较多见。但对于高龄男性人群来说，如果阴囊皮肤组织松弛了，还是要引起重视，多注意阴囊左侧，因为松弛可能是精索静脉血流淤积，造成静脉丛血管扩张、迂曲和变长所致。它可能伴有睾丸萎缩和精子生成障碍，影响睾丸功能。当出现明显不适，休息等方式也难以缓解时，就要尽早到医院进行详细的诊断，明确病因，并进行对因和对症治疗。

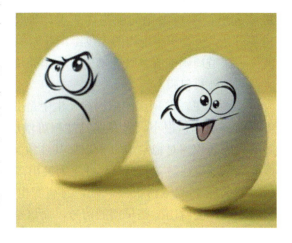

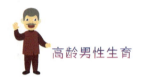

06

高龄男性前列腺有什么变化？

◎李宏军　赵　唤

　　男人身上有一个独特的性器官是女人没有的，它就是前列腺。当男孩慢慢成长为少年，再到结婚生子，直到老年，每个年龄段的男人都可能遭受这个器官病变的困扰，而这个器官，在带给男人美妙的性体验外，也带来了健康风险。

　　在人一生当中，前列腺的结构随着年龄的变化而变化。10岁以前，前列腺很小，腺体组织未发育，主要由肌肉组织和结缔组织构成，没有真正的腺管，仅有胚芽。到10岁左右，在胚芽的基础上，腺上皮细胞开始增多，形成腺管。青春期期间，随着睾丸的发育，前列腺腺管迅速发育成腺泡，同时间质增多，到24岁左右发育达到高峰。30岁左右，上皮细胞向腺泡内折叠，使腺泡结构复杂化。约45～50岁开始，折叠于腺泡内的上皮组织开始消失，整个前列腺开始退化，但位于尿道周围的腺体开始增生，压迫外周区使之萎缩，并最终形成所谓的"外科包膜"。

　　由此可见，前列腺的结构在一生中是变化的。就其体积而言，幼年时前列腺体积很小，青春期时体积可增加一倍以上，20～50岁期间前列腺体积相对稳定，50岁以后其体积又开始增大，可能发展为良性前列腺增生症，尤其高龄男性更为突出。

　　虽然前列腺藏得很深，但它的病变也会有各种症状。前列腺发生病变时，会发出一些早期的信号，而这些信号往往会被大多数男性忽略。

(1) **排尿"不痛快"**。尿急、尿频、尿痛、尿不尽、尿线细、排尿困难、尿道灼热、尿后滴沥等，都可能是前列腺病变向其主人发出的求救信号，男人小便时一定要留个心眼。尿频是指每小时排尿 1 次以上，而且每次尿量不多；尿急是指一旦有尿意就必须上厕所，稍有迟疑就会尿裤子；排尿困难一方面是指需要等十几秒甚至几分钟才能将尿排出，而且尿线细、排尿费力，另一方面是指需要几分钟甚至十几分钟才能排完一次尿。

(2) **局部疼痛**。会阴、睾丸、小腹、肛门、腹股沟、后尿道疼痛、胀满、不适，也可能是前列腺病变引起的，一旦发现，需提高警惕。

(3) **性功能异常**。在患有前列腺疾病的男人中，约有 30% 出现勃起功能障碍和早泄；15% 性功能方面有变化。所以，如果有性功能障碍，不妨去查一查前列腺是否出了问题。

(4) **神经衰弱**。当前列腺发生病变时，会引起内分泌异常，导致神经、精神方面的症状，比如失眠、多梦、乏力、头晕、自汗、盗汗、精神抑郁、自信心减弱、记忆力减退等。

(5) **炎症反应**。前列腺疾病可能导致其他部位的炎症和牵连症状，比如下肢的疼痛，但具体机制还不完全清楚。如果有不明原因的疼痛，也应考虑到前列腺是否出现了问题。

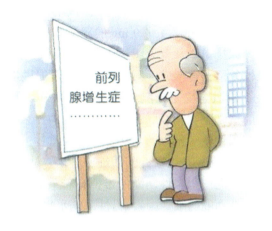

50 岁是男人健康的分水岭，50 岁以上的高龄男性群体患前列腺疾病的概率会大大提高。所以需要我们引起足够的重视。

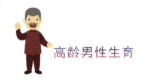

07

高龄男性性激素有什么变化？

◎李宏军　赵　唤

　　性激素（化学本质是脂质）是指由性腺，以及胎盘、肾上腺皮质网状带等组织合成的甾体激素，具有促进性器官成熟、第二性征发育及维持性功能等作用。女性卵巢主要分泌两种性激素，即雌激素与孕激素；男性睾丸则主要分泌以睾酮为主的雄激素。

　　随着年龄的增长，尤其是高龄男性，他们的性激素水平一定会有变化。男性的雄激素，也常常称为男性的"荷尔蒙"。雄激素是促进男性附属性腺器官成熟和第二性征出现的激素，还可以维持正常性欲及生殖功能。雄激素主要在男性的睾丸中产生，肾上腺皮质也分泌少量雄激素。雄激素以睾丸分泌的睾酮为主，属类固醇激素。成年男子睾丸每天约分泌 4～9 mg 的睾酮。睾酮在肝中灭活，灭活后的衍生物经尿排出。从睾丸组织中分离出的原始激素称为睾丸素，具有促进雄性生殖器官形成、第二性征发育及促进蛋白质同化等作用。

　　雄激素受下丘脑和脑垂体的调节。下丘脑、脑垂体及睾丸所分泌的激素存在相互联系、相互制约的复杂关系，它们一起参与控制和调节男性生殖活动，称为下丘脑 - 垂体 - 睾丸轴。男性的主要雄激素（睾酮）95% 是由睾丸间质细胞分泌，5% 由肾上腺分泌。雄激素对男性性欲的产生和性功能的维持有着重要的作用，但不是维持成年人性欲和性功能的唯一因素。男性睾酮水平在 24 小时内会发生节律性变化，早上最高，晚上最低。尽管男子常常在早晨出现勃起，但性活动最高峰的时间都是晚上，看来人类的性欲不仅与激素有关，而且还受其他因素的影响。

　　简单地说，雄激素是男性最重要的一种激素。通常我们说一个男性"荷尔蒙爆表"，那说的就是这个男性的雄激素很多，甚至有"溢出来"的感觉。雄激素对于男性是非常重要的，就像是女性的雌激素可以让女性看起来更加的柔软和美丽一样，一般雄激素水平比较高的男性，会让人感觉非常有男人味，反之男性的雄激素不够或者缺乏的话，就会给人一种非常柔弱，偏女性化的感觉，所以男性雄激素一定是不能缺失的。不仅如此，男性的雄激素还会影响生育，男性雄激素过少容易导致阳痿，甚至不育。随着年龄的不断增长，雄激素水平会逐渐下降。

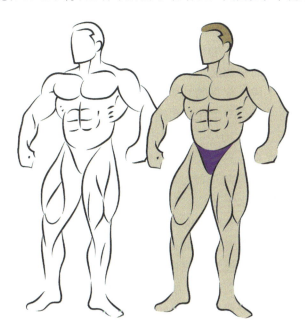

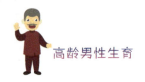

08

高龄男性睾酮激素降低会影响性功能吗？

◎李宏军　赵　唤

　　雄激素是男性性征和性能力的保障，有些中老年男性经常出现乏力、失眠、健忘、性欲降低等症状，都跟男性的雄激素分泌水平降低有关系。雄激素是由睾丸所分泌，是体内决定男性特征最重要的物质，是通向男性健康的金钥匙。雄激素在体内调节人体性腺轴的功能，启动和维持精子生成，促进胎儿男性生殖器的分化发育，促进青春期男性第二性征的成熟，产生性欲和维持男性的性功能。

　　雄激素通过对性神经中枢的影响和对生殖器官的刺激作用，激发男人的性欲，提高性兴奋。如果雄激素没有或过少，男性的性欲就会降低，并容易导致勃起功能障碍（俗称"阳痿"）等性功能障碍。研究表明，男性睾酮水平越低，发生代谢综合征的可能性越大，继而导致糖尿病、心脏病、心血管疾病，甚至勃起功能障碍现象。

　　一般情况下，雄激素会随着机体年龄的增加而减少分泌，因而生活中的男性朋友也会慢慢出现机体性功能消退和代谢功能日趋低下的情况。除此之外，男性肾虚、精力减退及免疫力下降等不适症状的出现，其实也是雄激素减少而导致的。因而，机体雄激素的正常分泌，对于男性朋友们正常性生活和精力活力的维持，是较为关键的。

　　作为完成性生活的先决条件之一的性激素，所起作用是相当复杂的。简单地说，人体内完成性生理活动的性激素控制，有其独立的体系，为下丘脑 - 垂体 - 睾丸轴。在大脑皮层的统一指挥下，垂体会产生一种促性腺激素，进一步向它的下属——性腺下达工作命令。男子的睾丸就是性腺，他们接到发自脑垂体的命令后，便出色地生产雄激素，随即去执行性生理活动的任务。

作为男性体内雄激素的代表，睾酮每天的产量约为 7 mg，平均每毫升血液里含有 0.6 μg。这样的数量可以完成如下工作：促进男性所有性器官的生长与发育，并维持他们的正常工作；督促睾丸本身生产精子；诱发、驱动和保持性欲；帮助完成阴茎勃起和射精动作；显示男性的特征，例如身材魁梧，喉结粗大，毛发丛生，声音低沉等。

对于正常男性的性功能，如性欲和自发勃起，睾酮水平是十分重要的，但是雄激素对视觉色情刺激而引起的勃起发挥很小的作用。睾酮在中枢神经系统对认识、社会和性行为的作用仍有争论。在较低等的动物中，雄性攻击行为与血清睾酮水平有关。

性激素的异常，如血清睾酮水平的下降和激素受体不足等可以影响性功能。如有类似症状就需要做相应的检查，以明确病因。在男科临床中引起性功能障碍的原因很多，部分患者需要雄激素补充疗法治疗勃起功能障碍，这种治疗对少数患者有一定的副作用。而中医药以其独特的疗效，良好的组织相容性而备受瞩目。现代药理研究表明：许多中药中都含有性激素，如鹿茸、淫羊藿、海马、蛤蚧、紫河车等。中西医结合，辨证论治男性性功能低下，让更多的家庭拥有欢乐。

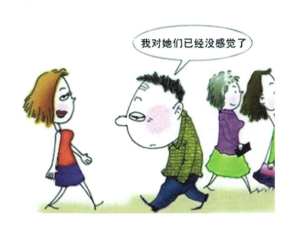

我对她们已经没感觉了

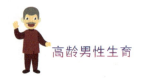

09

高龄男性睾酮降低需要补充吗？

◎李宏军　赵　唤

睾酮又称睾丸素、睾丸酮或睾甾酮，由男性的睾丸或女性的卵巢分泌，肾上腺亦分泌少量睾酮，具有维持肌肉强度及质量、维持骨质密度及强度、提神及提升体能等作用。

睾酮会影响许多身体系统和功能，包括：造血、体内钙平衡、骨矿化作用、脂代谢、糖代谢和前列腺增长。它是主要的男性性激素及同化激素。据统计，成年男性的睾酮分泌量是成年女性的分泌量的 20 倍。睾酮也是男孩好动、好竞争、敢冒险，渴望成为最强壮、最勇敢、最坚强的男子汉的重要原因，对男孩的生长发育有着至关重要的作用。

虽然睾酮水平的高低会影响男性的性能力，尤其对高龄男性影响更大，但睾酮水平低对男性的影响可不止那么简单！

(1) **缺乏精力**。原本精神劲儿十足的人，变得极易疲惫或劳累，可能是睾酮水平下降的原因。睾酮水平的高低影响着人的精力，充足的睡眠是改善精力的良药。

(2) **情绪变化**。低睾酮时常会让人感到情绪低落，在一段时间内情绪起伏不定，对曾经喜欢的事情也提不起兴趣，似乎没有什么能让你感到快乐，这有可能是睾酮水平过低在作怪。

(3) **肌肉影响**。睾酮水平高有助于塑造肌肉，当其变低时，肌肉和力量也会相应变低，尽管锻炼的时长没变，但却达不到期望的效果。

(4) **体毛稀疏**。睾酮水平降低，男人毛发、汗毛、阴毛等都会相应减少，因为身体内部缺乏刺激毛发生长的激素。

(5) **脂肪增多**。较低的睾酮水平，不仅影响男性训练的肌肉生长，在一定程度上还会增加脂肪。当你在摄入热量时不锻炼肌肉，摄入身体的热量就会转化为脂肪，只有身体分泌更多的睾酮，才能把失去的肌肉练回来。

(6) **骨质疏松**。较低的睾酮水平可能会造成骨质疏松，导致人体骨质流失，要想拥有强健的骨骼，坚持锻炼有助于预防骨质疏松。

(7) **影响工作**。睾酮水平低会出现注意力不集中、情绪低落等现象，这一系列问题会致使人在工作中很难保持一个良好的状态。

随着年龄增长，男性的睾酮分泌就会下降，摄入又不足。因此，男性适量补充睾酮是非常重要的，但是过量补充也是有危害的。

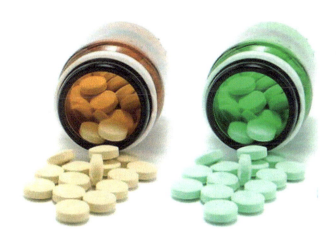

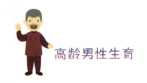

10

高龄男性补充外源性睾酮安全吗？有什么好处？

◎李宏军　赵　唤

提到睾酮，不得不提的就是性，睾酮在男性的精子生成、性欲、勃起和射精功能方面具有重要作用。给予睾酮缺乏的患者补充睾酮后，性欲、晨间自发勃起、性交次数和性满足感都有显著的改善，并且和睾酮的用量相关。很多研究也证实，睾酮补充治疗可以显著提高性腺功能减退患者的性欲。对于伟哥类药物治疗勃起功能的效果不好甚至无效的阳痿患者，睾酮补充治疗可以提高伟哥类药物的治疗效果。

目前市场上睾酮新制剂（十一酸睾酮胶丸）的推出，与以往睾酮制剂比较，它不引起肝损害，可以降低胆固醇，虽然引起轻度前列腺增生，但不影响排尿，无诱发前列腺癌的证据。但是，睾酮补充治疗（TST）也有潜在的危险，例如：使睡眠呼吸暂停综合征恶化、引起红细胞增多症、诱发男子乳房发育、导致水钠潴留等，但一般比较少见。因此，通过口服药物补充睾酮是临床上治疗雄激素缺乏类疾病最常用，也是最安全有效的方式。通过有效的外源性补充睾酮，使体内的雄激素水平达到正常生理浓度，从而消除由于部分睾酮缺失而导致的雄激素缺乏症。简单地说，就是从根源上激活男性精力的源泉，从根本上改善男性生活质量，从而让男性以更好的状态面对社会竞争。

除了与性相关的益处，补充睾酮还有很多额外的益处。

(1) 增加（保持）骨密度，降低骨折风险。国外相关研究证实：对于存在睾酮缺乏的男性，仅仅靠补钙和补充维生素 D，并不能维持其正常的骨密度，只有在补钙和补充维生素 D 的同时补充睾酮，才能维持骨密度不下降。

(2) **改善胰岛素抵抗，协助控制血糖**。国内外大量研究证实：代谢综合征患者经睾酮治疗能明显降低血糖，改善胰岛素抵抗。

(3) **减少身体脂肪和脏器脂肪**。经过睾酮补充治疗 8 个月，身体总体脂肪及内脏脂肪都有明显减少，腹围减少 7.5 cm，相当于腰带缩紧 3 个孔。

(4) **缓解高血压**。通过大量研究证实：男性高血压患者血清睾酮水平显著降低，低水平睾酮可以引起老年男性高血压。国外对血清睾酮水平低下的男子进行睾酮补充治疗后发现，患者收缩压和舒张压均有降低，心率减慢。

(5) **改善精力、体力和情绪**。睾酮水平下降可以出现肌力下降、容易疲劳等问题。而睾酮补充则可以帮助睾酮缺乏的男性消除疲乏、抑郁和乏力等症状。睾酮补充治疗可以改善睾酮缺乏的抑郁症患者的抑郁症状。

(6) **提高睡眠质量**。睾酮补充治疗可以明显提高睾酮缺乏患者的睡眠质量。

(7) **改善心绞痛症状，降低心血管出事概率**。国外大样本、长期研究的结果显示：睾酮缺乏可以增加高龄男性人群动脉硬化的风险。睾酮补充治疗可以减少心绞痛患者心绞痛的发作频率，增加其锻炼时间。

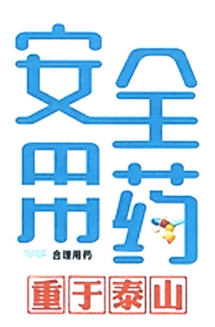

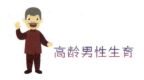
11

高龄男性有"更年期"吗？

◎李宏军　赵　唤

当人们提起"更年期"时，脑海里立即会出现关联词汇，比如"中老年妇女、衰老、情绪异常"等。因为在大多数人的印象中，"更年期"是女性的专属症状。其实，男性也有"更年期"，只是常被大家忽视。男性更年期发生在 50～65 岁，这是高龄男性特有症状，雄激素逐渐下降，这种下降水平呈平稳型，所以症状不明显，有些人在不知不觉中就进入更年期了。

"男性更年期"在医学上称作迟发性性腺功能减退症（LOH），是指男性雄激素分泌在青年期达到高峰后逐渐下降引起的一系列生理变化及临床症状。40～70 岁的男性约有 40% 会发生该病的某些症状。

LOH 的症状十分复杂，主要包括四个方面。

(1) **精神、心理症状**。注意力不能集中、做事效率降低、健忘、缺乏自信、焦虑或抑郁。

(2) **生理体能症状**。失眠、多梦、食欲不振、皮肤肌肉松弛、骨骼关节疼痛。

(3) **性的症状**。性欲降低、阴茎勃起功能障碍。

(4) **血管舒缩症状**。心悸、潮热、出虚汗。

LOH 患者出现的症

状因人而异，有的仅仅出现某一两个症状，有的可以出现几个方面的症状，有轻有重，各不相同。经常听到有人说："人越老越来越倔了""越来越认真了"，此时一定要警惕，可能患上了 LOH，一定要到医院男科门诊去看一看，不要总以为年龄大了，脾气越来越坏是在所难免的。

睾酮补充治疗（TST）的目的是提高性欲、改善性功能、纠正情绪障碍、增加肌肉容量、提高骨密度防止骨折、减少心血管疾病的风险等。总之，男性"更年期"是一种生理性变化，应该正确面对，但是如果出现明显的症状，就成为一种疾病，就要及时去男科就诊，这已经是一种可以控制的疾病。对于生育问题，只要不影响精子质量，在调节好情绪的状态下是可以进行的。

那么如何调节好"更年期"症状呢？

(1) 乐观的情绪

(2) 和睦的家庭

(3) 合理饮食

(4) 适宜的体育锻炼

(5) 充足的睡眠

(6) 适当的药物治疗

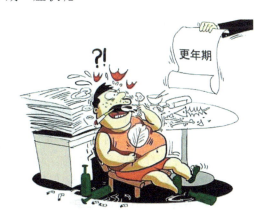

"更年期"是每位男士必须经历的生理阶段，愿您愉快度过。

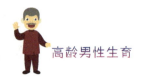

12

高龄男性生育力源于青春期生殖保健吗？

◎袁长巍

　　青春期是人生的黄金年代，是决定人一生的体质、心理和智力发育的关键时期。青春期属于过渡时期，来势迅猛，锐不可当。这个时期是男性成长发育的最佳时期。无论生理、心理都会发生显著性变化，身高、体重猛增，第二性征开始发育，睾丸和阴茎增大，性腺发育成熟，并出现遗精现象。性格上也变得成熟起来。

　　青春期是睾丸产生精子和分泌雄激素双重功能的启动期，是男性一生中睾丸发育最活跃、最敏感的独特阶段，也是容易出现问题，应早发现问题并尽早解决问题的关键阶段。这个时期决定了男性生殖力形成的规模。做好青春期生殖保健是一种对身体的自我保护，是预防疾病发生的有效方法，对于成年乃至高龄男性生殖力的保护都有着积极作用。男性青春期的疏忽大意，可能为日后的性功能和生育力减弱埋下隐患。年轻时多一分关爱和保护，将来会少一分担忧和痛苦。

　　很多男性对青春期的生殖保健并不重视，有的还十分懵懂。青春期男性要熟悉自身生殖系统的发育状况，尤其是对阴茎和睾丸的变化要形成正确的认知，并学会自我检查。平时多观察一下，用手摸一摸，感觉有不对劲的地方应尽早去医院检查。很多时候这种自我检查或感觉比一些精密仪器能更早地发现疾病的存在。比如睾丸的数量、位置、大小、质地、有无疼痛感等，阴囊内的血管有无扩张和弯曲，阴囊是否增大，摸起来是否有如"蚯蚓状"或"鱼子样"的可压缩团块。这些特征和症状在青春期是比较常见的，与精液质量的改变有着密切关系，其精液质量往往会随着年龄的增加而进行性下降，且持续时间越长，精液质量就越差。如果能够早期发现，及时干预，将可有效避免睾丸的进一步损伤，有助于高龄男性生育力的保护。

男性的生育力可持续较长的时间，但随着年龄的增长，睾丸生殖功能逐渐减退，精液质量下降。男性青春期保健是一个长期工程，养成良好的生活方式是有效延长生育力的重要保障。青春期阶段性器官还没有完全发育成熟，过早的性生活、频繁的手淫，都可能对睾丸造成损伤，生殖器官长期处于充血状态，易引起前列腺炎、阳痿、早泄、不射精等问题，甚至造成不育。过早的吸烟、喝酒易导致精子活力下降、畸形率增高，以及雄激素分泌减少，且持续年限越长，不育发生率越高。为了自己和后代的健康，应戒烟限酒。青春期的男性，平时要保持生殖器官的清洁，要充分意识到生殖道感染所带来的危害，避免睾丸出现外伤，杜绝危害健康的危险行为，做好青春期保健，加强体育锻炼和营养，对成年后的生育力保护意义深远。

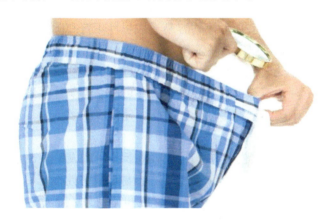

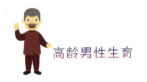

13

高龄男性如何保养才会提高生育能力？

◎李宏军　赵　唤

随着社会压力的增加，更多的不良生活习惯，同时日益严重的饮食及环境污染，使男性不育症患者越来越多。近年来二孩政策的放开，使一部分高龄男性也有了生育要求，有些人却存在不育或胚胎异常的风险。于是人们越来越重视男性生育力的保护。

高龄的男性朋友们该如何保养才能提高生育力呢？

(1) **戒烟**。吸烟可以引起精子数量减少、精子细胞膜和 DNA 受损。长期吸烟或吸入二手烟者，均容易造成男性不育和阳痿、女方流产和胎儿畸形。戒烟可以改善精液质量。

(2) **戒酒**。过量饮酒可以影响精子的产生和发育成熟，导致精子受精能力下降，容易造成男性不育，还可能会影响性激素水平而引起性欲低下、阳痿、早泄等性功能障碍。建议少饮酒，尤其是不要喝高度酒。

(3) **不熬夜**。熬夜会导致生精功能紊乱，造成精子数量减少、活力变差、畸形率和 DNA 碎片率升高，容易造成男性不育和女方流产。经常熬夜还会导致男性生殖内分泌紊乱和免疫力下降，引起性欲低下、阳痿、早泄等性功能障碍，容易患慢性前列腺炎和附睾炎。男性要避免熬夜，最好晚上 10 点之前上床睡觉，保证每天 8 小时左右的有效睡眠时间。

(4) **避免久坐**。骑车、开车或其他行为会使得男性坐得太久，会造成男性生殖器官（睾丸、附睾、前列腺和精囊腺）血液循环不畅，使男性容易患慢性前列腺炎和附睾炎；还会造成睾丸温度升高，直接损害睾丸的生精功能，这些都会导致精子质量下降。

(5) **避免高温。**睾丸生成精子所需的合适温度要比体温低 2～3℃，温度超过 37℃就会对精子造成损害，高温会严重损害睾丸生精功能。生育期男性应该尽量避免穿紧身内裤和厚裤子、泡温泉、蒸桑拿、将笔记本电脑直接放在膝盖上等行为，避免在厨房、锅炉房等高温环境下长时间工作。

(6) **避免接触有毒化学物质和放射线。**X 射线、大理石释放的超标射线、化疗药物、农药、杀虫剂、油漆、甲醛、苯、部分食品添加剂和防腐剂、部分食品包装塑料、重金属（如铝、铅、镉、汞等）、电焊、印刷和塑料制造等工作环境，可能会造成精子数量和活力下降、畸形率和 DNA 碎片率升高，应尽量避免接触。

(7) **合理饮食。**精子的产生和发育需要摄入足够的蛋白质、维生素和微量元素。辛辣食物容易诱发前列腺炎等疾病。因此，男性应该保持均衡饮食，避免偏食，尤其是要注意多吃鸡蛋、牛奶、牛肉、羊肉、玉米、核桃、生蚝、苹果和番茄等新鲜食品，尽量避免进食辛辣食物。

(8) **适度的体育锻炼。**男性应该进行适度的体育锻炼，每天运动半小时至 1 小时，如慢跑或健步走，以增强体质。但是不要过于疲劳，因为过于激烈的运动，会使男性激素分泌紊乱和免疫力下降。

(9) **保持规律的性生活。**规律的性生活不仅有利于男性保持良好的性功能，维持夫妻感情和家庭和谐，还可以提高自然怀孕概率。

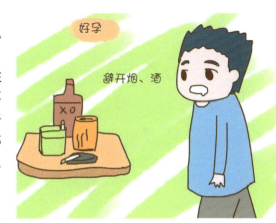

第 2 章

读懂精液报告单

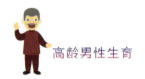
01

生育是男性的本能吗？

◎朱伟杰

　　孩子是家庭的天使，是增进夫妻感情的纽带。但是，婚后未能生育或未能再次生育现在是很多夫妇遇到的苦恼。按照世界卫生组织的标准定义，育龄夫妇有 12 个月以上的规则性生活史，亦未采取避孕措施而女方仍未受孕，即列为不育症。由于男方原因未曾使女方受孕，则称为男性不育。

　　以往受传统思想的影响，习惯认为不育主要是女方原因，其实不然。男性不育占不育症发生率高达 40%，生育不再是很多男性的"本能"。实际上，相对于女性的卵子不能被常规观察和进行检测，男性的精子则可在显微镜下直接观察和进行精子功能测试，一些男性不育的情况更容易得知，例如无精子症、少精子症、弱精子症等，在显微镜下一目了然。

　　随着年龄愈大，男性生殖系统的功能逐渐降低，产生精子数量减少、质量变差，使得很多高龄男性想再生育却难奏效，这种"未再育"状态在医学上称为继发男性不育，即男性曾经使女方成功受孕，但后来该名男性未能再次生育。如果男性从未使女方受孕，称为原发男性不育。

　　造成继发或原发男性不育的病因很多且复杂，例如泌尿生殖道感染、精索静脉曲张、男性生殖系统先天性畸形或睾丸发育异常、精液质量差、精子功能低下、遗传性疾病、抗精子抗体等。不良的生活习惯，例如长期穿紧身裤子、长时间热水浴、酗酒、偏食、作息紊乱，甚至长期久坐等都可能影响睾丸正常的生精过程，降低男性生育力。

　　大部分不育男性仍有一定生育能力，只是因某种或几种病因的影响未能使女方受孕，经过治疗后，可使女方受孕，这种状态称为相对男性不育。治疗的基本条件是睾丸仍有一定数量成熟精子生成。现代辅助生殖技术的进步，即使睾丸仅有很少数量精子，借助于睾丸显微取精术，患者亦有治疗成功的可能。

　　如果男性完全没有生育能力，称为绝对男性不育。这类患者的睾丸完全没有成熟精子生成，甚至没有睾丸，例如无睾症、唯支持细胞综合征（睾丸完全没有精子发生）、克氏综合征（先天性睾丸发育不全）、男性假两性畸形等，亦有男性因生殖器官肿瘤丧失了生精能力。临床上经过详细检查确诊为绝对男性不育的患者，可考虑采用精子库冻贮的精液，作供精者人工授精。

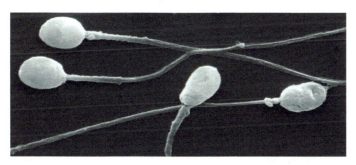

人类精子

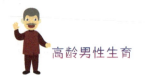
02

男性不育症患者的精液检查有什么主要项目？

◎朱伟杰

生育的前提是受精，即精子与卵子的融合。故此，男性不育症患者的基本检查是做一个精液分析，以了解精液质量和精子的基本情况。

按照世界卫生组织在 2010 年颁发的《世界卫生组织人类精液检查与处理实验室手册》，要检测精液和精子的基本参数，还应进行抗精子抗体和精浆生物化学的测定。一份合格的精液标本，精液和精子的检测数值要达到或超过以下参考值的下限。

精液特征的参考值下限

参数	参考值下限
精液体积 (ml)	1.5 (1.4 ～ 1.7)
精子总数 (10^6/ 一次射精)	39 (33 ～ 46)
精子浓度 (10^6/ml)	15 (12 ～ 16)
总活力 (PR+NP，%)	32 (31 ～ 34)
前向运动 (PR，%)	32 (31 ～ 34)
存活率 (活精子，%)	58 (55 ～ 63)
精子形态学 (正常形态，%)	4 (3.0 ～ 4.0)
其他共识临界值	
pH	≥ 7.2
过氧化物酶阳性白细胞 (10^6/ml)	＜ 1.0
MAR 试验 (与颗粒结合的活动精子，%)	＜ 50
免疫珠试验 (与免疫珠结合的活动精子，%)	＜ 50
精浆锌 (mmol/ 一次射精)	≥ 2.4
精浆果糖 (mmol/ 一次射精)	≥ 13
精浆中性葡萄糖苷酶 (mU/ 一次射精)	≥ 20

精液平时在男性体内是不存在的。睾丸后上方有个附贴的器官称为附睾，储存着睾丸产生的精子。在射精时，储存在附睾内的高度浓缩精子被前列腺、精囊腺、尿道球腺等附属性腺分泌液混合和稀释，才形成精液。

精液体积是射出的液体总量，主要由前列腺和精囊腺的分泌液构成，少量来源于尿道球腺和附睾的分泌液。精子总数指一次完整射精的精液中的精子总数，可以衡量睾丸产生精子的能力和男性输精管道畅通的程度。精子浓度意指每毫升精液中的精子数目，受精囊腺和前列腺分泌液体积的影响。精子总活力是总的精子活动率，包括了前向运动（PR）精子的活动率和非前向运动（NP）精子活动率。前向运动包括了快速和慢速前向运动的精子活动率。存活率是活精子率，测定不活动精子是活精子还是死精子有重要的临床意义。精子形态学是精子的外观。精液 pH 是精液的酸碱度，反映了不同附属性腺分泌液 pH 之间的平衡，主要是碱性的精囊腺分泌液和酸性的前列腺分泌液之间的平衡。过氧化物酶阳性白细胞的浓度可以反映精液中炎症情况

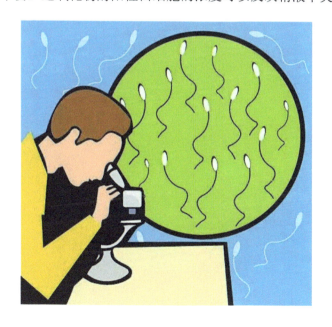

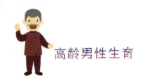

的状态。MAR 试验和免疫珠试验可检测抗精子抗体。精浆锌的浓度是检测前列腺分泌功能的指标。精浆果糖反映精囊腺功能。精浆中性葡萄糖苷酶是附睾的标志物，反映附睾的分泌能力。

满足上述正常值的男性，90% 以上是具有生育能力的，但仍有小部分男性未能使女方受孕，这是由于精液分析只是基本的精液检查，一些男性不育患者的精子在结构或功能上还存在某些缺陷，而精液常规检查未能检测出来。有条件的话，还可做深入的精子功能评价试验来诊断，例如精子顶体反应试验、精子 DNA 碎片试验、精子 - 人卵透明带结合试验、精子 - 去透明带仓鼠卵穿透试验等。

应该指出的是，若有某项检查项目的结果偏离了正常值范围，则需作具体情况分析评估。例如，某位患者的精液量虽然只有 1.3 ml，而精子浓度、精子活力和正常形态精子率均很高，其他检查也正常，这位男性还是具有生育力的。另一位男性，检查结果显示畸形精子率是 100%，或者精子活力为零，即使其他检查项目都合格，这位男性在自然状态下也很难使女方怀孕。

03

禁欲时间长短影响检测结果吗？

◎朱伟杰

有些男士初次看到自己的精液检验结果时，不由得长吁短叹、满脸愁容。但是，过些日子的重复检查结果，又使他们不再唉声叹气，转而眉开眼笑。为什么精液检查结果会如此大起大落？这与求诊男士取精前的禁欲时间长短有关。如果检查前的夜里排过精，而下一次取精是禁欲了 7 天，这两次精液检验的结果有时会是"天壤之别"。

按照《世界卫生组织人类精液检查与处理实验室手册》要求，取精前应禁欲 2 ～ 7 天。过短的禁欲时间会使精子总数、精子浓度、精液体积等数值减少，过长的禁欲时间则令精子活力降低，老化、畸形精子增多。高龄男性采集精液标本，以禁欲 5 ～ 7 天为合适。有些高龄男性禁欲 7 天仍取精困难，适当延长几天亦可。一般禁欲天数不宜超过 10 天。

每位男性睾丸的精子产量是有相当大波动的，而且取精时的环境、心情和身体状态等对精子参数也有很大影响。因此，通过一份精液标本的评估不可能确定一位男性精液质量的特征。初诊者应该间隔 1 周或 2 周后，再次取精 1 或 2 次作补充的重复分析，这样有助于较客观地了解该男子的精液情况。须注意的是，如果需要多次采集精液标本，每次禁欲天数均应尽可能一致，这样的检测结果才具有可比性。

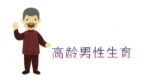

04

怎样采集精液标本？

◎朱伟杰

采集精液标本送检化验，不能随便"交差"。精液的采集方式直接影响测试结果。不正确采集精液标本，检验结果反映不出精液的真实状况，有时还会令患者神情沮丧。

采集精液标本做分析测试，需注意 4 点：①合适的禁欲时间；②正确的取精方法；③合适的收集容器；④需提供 2 ～ 3 份标本进行重复检查。

采集精液前应禁欲 2 ～ 7 天。取精前避免酗酒和桑拿，如果有遗精，体温升高，服用了化疗、激素等药物，应向医生说明情况。

采集精液以手淫法为宜。取精时，先洗净双手，然后以手淫的方式，将射出精液全部收集到一个洁净的干燥广口玻璃容器或无毒性的塑料容器中。容器瓶口不宜太小，否则射精时难以收集；容器底部面积不宜太大，精液量少的标本不能形成液层，标本容易变干。须完整收集整份精液，不能丢失任何一部分精液，因为每一部分的精子浓度、精子活动率都是不同的。取出精液后，在 20 ～ 37℃保温，在 30 分钟内送到化验室。精液在体外耽搁时间过长，或暴露的温度过低、过高都会使精子活动率下降。

手淫法不能采集精液是经常遇到的情况。有些男性不习惯于手淫法取精，有些是心情过于紧张，以致阴茎勃起困难，还有一些男性则由于脊髓损伤或手术引起交感神经损伤，无法射精。在特殊情况下，例如在门诊不能借助手淫法获取标本，或者实验室附近缺乏合适的房间，可以在家采集精液标本。

替代手淫法取精，可用取精器电按摩取精。借助取精器的高频率振荡刺激阴茎头部，可使精液排出。

使用避孕套在性交时收集精液是不合适的，因为避孕套的乳胶材料及避孕套内的润滑油对精子都有毒性杀伤作用，会显著降低精子存活率。如果确实无法借助手淫法获取标本，可以在性交时将精液射入避孕套来采集标本，但必须使用不含杀精子剂的避孕套。

使用性交中断法采集精液，收集到的精液往往带有阴道分泌物及各类阴道细胞，造成了精液污染，以致影响了精液分析的准确性。

在医院用手淫法取不出精液的患者，应向医生说明情况。在接受辅助生殖治疗前，可以预先取出精液作冷冻保存，以便治疗时有精子应用于受精项目。

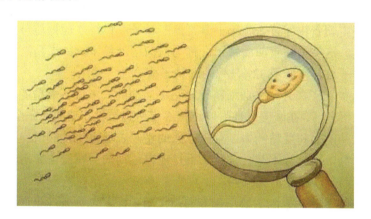

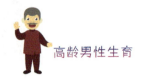
05

什么是弱精子症？

◎朱伟杰

　　精子像蝌蚪的运动一样，靠尾部的摆动，"千里迢迢"跑到女方的输卵管，为的是使卵子受精。一路上还得克服"艰难险阻"，找到子宫颈口，穿越宫颈黏液，经过子宫，进入输卵管，到达壶腹部，才能与卵子相遇。体能不足的精子，半途体力不支，难以完成长途跋涉，只有坚定朝着输卵管壶腹部不懈奔跑的精子，最终才能抵达与卵子会面地点。这类勇往直前的精子，称为前向运动精子。如果精液中前向运动精子百分率低于32%，列为弱精子症。

　　人类精子离开睾丸曲细精管时是不活动的，未具备受精能力。精子进入附睾后，在缓慢通过附睾过程逐步达到结构和功能的完全成熟，获得运动能力和受精能力。充分成熟的精子表现出主动的前向运动。但是，每份精液标本都会有精子不是前向运动的，精液中非前向运动精子率高，即精子活力减弱，生育力下降。

　　弱精子症的原因主要在三方面：①精子在睾丸阶段，尾部运动装置没有良好发育，例如尾部的线粒体鞘供能不足，或者短尾游不动，或者精子颈部背上大"包袱"（过量残留胞质）。这个"包袱"是圆形的精子细胞变成有尾巴的精子过程中，本该丢弃的细胞质残留在精子上，背着大"包袱"的精子是难作前向运动的。②精子在附睾阶段，没有充分成熟，欠成熟的精子作原地摆动、圆周运动等非前向运动。③精子射出时，与前列腺、精囊腺等附属性腺分泌液混合，如果附属性腺发生感染，分泌液会有大量病原体和颗粒，它们会黏附在精子上，影响精子前向运动。

　　弱精子症不是绝对的男性不育，有些患者治疗后有较好的精子活力改善。但是，即使持续用药，精子活力改善的持续期也不会很长，需充分利用精子活力改善期尝试受精，或者将精子活力改善的标本冷冻保存待以后使用。高龄男性中，弱精子症是常见的精液类型，宜根据具体情况选择药物治疗或辅助生殖技术授精，以提高治疗效率。

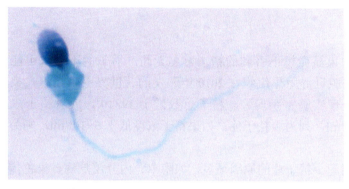

精子颈部背上大"包袱"（过量残留胞质）

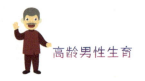

06

什么是少精子症？

◎朱伟杰

如果显微镜下看到的精子寥寥无几，男子的不育很可能与此有关。按照世界卫生组织在 2010 年颁发的《世界卫生组织人类精液检查与处理实验室手册》，精子总数低于 $39×10^6$，或者精子浓度低于 $15×10^6/ml$，列为少精子症。如果精子浓度低于 $5×10^6/ml$，则为严重少精子症。

引起少精子症的原因很多，如隐睾、内分泌疾病、染色体异常、严重的精索静脉曲张，甚至长期过热水浸浴等都可以使睾丸生精功能降低，精子生成减少。

单一的精子浓度并不是男性生育力的绝对影响指标，有些男性的精子浓度在 $15×10^6/ml$ 左右，也可以使女方受孕。常见的情况是，少精子症患者往往合并精子活力低下和畸形精子增多，使得精液中具有受精能力的精子甚少，导致生育力低下。

仅是 1 次精液检查的结果低于参考值，不能认为是少精子症。下图是 1 名瑞典男子在 120 周内，每两周取精 1 次的精子浓度变化，从图中可见，精子浓度的变化很大，高可达 $130×10^6/ml$，但处于少精子症或亚少精子症的精子浓度也有 10 多次。故此，在标准的禁欲时间内，经过多次精液检查结果均低于参考值，才可确定为少精子症。

年龄愈大，睾丸生精功能逐渐减弱，精子浓度降低。年轻时具正常生育力的男性，50 ～ 60 岁时，精子浓度为年轻时的 1/3 ～ 1/2。笔者观察过多例 70 ～ 80 岁男性的精液标本，精子浓度尚有 3 ～ $15×10^6/ml$。

媒体介绍过多位名人 80 岁后生儿育女，坊间亦多传有百岁老翁得子，《美国医学会杂志》可查到的报道是 94 岁高龄男士尚可生育，说明即使高龄还是有精子，而且精子还可以受精。

少精子症的病因复杂，一般药物、激素或手术的疗效不够理想，应用体外受精或单精子卵细胞质内注射术治疗有较好效果。

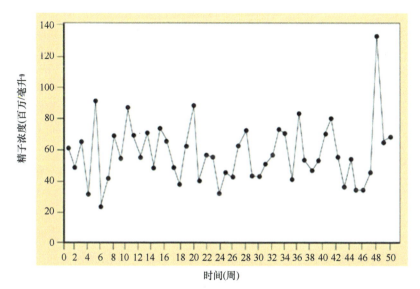

1 位育龄男性 350 天中的 50 次精子浓度

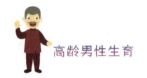
07

少精液症的原因是什么？

◎朱伟杰

在阴道内射精后，适宜的情况是令子宫颈口"浸泡"于精液中，这样精子容易进入子宫颈，随后开始它们与卵子相遇、受精的旅程。如果射入阴道的精液量少，难以在阴道内形成"精液池"，加上性交后精液流失，会导致进入子宫颈的精子少，影响精子受精。

一般情况下，正常男性每次射精的精液体积在 2～6 ml。精液量少于 1.2 ml 为少精液症，属异常情况。

少精液症主要与下列原因有关：①不完全性逆行射精，大部分精液逆向流入膀胱，少部分才从尿道口射出来，造成精液量少。检查患者射精后的尿液中若有精子或果糖，即可诊断。②精囊腺缺如。精囊腺分泌液约占精液总体积的 2/3，若没有精囊液，精液量明显减少。这类患者往往合并双侧输精管缺如，因为精囊腺与输精管在胚胎发育是同一起源。结合检查患者精液中没有精子和果糖（精囊腺的特征分泌物）为零，即可诊断。③前列腺、精囊腺等附属性腺发育不良或继发萎缩，分泌功能降低。④严重的前列腺炎、精囊炎等附属性腺感染，损伤了分泌上皮，导致分泌减少。⑤精液排出受阻，如射精管口先天性狭窄，尿道狭窄，尿道憩室，精囊肿瘤、囊肿等，使精液不能完全排出。⑥性交过频，这种情况在延长禁欲时间（5～7 天）后，再次测定精液量即可判断。

少精液症可能降低生育力，但精液量少不是严重的男性不育因素，很多精液量在 1 ml 左右的男性，自然状态下亦可使配偶受孕，重要的是其他精子参数如精子活力、精子总数、正常精子形态率如何。有些男性在年龄增高后，精囊腺萎缩，射出的精液量减少。如果精液量太少，例如少于 0.5 ml，取精后应尽快进入精液分析，以避免精液发生干燥使死精子增多。少精液症患者在辅助生殖中心可以借助于辅助生育技术治疗，不必多虑。

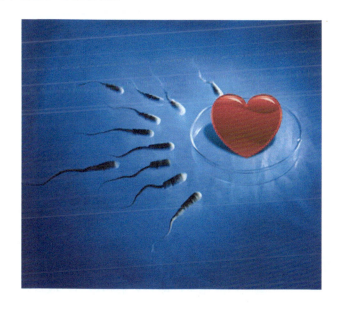

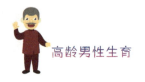

08

精液不液化、液化不良与精液黏稠度高怎样区分？

◎朱伟杰

正常精液刚射出时为黏性液体，射出后立即凝固成胶冻状，随后在一定时间内再液化成液体状。精液的这种"凝固—液化"过程是人类精液特有的性质，使得性交后阴茎疲软撤出阴道，精液也不会随之流失太多。人类和不同哺乳动物射精后精液有不同的状态，这是物种进化、适应的结果。表现为 3 种类型：①不液化型，射精后精液立即凝固，不呈液状。人类的近亲——猴子射精后精液是不液化的，呈"软蜡"状，这种精液状态令母猴被交配后，即使在树上跳跃也不会造成精液流失；小鼠、大鼠等雄性啮齿类动物射精后也是类似情况，会在雌性动物阴道口形成"阴栓"。②不凝固型，射精后精液呈液体状，如牛、狗等。③先凝固后液化型，即人类射精后的精液状态，这是人类生殖进化到高级阶段的一种形式。

人类精液射出后 0～5 分钟立即凝固，这是精囊腺分泌的凝固因子起作用，精液呈冻胶状。随后 5～20 分钟，前列腺分泌的中性蛋白酶起水解作用，精液液化呈黏性液体状。精液再次液化后的液体状态，可以反映精囊腺和前列腺的生理状态和功能。精囊腺缺如的患者，射出精液没有凝固过程。前列腺分泌功能异常，则造成精液不液化、液化不良或精液黏稠度高。

正常情况下，精液标本在室温 15 分钟内会完全液化。若精液射出后，在室温下 1 小时内没有液化仍呈凝胶状，则为异常。精液不液化的原因与前列腺长期严重炎症，分泌的水解蛋白酶不足或缺乏有关。

胶冻状态的精液，于显微镜下见到精子只能原位摆动或缓慢蠕动。运动状态不良的精子，在女性生殖道内难以迁移到达输卵管的受精部位，引致不育。

　　精液检查时，还要鉴别区分精液液化不良（不完全液化）与精液黏稠度高。精液液化不良是部分精液已被水解呈液状，但仍有部分精液没有液化。精液黏稠度高的标本，用吸管将已吸进的精液压出不形成液滴，而形成超过 2 cm 的液丝（见下图）。精液黏稠度高比精液不液化更常见，但一些化验室容易将两者混淆。

　　男性年龄增大，前列腺的功能受到影响，常见引致精液的黏稠度高。一般地，黏稠度偏高的精液在阴道内可以释放出精子，无须治疗。如果精液黏稠度很高或不液化，可以采用体外处理，通过加入等体积的生理培养液于精液标本，然后用吸管反复吹打，可使精液液化。亦可以应用菠萝蛋白酶消化标本，有助于精液液化。

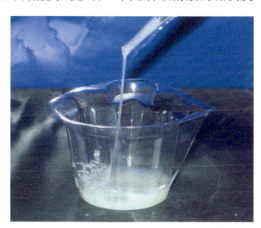

精液黏稠度高

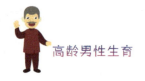
09

精液 pH 异常影响男性生殖吗？

◎朱伟杰

　　精液由精子和精浆组成。精浆不是单一来源，是前列腺、精囊腺、尿道腺和附睾各自分泌液的混合物。这些分泌液有不同的酸碱性，混合后形成了精液的酸碱性，即是精液的 pH，表明了精液的酸碱状态，也反映了不同附属性腺的分泌功能，主要是前列腺液与精囊腺的分泌功能状态。

　　前列腺液呈乳白色，pH 6.5，量少，一般 0.5～1 ml，构成精液体积约 1/3，为射出精液的第一部分，不凝固。前列腺液的成分能刺激精子活力，有抑菌和免疫抑制作用。

　　精囊腺液是略乳黄色，pH 7.2～8.0，量多，一般超过 2 ml，构成精液体积约 2/3，为射出精液的最后部分，一般这部分液体很快形成凝块。精囊腺液的成分有前列腺素，可促进男子尿道平滑肌收缩，以利于射精，性交后可引起女方阴道收缩，促进精子运动。精囊腺液还含有精子的供能物质。

　　尿道腺液清亮，似稀蛋清，量很少。性冲动时分泌，为精液最初始的部分，润滑尿道，以利后续液体通过。

　　附睾液呈黄色，黏稠，量极少。构成精子在附睾的体液外环境，参与精子成熟。

　　阴茎有时候残存很少量的尿液，亦在射精时混入精液中。尿液短暂接触精子后，可令精子尾部发生低渗膨胀效应，造成轻微卷尾。

　　以上的液体在射精时混合在一起，决定了精液 pH。正常精液 pH

为 7.2 ～ 8.0。若 pH 小于 7.0，或大于 8.0，则为异常。精液的 pH 小于 7.0，多是精囊腺分泌液不足或完全没有，其原因是发育不全或缺如所致，精液中若有精子会很快死亡。精液的 pH 大于 8.0，多与前列腺炎有关，精子运动状态会异常，存活时间缩短。

　　一些高龄男士会有不同程度的前列腺钙化或精囊腺钙化，会减少腺体的分泌液量，可影响精液 pH，在行精液检查时应予以注意。

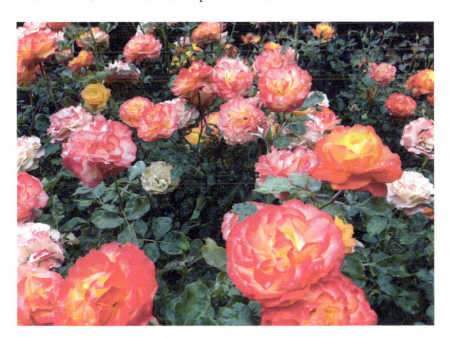

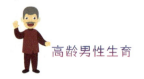
10

什么是畸形精子症？精子畸形率多高算正常？

◎朱伟杰

人类精子的正常形态，外形似小蝌蚪，分为头部、颈部和尾部。头部是个扁卵圆体，从正面看像羽毛球拍的椭圆形，从侧面看类似梨形。精子头长约 5 μm，宽约 3 μm，颈部长约 1 μm，尾部长约 50 μm。

精子头部主要是高度浓缩的细胞核，精子进入卵子后，细胞核解聚，与卵子细胞核融合，完成受精。核的前端有个双层膜结构，似"头盔帽"套在核前 2/3 的部位，称为顶体，在精 - 卵相遇过程中，顶体发生顶体反应，双层膜内的水解酶释放出来，协助精子与卵子结合。精子颈部是连接头部与尾部的"关节"部位。精子尾部由前往后细分为 3 段：中段，包绕着线粒体鞘，精子运动依赖于此结构供应能量；主段，是尾部最长的一段，作摆动驱动精子运动；尾段，是细的尾尖。

精液中的精子千姿百态，大头、小头、尖头、圆头、空泡头、双头、无顶体、颈部弯曲、中段变细、短尾、双尾等各种形态的精子都会存在，与正常形态不符合的统属为畸形精子。

按照《世界卫生组织人类精液检查与处理实验室手册》（2010 年），精液中应具有正常形态的精子率大于 4%。如果正常形态精子率低于参考值下限，即畸形精子率高于 96%，列为畸形精子症。有些男士看到精液检查单"畸形精子率 90%"被吓着了，其实精子形态率属正常，不必忧心。

精子形态是重要的精子特征。在自然受精和体外受精过程，形态正常的精子才会识别、黏附到卵子（卵透明带）上面，畸形精子结合到卵子上是非常少见的。实际上，相当一部分男性不育症患者的生育力低下或受精率低，是由于精液中畸形精子增高所致，只是一些化验室未建立起严格的精子形态学分析方法，未能对精子形态正常与否做出准确测定，故实际的误差很大，导致正常形态精子率偏高。《世界卫生组织人类精液检查与处理实验室手册》中有一句话："很少精液标本的正常形态精子百分率超过 25%"，即大多数精液标本包括具生育力者的标本，正常形态精子率小于 25%。笔者已观察精子形态逾 30 年，现实情况确实如此。如果某个化验室给出的结果是"正常形态精子率80%"，勿高兴得太早，极有可能是将畸形精子看作了"正常形态"。

高龄男性的畸形精子率会增高。如果多次精子形态分析，畸形精子率均为 97%～99%，宜尽早到辅助生殖中心治疗。畸形精子率为 100% 的男性不育患者，自然生殖和体外受精都难以奏效，如果精子核仍正常，采用单精子卵细胞质内注射术辅助授精，成功的可能性很大。

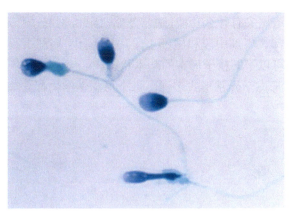

人类精子

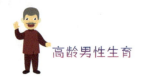

11

多重精子缺陷指数反映了什么？

◎朱伟杰

人类精子的典型形态学结构分为头部、颈部、尾部中段、尾部主段和尾尖。

在显微镜下，一般看到的是精子头部、尾部中段和尾部主段。精子头部显而易见，中段是精子尾中最粗的一段，约与头部等长，主段很长，约 45 μm，通常把它当作尾部。精子颈部仅有 1 μm，不容易清晰分辨，通常把它归在中段。精子尾尖长约 4 μm，不容易看清楚，而且尚不知道尾尖有什么功能，通常忽略。因此，对精子作形态学分析，主要观察头部、尾部中段和尾部主段，加上颈 - 尾部中段附着的胞质状态，这样可以了解精子形态的基本状态。

精子的形态学异常形式多样，每个形态学结构都会畸形，也会合

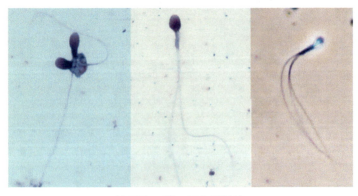

精子头、颈、尾多重缺陷

并有多个形态学结构出现缺陷。例如，头部正常，但中段变细，主段变短（短尾）；头部像针尖；颈-尾部中段"大包袱"（过量残留胞质）；主段卷曲（卷尾）；等等。将精子头部、尾部中段、尾部主段的异常，以及过量残留胞质记录下来，计算分析，形成一个参数以综合反映精子多重形态学结构的异常状态，即"多重精子缺陷指数"。

多重精子缺陷指数基于精子头部、尾部中段、尾部主段的异常和过量残留胞质的不同计算，分别有 3 种形式：多重异常指数（MAI），畸形精子指数（TZI），精子畸形指数（SDI）。MAI 和 TZI 与体内生育力相关，SDI 与体外受精相关。

睾丸和附睾功能随着年龄增大而逐渐降低，对精子的负效应之一是引起精子多个形态学结构出现缺陷，即多重精子缺陷指数升高，提示精子有较低的受精潜力。男性不育患者或高龄生育者作精子形态学分析，应重视"多重精子缺陷指数"。

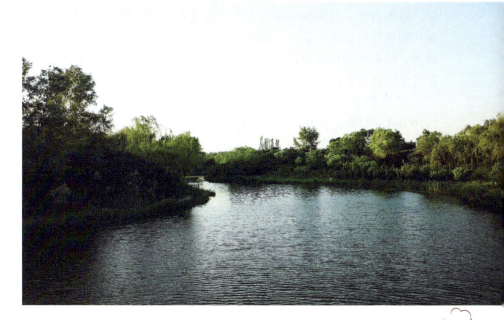

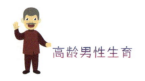

12

精液中白细胞浓度异常升高怎么办？

◎朱伟杰

　　"精液中见白细胞"，看到精液检查单上这几个字，有人疑惑，有人心虚，更多的是心神不安。精液中有白细胞，似乎不是好事。

　　白细胞是什么？白细胞是人体血液中一类非常特殊且重要的细胞，它们有活跃的移动能力，可以从血管内迁移到血管外，或从血管外组织迁移到血管内。因此，白细胞除存在于血液和淋巴管中之外，也广泛存在于血管、淋巴管以外的组织中。在男性生殖系统，睾丸间质、附睾管外、前列腺和精囊腺基膜外分布有白细胞。白细胞对生殖腺和输精管道起着"卫士"作用，参与对生殖系统"安全性"的监控、调理、防御和创伤愈治，当病菌侵入生殖系统时，白细胞能通过变形穿过毛细血管壁，集中到病菌入侵部位，将病菌包围、吞噬。

　　正常精液的白细胞（过氧化物酶阳性白细胞）浓度应小于 $1×10^6$/ml。如果精液中的白细胞数超出临界值，列为白细胞精液症（脓性精液症）。若精液中的白细胞浓度异常高，表明男子的生殖系统感染，例如常见的睾丸炎、附睾炎、前列腺炎、精囊炎、尿道炎等。另一方面，当身体处在某种状态，例如体温升高、吸烟严重、饮酒过量、泡桑拿浴后，或者长期禁欲，精液白细胞也会增多。下图是精液中的精子与白细胞。

　　精液中白细胞总数可以反映感染状态的严重性，与男性不育有密切关系。白细胞能产生活性氧（ROS），大量白细胞生成高浓度 ROS，能损害精子和精浆的全部抗氧化防御措施，诱导精子 DNA 损伤，对精子质量和功能有较大的毒害作用。此外，感染可以改变前列腺和精囊腺的分泌功能，影响精液的酸碱性、黏稠度和液化时间，降低精液质量。

严重的白细胞精液症多由性病感染所致。近年由于性传播疾病蔓延，男性生殖系统感染患者逐年增多。一些男士先前已生育了孩子，之后放纵自身，由于不洁性行为染上性病。除了降低精液品质和精子功能之外，多种性病病原体可造成精子输出管道狭窄、甚至梗阻，导致无精子症。男性不育患者若查出有生殖系统感染，应先进行抗感染治疗，一些男子消除感染后，生育力也就有可能恢复。另一方面，亦需要根据患者的精液及精子的病理改变情况，有针对性地采取治疗生殖障碍的措施，以利生育力尽早恢复。

若在急性炎症期，患者宜治愈后再解决生育问题。多种病原体可吸附在精子表面，影响精子功能，降低受精率，而且配偶也易受到感染，如果发生妊娠，宫内胎儿也难免会"遭殃"。若作单精子卵细胞质内注射，精子表面吸附的病原体会被带入卵子内，影响受精和胚胎发育。

男性年龄增大，尤其是 50 岁后，常有不同程度慢性前列腺炎，精液中易见到白细胞，一般情况不必治疗。

对精液的白细胞需进行规范的检测，仅是通过显微镜观察到"圆细胞"来判为白细胞是不准确的，易导致误诊，令患者接受了不应该的抗感染处理。精液中"圆细胞"包括了白细胞和不同发育阶段的生精细胞如精原细胞、精母细胞和精子细胞。生精细胞在精液中大量存在，是睾丸生精上皮的生精细胞大量脱落引致，亦需予以重视。

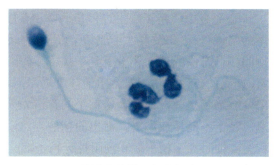

精液中的精子与白细胞

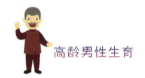

13

精液中没有精子怎么办？

◎朱伟杰

　　世界上的事情真是"不太公平"，有些男士轻易就使配偶怀孕，而有的男士精液里却一条精子都没有，即为无精子症。精子是新生命的"种子"之一，没有精子，肯定不能生儿育女。

　　无精子症是怎么回事？首先应了解精子是怎样产生和排出体外的。在男性的阴囊里，左右各有一个卵圆体器官，称为睾丸，这是精子诞生之地。紧紧贴附在睾丸后上方有个器官，称为附睾，它是一条细长约 5 m 且高度盘曲的管道，是精子成熟的场所，睾丸产生的精子汇入附睾管的头部，然后在附睾中迁移和发育成熟，储存在附睾尾部。性活动时，附睾尾部的精子进入输精管，通过输精管、射精管和尿道。在此过程前列腺、精囊腺、尿道球腺等器官（附属性腺）分泌液与精子混合，形成精液，射出体外。

　　在睾丸中，精子发生过程是严格和有序的，原始生精细胞经过一系列增殖、分化和发育才形成精子，所需时间长达 70 天，而且环节很多，期间任一时段或任一环节受到干扰或障碍，都可能造成生精紊乱或异常，严重的可造成精子发生阻滞或衰竭，导致没有精子产生。另一方面，睾丸有精子生成，但是输送精子的管道先天没有发育或后来出现了阻塞，精子不能排放出来，射出的精液当然没有精子。这两种类型分别称为非梗阻性无精子症和梗阻性无精子症。

　　对无精子症患者，鉴别是梗阻性无精子症还是睾丸本身生精功能障碍而没有精子是治疗的前提。可结合病史，睾丸体积、质地，精液量，

pH，生殖激素等检查米判断，必要时可考虑作睾丸活检确诊。

梗阻性无精子症，是由于输精管道阻塞或缺如造成的睾丸生成的精子不能运送到体外，病因有先天性和后天性两大类。例如，先天性双侧输精管缺如、附睾尾发育不全等属先天性发育异常。炎症感染（附睾炎、附睾结核等）造成输精管道梗阻是后天病变的常见情况。

非梗阻性无精子症患者的输精管道是通畅的，精液中没有精子是睾丸本身没有精子生成。例如唯支持细胞综合征、生精阻滞（生精细胞未能发育为成熟精子）、克氏综合征等。非梗阻性无精子症以染色体异常或隐睾引起的居多。有些患者是睾丸尚存少数曲细精管，有精子发生，但产生的精子极少，没有能够排出来。

有些高龄男性已育有子女，但后来想再生育却是无精子症，涉及的原因复杂。一般年龄增大不会引致睾丸精子发生完全停顿，但是，如果患有生殖系统肿瘤，长期服用化疗、抑制精子发生药剂或大剂量激素，可造成睾丸生精细胞完全衰竭，有些进行性的唯支持细胞综合征患者在生育后数年会没有精子产生。生殖系统感染尤其是不洁性交导致输精管堵塞是一些高龄男性无精子症的常见原因。

对梗阻性无精子症患者，可从附睾或睾丸获取精子，借助单精子卵细胞质内注射术来治疗不育，受孕率可达 30% 以上。非梗阻性无精子症患者，可尝试显微取精术治疗，即借助于显微外科手术，在显微镜下观察曲细精管是否有精子，有部分患者可找到精子得到治疗。无睾症属绝对男性不育症，目前仍无有效的治疗方法，可考虑通过领养或供精者人工授精获得子女。

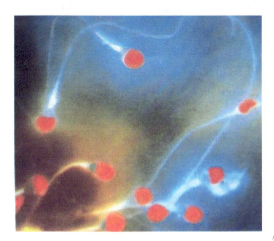

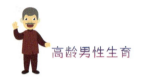

14

精液中没有活动精子怎么办？

◎朱伟杰

　　有些男性不育患者看到化验单时神情沮丧，他们的精液检查结果是"没有活动精子"，显微镜下一片静寂：全部精子都是不泳动的。精子的运动能力是受精能力的载体，精液中没有活动精子，当然不会有精子去接近卵子，与卵子受精。

　　精液中未见到活动精子是一种严重的精液病理类型，称之为不活动精子症或坏死精子症，前者是精子不能活动，后者是精子死亡，两者的区分要借助于精子存活试验来判定。

　　精子运动依赖于尾部中段的线粒体鞘产生能量，驱动尾部的轴丝系统滑动转变成尾巴摆动，形成精子的运动。不活动精子症的主要原因是尾部运动装置缺失，例如线粒体鞘缺失和轴丝系统滑动障碍。缺乏线粒体鞘的精子没有能量供给而不能运动，轴丝系统滑动障碍是缺失了轴丝配件导致滑动不能发生。坏死精子的头部膜是破损的，这类精子是因为死亡而不活动。

　　坏死精子症与附睾坏死有关。精子在缓慢通过附睾时经历成熟并获得运动的能力。在男性不育临床中，有些不育患者精液中的精子活动率极低，甚至所有的精子都缺乏运动或死亡，其病因是附睾坏死。附睾发生了生殖病理改变，引致附睾上皮变性和形成了有害的腔环境，使精子在附睾转运和储存过程发生降解，精子活动力丧失，导致不育。一些慢性脊髓损伤患者的射出精子完全不活动，其原因是精子在附睾中降解或死亡。这类患者射出的精子有明显的降解特征，精子头部的膜部分破裂或肿胀，大部分精子的核见明显致密颗粒、空泡增多，精子尾部中段的膜边界不清或模糊。

　　"精液中没有活动精子"还要与精子活力严重低下的标本相区别。有些"精液中没有活动精子"的患者通过频繁排精导致精液中可见活动精子，使治疗有了可能。

　　仅是年龄因素，虽然年岁增加会令精子活力逐渐降低，但不会导致精液中完全没有活动精子。笔者观察过多例 80 多岁的精液标本，活动精子率尚有 5% ～ 20%。

　　精液中未见到活动精子，应进一步作精子活体测试，以鉴别不活动的精子究竟是死精子，还是仅仅是不能运动。最简单的方法是用伊红试剂对精子头部染色，精子头被染上红色，说明是死精子，精子头未被染上红色，则表示精子头部细胞膜未破损，是活精子（见下图）。

　　精子只是不活动，仍是存活的话，可采用显微注射的方式，将精子注射入卵子内辅助授精。如果全是坏死精子，治疗效果差，遇到这类病例，采用患者睾丸精子授精的效果会好些，采用睾丸组织分离出精子作显微注射授精，而不使用射出精子，这样可以减少使用了衰老或降解的射出精子而可能引致的风险。

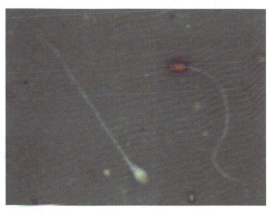

活精子（白色）和死精子（红色）

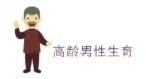

15

为什么有的精子头内有空泡？

◎朱伟杰

精子头主要是细胞核。在睾丸的精子变态阶段，精子细胞核染色质发生高度浓缩，形成特征性扁卵圆体的核形状。但是，经历了高度浓缩后的核并没有呈现高度均质性，而是会在核内留下数量不等、大小不一的空泡，称为核空泡。

精子核空泡是精液中精子的普遍现象，这与人类精子细胞核内两种蛋白质（组蛋白、鱼精蛋白）的含量有关。在睾丸的精子变态阶段，精子细胞核染色质由原先的组蛋白被鱼精蛋白逐渐置换，最后染色质内达到约 85% 的鱼精蛋白，但余有 15% 的组蛋白未被替换。鱼精蛋白是压缩紧密的蛋白质，组蛋白则是压缩较疏松的蛋白质。故未被替换组蛋白的染色质由于压缩不紧密，导致了核空泡的形成。

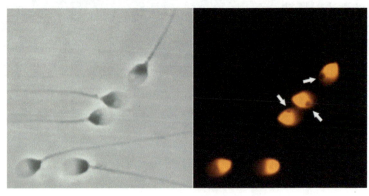

精子核空泡（箭头）

　　《世界卫生组织人类精液检查与处理实验室手册》（2010 年）对空泡的评估有标准：正常精子头部、精子顶体区没有大空泡，并且不超过 2 个小空泡，空泡大小不超过头部的 20%，顶体后区不含任何空泡。如果精子有不符合这些标准的空泡，判为畸形精子。

　　每份精液标本（包括具生育力者和不育男性的标本），都有精子出现核空泡，但男性不育患者的精子核空泡率显著高于具生育力者。核空泡可改变精子顶体的形态，影响受精。核内大空泡的精子进入卵子，即使受精，也会影响后续胚胎的发育。

　　核空泡是精子质量的形态学指标，很多男性疾病如精索静脉曲张、隐睾会使精子核空泡率升高。一些生活习惯或饮食习惯，如长期穿紧厚内裤、泡桑拿浴、严重吸烟、酗酒等，精子核空泡率增高。高龄男性的精液标本有核空泡的精子会很多。

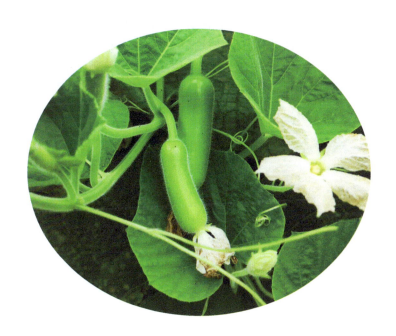

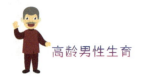

16

什么是圆头精子症?

◎朱伟杰

　　圆头精子是精液中所有精子的头部呈圆形的一种特化精子类型。这类精子最典型的结构特征是精子头部没有顶体,属 100% 形态学畸形,体内和体外都不能与卵子结合,导致男性不育。

　　圆头精子症的病因涉及精子早期发生的多基因或多形态学起源异常。圆头精子症的发生率低 (0.1%),但我国育龄夫妇基数大,不育症例数的绝对数值也大,这类患者在男性不育临床常会遇到。对圆头精子症的诊断,需对精子染色后作严格的形态学分析,有条件的实验室可对精子作透射电镜观察,若超微结构显示精子头部圆形,且没有顶体,即可确诊。多年前笔者曾遇见一例圆头精子症患者,婚后多年未育,精液量、精子活力、精子浓度等参数尚可,但一直没有进行过精子染

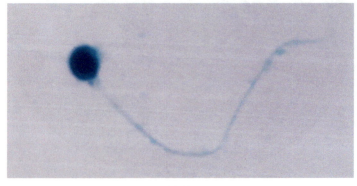

圆头精子

色的形态学分析，行体外受精但受精率为零，后来认真检查精子形态才知道是圆头精子症，先前被耽误了治疗。

　　体外受精 - 胚胎移植技术处理圆头精子症患者无效。可以尝试将圆头精子显微注射入卵子内辅助授精，有个别成功的例子，但总体疗效尚不理想。一些圆头精子症患者的圆头精子增多是进行性的，即随着年龄增大，精液中圆头精子越来越多，确切原因尚不清楚。有些圆头精子症是大多数精子为圆头精子，但精液中还有一些非圆头精子，对这类精液标本需检测非圆头精子的核染色体，并同时检查这些精了的顶体有否发育，如果存在顶体、且核染色质正常，宜尽早实施治疗，这类精子有受精成功的可能。

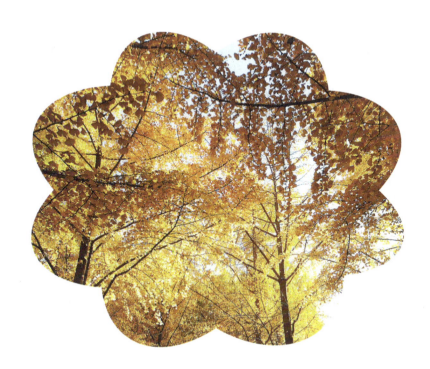

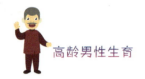

17

抗精子抗体会降低男性生育力吗？

◎朱伟杰

　　"造物主"真是奇怪，让男性造出生育的"种子"——精子，亦令精子成为不育的"祸根"。

　　睾丸生成的精子是男性自身的潜在不育因素。一个不育男性，如果性功能和射精功能正常，接下来要排除的原因就是精子有没有诱发自身免疫反应。正常情况下，机体免疫系统识别"非己物"或外来抗原，产生相应的免疫反应，而对自身抗原是无反应性的。精子虽然是男性睾丸的自身成分，但是，男性自青春期启动，睾丸曲细精管的生精上皮才开始有精子发生，精原细胞经过一系列分裂和合成新的蛋白质，发育成为高度特化的睾丸精子。男性青春期时机体免疫系统已发育成熟，故机体免疫系统会将精子视为"外来物质"。在一定病理条件下，机体激起针对精子的自身免疫反应，产生抗精子抗体。抗精子抗体会降低男性生育力。

　　虽然睾丸产生的精子晚于机体免疫系统的成熟，但正常男性体内不会引起针对精子的自身免疫反应，这是由于精子在青春期一旦出现，就立即处在男性生殖道的多重免疫保护中。睾丸曲细精管内相邻支持细胞之间形成的血-睾屏障、附睾上皮主细胞紧密连接形成的血-附睾屏障，分别隔离了睾丸和附睾中的精子与机体免疫系统接触，高效地免疫保护了精子。男性生殖道还分泌出一些蛋白质黏附或整合在精子膜表面，对精子起到遮盖效应或修饰了精子表面的"非己物"特征，使机体免疫活性细胞没有识别出精子是"外来物质"，以致不引起自身免疫反应。

　　高龄男性不会由于年龄升高而产生抗精子抗体。如果男性的精子表面或血清检测出抗精子抗体，说明体内精子与机体免疫系统相接触的屏障被破坏（例如血 - 睾屏障、血 - 附睾屏障等），精子刺激了机体免疫系统，发生了自身免疫反应。

　　导致抗精子抗体产生的因素很多，常见的有睾丸、附睾感染，包括梅毒性、结核性、淋病性睾丸炎或附睾炎；生殖道阻塞，包括输精管、附睾管阻塞和生殖道、尿道、附属性腺、膀胱等肿瘤、结石；睾丸组织受意外或手术不慎创伤；化学药物损伤；冷热损伤等。这些因素导致精子抗原暴露于男性免疫系统，从而刺激产生高水平的抗精子抗体，进而干扰或阻断正常的生殖过程，引起男性免疫不育。

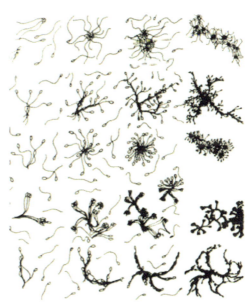

抗精子抗体引起精子凝集的类型

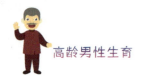

18

采用什么方法做抗精子抗体检测？

◎朱伟杰

男性"获得了"抗精子抗体，其自身没有任何感觉。体内的抗精子抗体即使有很高的水平，也不似机体其他系统的疾患会表现出症状。抗精子抗体不影响男性生理、代谢和性功能，没有任何临床症状。

抗精子抗体在男性中可以存在于血清、精浆、精子膜表面和附睾液中，尤其是精子表面的抗体对生殖活动发生效应。无精子症或严重少精子症患者，则应检查血清的抗体水平。若不育男性患者已知有以下之一的情况，需重视抗精子抗体的检测。

1. 夫妇双方"不明原因"不育症。

2. 男方有泌尿生殖道损伤史、感染史和（或）体征。

3. 精液中见明显的活动精子凝集现象。

4. 有附睾输精管吻合术或输精管吻合术史。

5. 精液常规检查参数明显异常，如精子活动率低、精子数少、精子畸形率高，或精液中白细胞多。

6. 非生精功能障碍的无精子症患者。

7. 男方有肛交史。

抗精子抗体多属于两类免疫球蛋白：IgG 和 IgA。附有抗体的精子会凝集在一起，严重影响了精子运动和受精。临床上常遇到一些男士，先前已生育了一个孩子，认为已完成生育任务，放纵自身，有不洁性交，染上了性病令生殖器官感染或精道堵塞，这种情况会产生高水平的抗精子抗体，导致不育。

对男性的精子表面或血清的抗精子抗体测试，《世界卫生组织人类精液检查与处理实验室手册》建议采用免疫珠试验和混合抗球蛋白试验。判定标准是：混合抗球蛋白试验检出附着了包裹 Ig 颗粒上的活动精子大于 50%，或免疫珠试验检出附着了免疫珠上的活动精子大于 50%，可被认为具有临床意义的抗精子抗体阳性。抗精子抗体可各自单独存在于男性的血清及精子表面，也会同时存在。

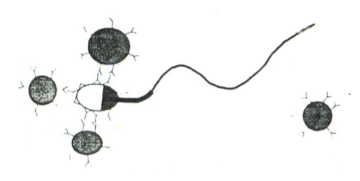

免疫珠试验

还有其他检测抗精子抗体的方法，例如明胶凝集试验、酶联免疫吸附法（ELISA）、同位素标记、酶标记、流式细胞仪、免疫印迹分析等，但这些方法或操作烦琐，或测试成本高，或特异性较低，检测结果易出现假阳性或假阴性。应注意的是，抗精子抗体与抗体介导免疫不育的关系非常复杂，应进一步结合其他相关临床和实验室检查做出慎重的解释。仅凭存在抗精子抗体，对诊断精子自身免疫是不足够的，还要证明抗体严重干扰精子功能，例如抑制了精子的顶体反应。对无精子症患者，如果检出血清有抗精子抗体则不是"坏事"，说明该男性的睾丸是有精子的，生成的精子由于输出管道阻塞，精子不能排放出来，堵在生殖道诱发了抗精子抗体。这类无精子症患者，采用睾丸取精术可以治疗不育。

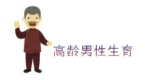

19

人精子的受精能力能够检测吗？

◎朱伟杰

在精液检查实验室，经常有不育男士问："我的精子能受精吗？""我还有精子能受精吗？"确实，精液常规检查对评估男性不育状态很重要，可只是了解精液、精子和精浆的一般性状，即使显微镜下看到精子是"千军万马"，但还是不知道精子能不能够受精。

精子在与卵子相遇的旅程中，要作前向运动，穿过子宫颈、子宫腔，到达输卵管，这期间精子自身要发生获能、顶体反应并识别卵子，即精子应具有功能多样性。因此，通常需借助一组精子功能试验来认识男性不育可能的病因和评价男性生育力。如果能够从中检测出精子的受精能力当然最理想。但是，检测人精子的受精能力需要使用人卵子来配合，可人卵子宝贵得很啊！育龄妇女一个月才有一枚卵子排出，而且卵子在腹腔内还无法见到。故此，使用人卵来检测人精子的受精能力是不可能的，还违反伦理学，因为一旦精子进入卵子发生受精，就造成"新生命"了，亦会造成严重后果。

大自然真是神奇，几乎所有哺乳动物的卵子都有两层防线，把守着不让异种动物精子进入卵子，这些防线叫作生物的种属特异性：不同种的动物精-卵不能受精，由此防范各种动物胡乱杂交形成"怪

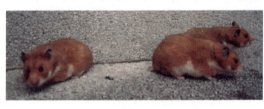

金黄仓鼠

胎"。但是，金黄仓鼠卵子阻挡精子进入只有一道防线，这道防线在卵透明带上，将卵透明带除去，防线就不存在了，很多种类的哺乳动物如牛、老虎、狮子、大熊猫等的精子都能够进入仓鼠卵子，人精子也可以。这样的话，就可以用仓鼠卵了来检验人精子的受精能力，这个试验称为人精子 - 去透明带仓鼠卵穿透试验。

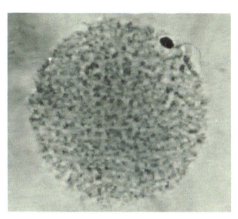

人精子黏附在去透明带仓鼠卵上

人精子 - 去透明带仓鼠卵穿透试验（HOP）的原理是基于金黄仓鼠卵去除透明带后，几乎不再具有种属特异性的特点，然后根据人精子进入仓鼠卵的情况来评价其受精潜力。HOP 测试人精子经历获能、顶体反应，体外与去透明带仓鼠卵融合的能力，是测试精子受精潜力的有效异种动物体外受精模型。精子发生顶体反应是自然受精的前提，超微结构研究证实，顶体反应时，人精子赤道环的浆膜所启动的卵膜融合，与 HOP 的精 - 卵融合过程相同，说明动物试验的这个过程与人精子的真正生理过程是一样的。故此，这是一个重要的精子功能生物学试验，但受精生理学上的差别是 HOP 没有卵透明带存在，这会导致"假阳性"，即受检精子标本可以穿透去透明带仓鼠卵，但人卵受精却失败，这是该试验的不足之一。不过，对大多数精子标本，如果 HOP 有好的测试结果，可以反映出精子具有受精潜力，在自然生殖或体外受精容易成功。

《世界卫生组织人类精液检查与处理实验室手册》详细描述了人精子 - 去透明带仓鼠卵穿透试验的方法学，有条件的实验室建立起这个试验，能够检验不育男性精子的受精潜力，还可以应用于药物、毒物或食物对精子染色体的遗传效应。

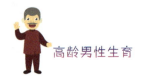
20

精子－人卵透明带结合试验有什么临床意义？

◎朱伟杰

卵透明带是包绕卵子外周的一层透明的非细胞结构，是卵子的"外衣"。人卵透明带厚度约 20 μm，含有精子受体蛋白。卵透明带不仅为卵子提供机械性保护作用，在受精早期阶段还参与精卵识别，诱发精子顶体反应、精子黏附和穿透卵子等过程。精子入卵后，卵透明带发生生化修饰，阻止了多精受精。可见，卵透明带在受精过程中有重要生理作用。如果精子因为有缺陷不能与卵透明带发生相互作用，或者卵透明带自身有缺陷，例如过厚、偏薄、很硬，精子也不能与卵透明带结合，使受精失败。由于受精过程发生在体内的输卵管部位，这个环节出故障是无法知道的，由此导致的不育成为了"不明原因不育症"之一。

有受精潜力的精子与卵细胞质融合前，必须能够识别卵透明带上的精子受体，与之结合和穿透卵透明带。形态正常和顶体完整的精子易与卵透明带结合。有一类不育患者为"卵透明带诱发顶体反应缺陷症"，其精子不能被卵透明带诱发顶体反应或顶体反应率很低，故精

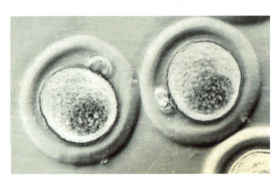

卵子

子不能穿越卵透明带与卵膜融合。高龄男性精子畸形率升高，其中很多精子是顶体异常，导致受精能力降低，甚至不育。

　　精子 - 人卵透明带结合试验是《世界卫生组织人类精液检查与处理实验室手册》中介绍的精子试验。这项试验有两种主要形式：精子 - 半卵透明带检测试验和精子 - 卵透明带结合比率试验。

　　半卵透明带检测试验是将卵透明带显微切割成对等的两半，分别与相同浓度的待检测精子和对照精子进行实验。卵透明带结合比率试验是用不同的荧光染料分别标记待检测精子和对照精子，即待检测精子用一种荧光染料染色（如荧光素），而对照精子用另一种荧光染料染色（如罗丹明），计算结合在同一个卵透明带上的待检测精子和对照精子的数量和比值。

两种卵透明带结合试验所得结果，均与精子顶体完整率、正常形态精子率和体外受精率呈正相关，并且能预示体外受精能否成功。当体外受精失败或受精率低、特发性不育或畸形精子症时，评价结合在卵透明带上的精子数目具有

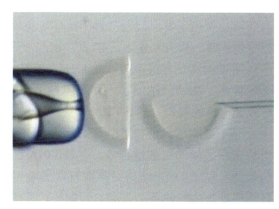

卵透明带显微切割成对等的两半

临床价值。很少或没有精子结合在卵透明带上，通常提示精子有缺陷。

　　精子 - 人卵透明带结合试验是具有临床意义的精子功能试验，可以评价精子结合卵透明带的能力，以及卵透明带诱发精子顶体反应的能力。但试验受人卵透明带来源制约而很难普遍开展。有卵子来源的实验室可建立此方法，以利于在受精环节诊断不育原因和改善辅助生殖治疗的效率。

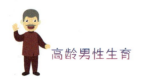
21

检测精子 DNA 完整性有什么临床意义？

◎汪李虎

　　梅姨，33 岁，自然怀孕 3 次，每次怀孕不足 3 个月都出现胚胎停止发育，保胎也保不住，只好做清宫手术。女方性激素检测正常，宫腔镜检查也未发现问题，封闭抗体等免疫检查都正常，双方染色体核型均正常。男方邓先生，47 岁，精液常规分析正常，精子正常形态率也超过正常参考值下限，达 8.2%，但精子 DNA 碎片率高达 68%，显示异常。梅姨就纳闷了：什么叫精子 DNA 碎片率？是这个指标高导致她流产的吗？

　　精子细胞核由鱼精蛋白及染色体 DNA 构成，在附睾成熟过程中，鱼精蛋白之间的二硫键形成，使核 DNA 稳定性增加。作为遗传物质的载体，精子 DNA 结构完整性直接影响到受精、卵裂、胚胎发育和自然流产等生殖的各个方面。假如染色质浓缩过程发生障碍，或者过度凋亡、氧自由基生成等，精子 DNA 会发生断裂损伤。常采用精子 DNA 碎片化指数（DFI）反映精子染色体的完整性。DFI 指发生 DNA 链断裂的精子占全部精子的百分比，是一项评价精子质量和预测生育力的指标。临床多认为 DFI 在 10% ～ 15% 为高生育力，16% ～ 29% 为中等生育力，≥ 30% 为低生育力，≥ 80% 为无生育力。

　　检测精子 DFI 的方法有两类。一类是利用探针检测 DNA 断裂位点，如末端转移酶介导的 dUTP 末端标记法（TUNEL）、原位缺口平移法（ISNT）等。另一类依据受损 DNA 易变性的原理，包括吖啶橙试验（AOT）、彗星实验、精子染色质结构分析（SCSA）、染色质扩散

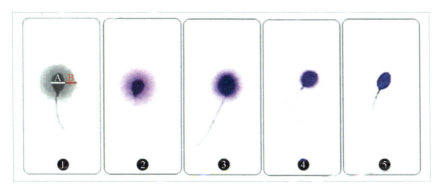

染色质扩散试验，图片中④⑤均为 DNA 存在碎片的精子

试验（SCD）等。

　　精子 DNA 完整性与男性生育力密切相关。患者精子 DNA 损伤程度越严重，其配偶自然受孕率越低。精子 DFI 高的男性患者的精子前向运动力下降、精子正常形态率降低、诱发精子发生顶体反应率降低，导致男性生育力下降。所以，精子 DNA 损伤程度能够独立反映精子质量，可作为评估男性生育力的客观指标。

　　精子 DNA 完整性与辅助生殖结局密切相关。DFI 小于 27%，实施辅助生殖的患者更易于获得临床妊娠。DFI ≥ 30% 的患者，其配偶体外受精助孕后的受精率、2 极体受精率及卵裂率不受影响，但对优胚率、种植率及妊娠率呈负相关。药物改善精子 DNA 完整性后可提高优胚率、种植率及妊娠率。

　　男方精子 DNA 完整性与其配偶复发性流产密切相关，即配偶反复流产的男性精子有更高比例的精子 DNA 损伤和组蛋白缺陷。DNA 完整性受损的精子即便能受精，在胚胎发育早期因为父源性 DNA 缺陷形成形态欠佳、发育潜能低的原核，最终导致不明原因的反复流产。本文开头的梅姨复发性流产与这个原因很可能有关。部分含有损伤 DNA 的精子受精后形成胚胎，即使成功分娩，婴儿的出生缺陷也远远高于 DNA 正常婴儿。精子 DNA 损伤不仅影响当代的生育能力，助孕生育的下一代男婴出现不育症的可能性也明显增高。

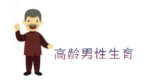

检测出 DFI ≥ 30% 的患者应给予治疗。待 DFI 提高到正常水平，再继续怀孕。防治原则包括以下几点。①病因治疗。有精索静脉曲张的患者行精索静脉高位结扎术；有生殖道感染的患者应抗感染治疗；如果是抗癌药物引起的 DFI 增高，应更换其他对精子影响小的抗癌药物或减量原来的抗癌药。当然，改变生活习惯是基本要求，戒烟戒酒。②抗氧化治疗。口服抗氧化剂可降低精子 DNA 碎片化程度。常用的抗氧化剂包括：维生素 E（每天口服 1 g）连续服用 2 ～ 3 个月，可以显著降低精子 DFI；还有左卡尼丁、辅酶 Q10 等。③中药治疗。④优化处理精子。与密度梯度离心法相比，上游法优化处理精液后能显著降低 DNA 碎片化精子的比例。

22

检测精子穿透宫颈黏液能力有什么临床意义？

◎李彩虹 许 蓬

宫颈黏液是精子在女性生殖道迁移的第一道生理学屏障，对精子起筛选作用，老、弱、病、残的精子不能穿透宫颈黏液。高龄男性的老、弱、病、残精子增多，应重视做此试验。在月经周期有限的时间里（月经中期）宫颈黏液适合接纳精子，此时黏液不仅分泌量增加，而且变得稀薄、透明、有弹性，如水状或生蛋清状，易于精子通过，还能延长精子的存活时间。正常宫颈功能重要的指征是黏液中存在运动精子。精子 - 宫颈黏液相互作用有两种检测方式：一种是体内试验（性交后试验）；一种是体外试验。

性交后试验的目的是测定宫颈黏液中的活动精子数目，以及评估性交几小时后精子的存活和精子状态。应尽可能在临近排卵时进行性交后试验，评价的标准时间是性交后 9 ～ 14 小时。如果黏液中没有观察到精子，实验结果为阴性；存在任何快速前向运动精子，则可以排除宫颈因素，以及男方或女方的精子自身免疫因素导致不育的可能；当观察到非前向运动精子显示颤动现象，提示宫颈黏液中或精子表面可能存在抗精子抗体。

体外试验通常是证明精子是否有能力在宫颈黏液中迁移的体外模型，包括了穿透密度、迁移距离、迁移密度减少程度等多项观察参数，而且可在宫颈黏液中观察精子一定时间的存活状态。使用供者精液和供者宫颈黏液作为对照，进行交叉试验提供更多信息，可以用于估计宫颈黏液中是否存在抗精子抗体。如果宫颈黏液有抗精子抗体，精子

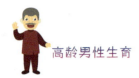

的运动受到抑制。试验应使用人的月经中期宫颈黏液，此外要在精液采集后 1 小时内进行，以防止脱水或温度变化影响精液质量。

获得合适的宫颈黏液是试验的前提。宫颈黏液的 pH 应在原位或采集后立即使用范围 6.0 ～ 10.0 的 pH 试纸进行测试。如果是原位测试，应注意避免碰触宫颈外的黏液，因为宫颈外黏液（酸性更强）的 pH 常低于宫颈管内的黏液。还应注意避免受到阴道分泌物的污染，因为其 pH 较低。此外，还要对获取宫颈黏液的体积、黏稠度、羊齿化、成丝性和细胞性作评分。

精子对于宫颈黏液 pH 的变化甚为敏感。酸性黏液可使精子制动，而碱性黏液可使精子活力增强。但是宫颈黏液的碱性过强（pH 超过 8.5）则对于精子存活不利。

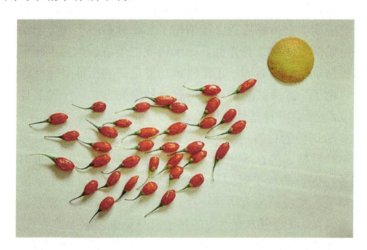

23

检测精子顶体完整性有什么临床意义？

◎刘　瑜

　　精子顶体是精子头部的双层膜结构。精子顶体完整性检测的是具有顶体区结构的精子在精子群体中所占的百分比，用于评价获能之前精子顶体结构的正常率。

　　实现精卵自然结合，精子需要一路"过关斩将"：精子穿透宫颈黏液进入宫腔→精卵识别，精子与卵子结合→精子发生顶体反应→顶体内蛋白水解酶释放，溶解卵透明带→精子穿透卵透明带进入卵内→精卵融合形成最早期的胚胎。其中精子顶体是完成受精过程非常重要的结构，发挥着承上启下的作用。①精子顶体膜表面存在多种受体

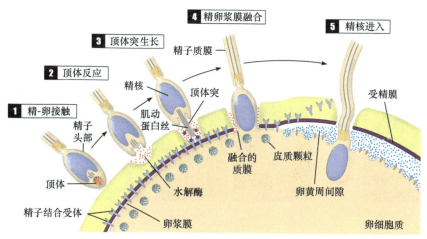

精－卵受精过程

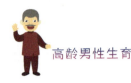
（如麦芽凝集素受体、刀豆蛋白A受体），它是与卵子相互吸引的密码，是精子打开与卵子配对结合之门的钥匙。精子通过顶体膜上的受体与卵透明带表面的配体相互识别、确认"身份"后，才会实现精子与卵子的深入接触（结合），继而激发顶体反应等一系列连锁过程，最终完成受精。这些精卵识别的重要受体在精子顶体膜表面。若精子顶体膜完整性降低（即缺乏顶体结构的精子率增高），则意味着精子表面麦芽凝集素等受体含量降低或缺乏，精卵结合困难，进而影响后续顶体反应的启动；或者，因为精子在与卵子结合前过早获能，顶体膜已完全丢失，即精子把打开卵母细胞密码锁的"钥匙"弄丢了，使得精卵互不相识形同陌路，自然就不可能相互结合，从而妨碍了后续受精过程。②顶体膜是启动顶体反应、蕴藏蛋白水解酶的物质基础。如果顶体缺乏，则精子无法实现与卵子的自然受精。③顶体内的物质对于激活卵母细胞是很有帮助的。对于完全无顶体的圆头精子（即顶体完整率为0），目前只能寄希望于单精子卵细胞质内注射术（ICSI）来辅助生殖，即绕过精-卵自然结合的环节，直接将精子注入卵细胞质内授精，但是由于此类精子缺乏顶体固有的激活物，即使行ICSI治疗，受精率仍不理想。

　　精子顶体完整率与精子前向运动率、精子正常形态率之间存在一定的正相关性。男性自40岁以后睾丸、附睾功能逐渐减弱，精子数量、活力下降，畸形率增高，精子顶体完整率随之降低，受精能力也有所下降。

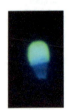

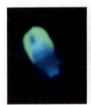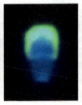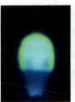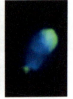

完整顶体　　　　　　　　　　　　受损的顶体

24

检测精浆果糖有什么临床意义？

◎刘　瑜

　　正常精液主要由两部分组成：精子和精浆。精浆大约由 30% 前列腺液、65% 精囊液和 5% 尿道球腺液构成。精囊腺分泌的果糖就藏身于精囊液中。精子在睾丸内生成，成熟后经输精管运送至射精管附近与精浆会合。

　　检测精浆果糖的意义有两点：①果糖水平的生理意义；②果糖作为精囊腺的特有分泌物质，可以反映精囊腺的功能或精囊液的排放情况，从而进一步指示相关的疾病。

　　精液中的葡萄糖是精子的直接能量来源。虽然精浆有果糖，但精子不能直接利用果糖作为能量，需要将精液中的果糖加工成葡萄糖后才能摄入。精液中的葡萄糖几乎都是由果糖加工转化而来的，是精子的"幕后"能源。当精液中的果糖含量降低时，加工成葡萄糖的转化量就会相应减少，精子就会由于供能不足而处于"饥饿"状态，泳动无力，甚至被"饿死"。故当射出的精液中含有精子，而精浆中的果糖含量很低时，就会出现精子供能不足，活动力降低。

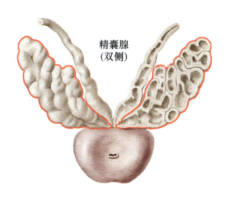

精囊腺
（双侧）

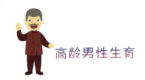

　　睾酮的水平影响精囊果糖的分泌，雄激素不足可造成果糖含量降低。高龄男性随着年龄的增长，雄激素呈下降趋势，精囊分泌功能减弱，精浆果糖含量随之减少，精液体积呈降低趋势。因此，精浆果糖浓度持续降低在一定程度上也可反映男性雄激素水平的降低。

　　精囊腺发育不良、纤维化、感染时，精囊腺分泌功能降低，排放至精液中的果糖随之降低。果糖分泌量的下降常常伴随精液量的减少。精囊排泄管、射精管不完全梗阻时，精囊液排放受阻，以致精浆果糖含量和精液量降低。精囊炎时精浆果糖量减少且精液常呈浅棕色。

　　如果精囊腺先天缺如，则精液中检测不到果糖，表现为射出的精液中没有精子，精液量少，精液 pH 通常小于 7。如果射精管梗阻，即使精囊腺发育正常，射出的精液中也检测不到果糖，精液表现同精囊腺先天缺如。以上两种情况统称为远端梗阻性无精子症，是精子的运输管道出现了梗阻或中断，以至于睾丸内的精子无法排放出来。

　　哪些因素可以造成精浆果糖检测结果假性降低呢？①采集精液标本时性兴奋性不够高，导致射精不完全（即没有将体内的精液完整排放出来）；②射出的精液标本没有完整收集（遗漏到标本容器外）；③在短时间内（＜ 48 小时）频繁射精。

25

检测精浆中性 α– 葡萄糖苷酶有什么临床意义？

◎刘　瑜

　　精浆中性 α 葡萄糖苷酶是临床使用的附睾功能标志物。在反映附睾病变方面，中性 α- 葡萄糖苷酶比游离左旋肉毒碱、甘油磷酸胆碱更具特异性和敏感性。α- 葡萄糖苷酶在精浆中存在两种异构体：占主要的是中性 α- 葡萄糖苷酶，仅源自附睾；少量的是酸性 α- 葡萄糖苷酶，主要源自前列腺。

　　精浆中性 α- 葡萄糖苷酶的检测，目前有两个主要临床用途：①附睾功能评估；②梗阻性无精子症梗阻部位的无创性定位。

　　精子在睾丸生成后，初步具备了一定的生理功能，但仍然需要转运至附睾"加工"，在附睾管中进一步发育成熟，附睾是精子的"加油站"和"培育基地"。附睾作为精子的培育基地对环境要求很高，微环境受到影响（如炎症、药物、全身性疾病、内分泌、温度、烟酒等），会使精子的成熟程度、质量及活动能力下降。当附睾功能受损到一定程度显著影响其分泌功能时，中性 α- 葡萄糖苷酶的分泌量也会随之减少，以致精浆中中性 α- 葡萄糖苷酶排放量也同步降低。故而可通过检测精浆中性 α- 葡萄糖苷酶的含量来判断附睾的功能状态，从而为不育寻找原因。若精浆中性 α 葡萄糖苷酶的含量低于参考值下限，在排除输精管道梗阻或不完全梗阻之后，提示附睾功能受损或低下，为进一步诊断和治疗提供帮助。

　　男性在 40 岁后，附睾功能逐渐下降，精浆中性 α- 葡萄糖苷酶的分泌量开始减少。伴随而来的是对精子成熟"孵化"能力的不足，精

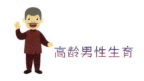

子质量受到影响。

精子自睾丸"出生"后，要经历一段漫长的旅行才有机会排射出来，这段遥远的旅途，大体上由"睾丸输出网—附睾头、体、尾部（长约4～5 m）—输精管（长约40～50 cm）—射精管—尿道"组成，途经阴囊、腹腔和前列腺，由于通道的管腔内径非常狭小（＜1 mm），发生道路阻塞的概率较大，任何一处出现梗阻都会中断精子行进的路径。随着男性年龄的增长，梗阻的概率也在增加，炎症、管道纤维化、局部神经受损等后天因素可导致输精管道的梗阻。怎样准确定位梗阻的部位，对于手术"疏通管道"治疗非常重要。

"精浆果糖＋精浆中性 α- 葡萄糖苷酶测定"是寻找梗阻位置的探路神器，可用于梗阻性无精子症梗阻部位的无创伤性定位，从而指引手术治疗方案和手术部位。所谓梗阻性无精子症，即睾丸内可能精子发生正常或基本正常，由于精子的运送管道某部位存在阻塞或缺如，精子无法释放出来，在射出的精液中完全找不到精子。梗阻性无精子症在男性不育中的发生率约为1%。在无精子症患者中，梗阻性原因所占的比例约为 42.4% ～ 48%。

结合精液常规、性激素、影像学检查结果，可根据精浆中性 α- 葡萄糖苷酶和精浆果糖的检测数据，对梗阻性无精子症的梗阻部位进

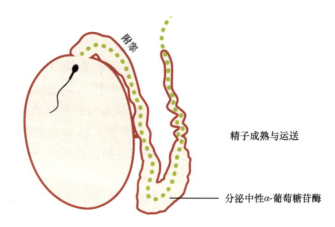

精子成熟与运送

分泌中性α-葡萄糖苷酶

行定位诊断：①一次射精精浆中性 α- 葡萄糖苷酶含量极低 + 精浆果糖值为零，提示"射精管梗阻或精囊缺如"；②一次射精精浆中性 α- 葡萄糖苷酶含量极低 + 精浆果糖正常，提示"输精管梗阻"；③睾丸生精功能正常 + 一次射精精浆中性 α- 葡萄糖苷酶含量正常 + 精浆果糖正常，提示"睾丸输出网 - 附睾尾梗阻"。

　　确保精浆中性 α- 葡萄糖苷酶检测数据的可靠性，是实现准确诊断的关键。如果在精液标本采集时，出现禁欲时间不规范、射精兴奋性不够高导致精液排放不完整、标本收集有遗漏、射精功能障碍等情况，都会导致中性 α- 葡萄糖苷酶检测结果假性降低从而误导诊疗。如有以上问题，患者须及时与医生沟通并重新采集精液标本送检。

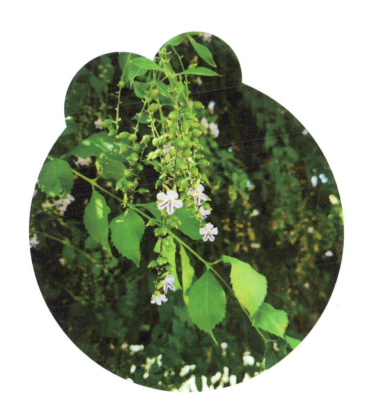

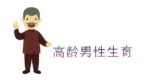

26

检测精浆锌有什么临床意义？

◎刘 瑜

　　精浆中的锌主要由前列腺产生，是前列腺分泌功能的评价指标。可用于前列腺炎患者前列腺损伤状况的评估。精浆锌水平（量/1次射精）降低，预示前列腺受到实质性损伤，其分泌功能显著降低。精浆锌含量越低，前列腺的损伤程度越严重。精浆锌含量降低往往会同时伴有促进精液液化作用酶的减少，造成精液黏稠度增加，液化时间延长，精子的活力和活动率均下降，一定程度上影响男性生育力。

　　精浆锌的含量和前列腺的抗感染能力也有关，锌含量降低时前列腺对炎症的防御机制下降，抗菌能力也下降。正常人前列腺液中所含的抗菌因子（RAF）能杀伤引发泌尿系感染的病原体，锌元素是前列腺液中 PAF 的组成成分。当前列腺炎患者的前列腺液中锌含量降低时，RAF 活性将受到明显抑制或丧失。

　　精浆锌参与男性生殖系统抗氧化代谢，维持精子活力。锌与蛋白质结合，可保护精子膜，延缓精子细胞膜的脂质氧化，从而保持细胞膜结构的稳定性和通透性，维持精子良好的活力。生殖系统多种酶可延缓精子细胞膜的脂质氧化，维持膜结构的稳定性、通透性，提供精子良好的活力，锌参与这些酶的组成。一旦精浆缺锌，精浆超氧化物歧化酶含量降低，氧自由基产生增加，降低了精浆抗氧化损伤的能力。精浆锌含量降低，精子抗氧化能力减弱，可引发精子活力下降、DNA 损伤和活性氧类物质增高。

　　男性体内 DNA 聚合酶、乳酸脱氢酶、RNA 聚合酶等多种酶的合成需要锌的参与，这些酶在细胞代谢、组织呼吸中都有重要作用，故锌缺乏会降低相关酶的活性，影响精子发生、成熟、获能。适量的锌对精子生成、成熟是必要的。

长期吸烟可导致精浆中锌浓度降低，且每日吸烟量越多，精浆锌浓度越低。

高龄男性前列腺分泌功能随年龄增长逐渐减弱，精浆锌的分泌量开始减少，但是由于食物中外源性锌的补充，许多高龄男性精液中锌的含量降低并不明显。

精浆锌检测注意事项：①盛装精液标本的容器要高度洁净，不得含有外源性锌元素，以免检测结果假性增高；②精液标本采集前 48 小时至 7 天不排精、射精兴奋性不够高、精液排放不完整、标本收集有遗漏、射精功能障碍等情况，都会导致精浆锌检测结果假性降低。

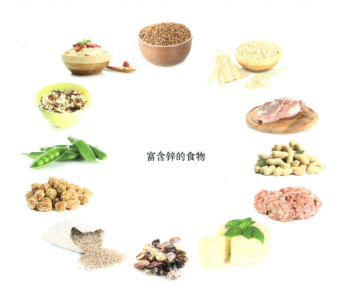

富含锌的食物

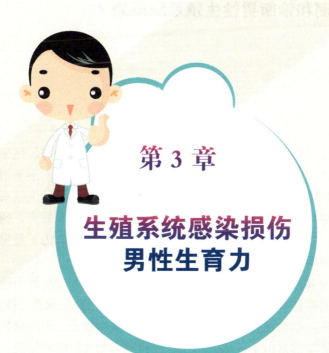

第 3 章

生殖系统感染损伤
男性生育力

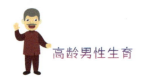
01

高龄男性容易患哪些生殖系统感染性疾病？
如何检测和诊断男性生殖系统感染？

◎郭廷超

近年来，随着国家二孩政策放开和晚婚晚育人群增多，越来越多的高龄男性面临着生育问题。同时随着性传播疾病发病率不断增加，男性泌尿生殖系统感染发病率也有明显增加的趋势。男性生殖系统感染是高龄男性常常面临的问题，可以通过影响男性性腺发育、精液的精浆成分，以及精子的输送管道等途径降低男性生育能力，是男性不育的主要原因之一。

男性生殖系统感染包括性腺感染、副性腺感染和输精管道感染。性腺感染主要是睾丸炎和附睾炎，副性腺感染包括前列腺炎、精囊炎、尿道球腺炎，而输精管道感染包括尿道炎和输精管炎。不同部位的男性生殖道感染常常由于各部位的邻近或相通而相互影响和累及。导致感染的病原体常见的有细菌、病毒、支原体、衣原体、真菌、梅毒、淋球菌等。不同感染病原体和不同感染部位，以及不同程度的感染对生育能力影响不同。一般而言，泌尿生殖道内的沙眼衣原体、解脲支原体、生殖支原体等病原体对生育能力影响更大。近年来，生殖系统结核发病率有增加趋势。

通过病史、临床症状、体格检查、实验室检测，生殖系统超声检查等影像学检测，男性生殖系统感染很容易明确诊断。

实验室检查包括：通过尿常规检测、前列腺液常规检测、精液常规检测白细胞数量判定是否存在感染；通过分泌物涂片革兰氏染色检测淋球菌；通过细菌培养、支原体培养、沙眼衣原体检测等检测明确感染病原体及确定敏感药物；通过检测精浆中副性腺分泌标志物可反映相应的副性腺功能，如前列腺炎患者精浆锌、精浆柠檬酸及精浆酸性磷酸酶含量可能会下降，精囊炎患者精浆果糖含量会下降，附睾炎症或梗阻可导致精浆中性 α- 葡萄糖苷酶降低。另外，精浆弹性硬蛋白酶是很好的炎症判断指标，可作为静止型生殖道感染的诊断和愈合检测指标，大于 1000 ng/ml 可确证感染。临床中可根据感染部位和特点，选择必要的检测项目来确定感染性质和程度。生殖系统超声可以提示感染部位和感染程度，尤其通过经直肠超声能够更准确检测前列腺和精囊疾病。

　　病原体可以导致精液异常从而影响男性生育力。一般急性感染经治愈后不会复发，对男性生育力影响不大，应该准确、及时和合理诊治以免迁延为慢性感染而影响副性腺分泌导致不育的发生。同时男性生殖系统感染也可通过性接触传染给女性，影响女性生育力。

　　因此，高龄男性应该洁身自好，避免不洁性接触。对于有泌尿生殖系统感染症状者，应该及时诊治，并避免传染给女方。对于女方已感染者，也应同时给予治疗。

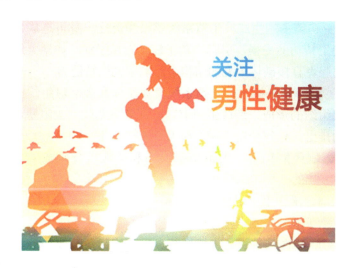

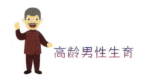
02

男性生殖系统炎症影响生育的机制有哪些？
怎样才能更好地预防生殖系统炎症？

◎郭廷超

不育症的发病率约 10% ～ 15%，并有增加趋势。高龄男性及高龄女性生育力下降尤其明显。男性泌尿生殖系统炎症可引起男性不育，约 10% ～ 15% 的男性不育是由于生殖道炎症引起的。排除尿道炎和（或）膀胱炎后，如果精液中白细胞浓度大于 $1×10^6$/ml 可表明有感染或炎症，精浆弹性硬蛋白酶大于 1000 ng/ml 可确证感染。近来普遍认为，即使精液中未见明显白细胞，男性附属性腺如前列腺、精囊异常及组织中白细胞增多，也可成为影响精子质量的因素。

生殖系统感染可能通过以下途径影响男性生育力。

(1) **影响精子的生成**。生殖系统感染和炎症本身可造成生精组织破坏，使生精功能受损，引起少精子症、无精子症。如睾丸结核、青春期后腮腺炎直接破坏睾丸的结构，影响睾丸生精能力。

(2) **影响精子的排出**。生殖系统炎症反应和炎症对组织的破坏，以及瘢痕组织的形成，造成生殖道管腔部分阻塞或完全阻塞，从而阻碍精子的排出，导致少精子症、梗阻性无精子症。

(3) **影响免疫功能**。生殖系统感染和炎症可导致血 - 睾屏障或血 - 附睾屏障的破坏，诱导机体对自身精子产生主动免疫反应，导致血清或局部分泌物中出现抗精子抗体，破坏睾丸免疫系统功能，使精子生成或精子质量受到严重影响。

(4) **影响副性腺分泌**。生殖系统炎症分泌物及病原体分泌的毒素导致副性腺功能异常，引起精子凝聚现象，精液黏稠或液化不良，影响精子成熟，降低精子的运动能力和受精能力。

（5）**影响精子质量。**生殖系统炎症的存在导致精液理化性质的改变，影响附属性腺分泌功能，精浆内活性氧和氧自由基增多，降低精子质量和精子活力，增加了精子 DNA 碎片损伤程度，使精子顶体反应下降，进而对男性生育力产生不利影响。

（6）**影响性功能。**生殖系统感染可能造成勃起功能障碍和射精功能异常，如不射精、逆行射精、早泄等均可使女方受孕困难。

男性生殖系统炎症直接或间接影响了男性生育力。高龄男性因为年龄等因素，就应更加重视生殖系统炎症对男性生育力的影响。男性生殖系统由于邻近消化系统排泄器官——直肠，又与泌尿系统相通，如果不注意个人卫生和生殖系统卫生预防保健，将可能导致男性泌尿生殖系统感染。

预防男性生殖系统感染应该注意以下几点。

（1）首先要讲求个人卫生和性器官卫生。房事前后，以及大小便后及时用清水清洗外阴，同时保持局部干燥。还应注意手部的卫生，避免污染外阴。同时要注意清洁要适当，清洁过度容易破坏其自身的防御系统，使细菌更容易进入体内。

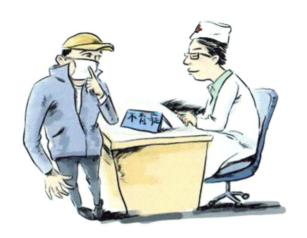

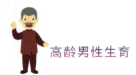

（2）杜绝婚外性交，防止性病传播。性传播疾病，如梅毒、淋病等，与不洁性交有关。不洁性交不但容易使自己染病，而且可能会把病原体传染给妻子。

（3）患有包皮过长时，在洗澡时，用手把包皮退到龟头后，清除积聚的污垢和皮脂，平时保存局部干燥。如果是包茎及反复包皮龟头炎，要及时手术治疗。

（4）女方患有滴虫性阴道炎或霉菌性阴道炎时，应采用避孕套性交，以防止男子被感染。如双方皆患滴虫病、支原体、衣原体等感染因素时，应坚持夫妻同治，以达到根治的目的。

（5）患有泌尿系统感染性疾病时应积极治疗，以免累及生殖系统。

（6）纠正长期手淫、忍精不射、性生活过频过密、性交时间过长、长期性生活过少等不良性生活习惯以减少前列腺、精囊等过度充血，导致无菌性炎症的发生。

（7）患流行性腮腺炎时，应在医师指导下及时治疗，并采取预防性治疗措施降低发生睾丸炎风险。一旦出现尿频、尿急或射精痛、血精等异常症状，应及时就医，并根据医嘱进行积极治疗。

03

睾丸疼痛的原因有哪些？应该如何正确诊治睾丸疼痛？

◎郭廷超

睾丸疼痛可大体上分为两种情况，急性的持续性疼痛和慢性的经常性疼痛。

急性疼痛多见于睾丸炎、附睾炎和外伤损伤。睾丸炎除血行感染外，更常见的是细菌经尿道行至附睾和睾丸，造成附睾炎、睾丸炎，临床可见附睾与睾丸肿胀和疼痛。睾丸损伤时有外伤和局部的肿胀及淤血。剧烈运动、房事或暴力，有时可引起提睾肌的强烈收缩，从而使系带过长的睾丸发生扭转并引起睾丸的剧痛。由于睾丸扭转后阻断了睾丸的血液供应，所以睾丸除剧痛外还伴有阴囊肿大、皮肤水肿。睾丸扭转时上托睾丸疼痛会加重，而睾丸附睾炎上托睾丸疼痛减轻，局部触痛明显。

慢性疼痛时，疼痛较轻、范围较大，多为放射性疼痛，不容易判断炎症的确切部位。睾丸的疼痛不一定与炎症的轻重程度成正比，可因个人的神经敏感程度而异。有的疼痛发生在性生活之后，这可能是由于性兴奋使生殖器和生殖腺高度充血所致。有的疼痛可能是由于精索静脉曲张或前列腺炎等引起的盆底肌肉痉挛疼痛放射而来，或者输尿管结石引起的睾丸放射性疼痛，这时就需要仔细鉴别真正的原因，以便更有效地对症处理。此外，增大的睾丸肿瘤、睾丸鞘膜积液也可能引起局部不适与睾丸疼痛。

由于造成睾丸疼痛的原因很多，自己判断较为困难，因此切莫自以为是乱用药，应及早找专科医生求治，以免贻误病情。通过医生查

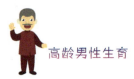

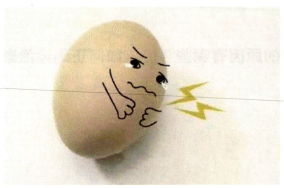

体和泌尿生殖系统超声，大多睾丸疼痛的原因是可以明确的。针对病因及时规范治疗，很多睾丸疼痛是可以治愈的。

　　睾丸炎症和前列腺炎症，应该系统规范抗感染及对症治疗。精索扭转要及时手术以免因长期缺血而睾丸坏死和萎缩。精索静脉曲张引起的疼痛若伴不育应该首先选择手术治疗。睾丸鞘膜积液较大影响活动也可选择手术治疗。睾丸肿瘤应该根据肿瘤性质手术治疗，术后配合放疗、化疗。对于未查明睾丸疼痛原因患者可以尝试对症治疗，如活血化瘀中药、镇痛治疗、精索封闭等。对于尝试各种方法无效并且十分痛苦影响工作生活的患者，可以慎重选择精索去神经术。

04

尿道炎都有哪些症状？
如何正确诊治淋菌性尿道炎和非淋菌性尿道炎？

◎郭廷超

尿道发炎是许多男性都可能遭遇到的不愉快事件。尿道炎可分为特异性尿道炎和非特异性尿道炎。特异性尿道炎主要包括淋球菌性尿道炎和非淋球菌性尿道炎；非特异性尿道炎包括葡萄球菌和大肠杆菌引起的感染，这一类尿道炎与性接触无关，不属于性病范畴。尿道炎可由于包茎、尿道狭窄、结石等尿道口或尿道内的梗阻因素，前列腺炎、精囊炎等尿道邻近器官的炎症，器械探查、长期留置导尿管、创伤、着凉、过敏反应等因素而诱发。

尿道炎多为逆行性感染，是由于病原体直接侵入引起的。急性炎症或慢性炎症的急性发作时尿道黏膜充血水肿，常具有尿路刺激症状，包括尿频、尿急、尿痛、尿道分泌物等症状，也可出现包皮龟头红肿。慢性尿道炎因为尿道黏膜下组织受累，组织粘连或瘢痕修复而产生尿道狭窄。一般来说，非特异性尿道炎不影响男性生育力，而特异性尿道炎可以通过影响睾丸生精、精子质量或精道运输而影响男性生育。

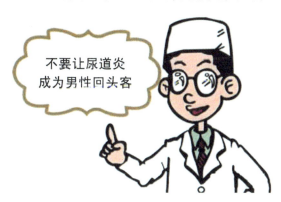

不要让尿道炎成为男性回头客

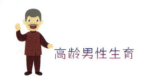

　　淋球菌在不洁性交 3～7 天侵犯尿道引起黏膜炎性改变，导致化脓性感染，主要表现为尿频、尿急、尿痛、尿道刺痒、尿道口红肿、尿道口溢黄绿色脓液。常可导致输精管道纤维化疤痕，导致输精管道狭窄或多处梗阻，也可迁延至附睾、精囊和前列腺，表现为会阴胀痛、阴囊精索痛、腹股沟淋巴结肿大。需到医院进行规范治疗，在治疗期间禁房事，忌烟酒及辛辣刺激食物。

　　非淋菌性尿道炎一般症状较轻，尿频、尿道刺痛，尿道分泌薄白色水样分泌物或蛋黄黏性分泌物。病原体主要是解脲支原体、生殖支原体和沙眼衣原体，少部分可由阴道毛滴虫、白色念珠菌、单纯疱疹感染引起。非淋菌性尿道炎可引起附睾炎、慢性前列腺炎。男性解脲支原体和沙眼衣原体通过影响精子导致生育力下降。治疗可以选择口服阿奇霉素、多西环素等敏感药物规范规律诊治，也可以配合清热利湿中药如宁泌泰精囊、清浊祛毒丸等，效果更好。同时要注意女方的诊治。

　　诊断非淋菌性尿道炎要十分慎重。确诊非淋菌性尿道炎应该注意以下几个方面：①是否近期有不洁性生活史或不良性接触史；②是否有明显的临床症状，如尿频、尿急、排尿疼痛、尿道肿痛、尿道口分泌物等；③是否能够通过敏感可靠的方法在患者的尿道分泌物或前列腺液内检测到淋球菌以外的其他病原体或致病微生物，如解脲支原体、沙眼衣原体、滴虫、真菌等，并且实验结果可以重复，多种检测方法的结果一致及连续检查结果一致；④是否除外所有的其他疾病，尤其慢性前列腺炎；⑤如果化验检查证明患者体内存在支原体或衣原体，有针对性地用药治疗应该可以获得满意的治疗效果。

05

睾丸炎、附睾炎影响生育吗？
如何正确诊治睾丸炎、附睾炎？

◎郭廷超

　　睾丸炎、附睾炎是多种致病因素引起的睾丸、附睾的炎性病变。临床上可由腮腺炎、流感病原体经血液传播，也可由于前列腺、精囊和后尿道感染后通过输精管逆行侵入附睾、睾丸引起炎症。致病菌主要有大肠杆菌、葡萄球菌和链球菌等。睾丸炎、附睾炎可以同时发生，也可以独自发生。

　　腮腺炎性睾丸炎是由于流行性腮腺炎病毒侵犯睾丸引起的睾丸急性炎症。一般多见于腮腺炎发病后一周左右，偶尔同时发病，多侵犯一侧睾丸，也可双侧同时罹患。腮腺炎病毒可直接破坏生精细胞，同时可引起睾丸水肿造成生精管道和输出小管受压梗阻，双侧发病可以影响生育。

　　附睾急性发炎时，表现为阴囊部位突然发生疼痛，疼痛比较剧烈，并沿精索向腰部放射。附睾迅速肿胀，有明显触痛。严重时可有寒战、发热、关节酸痛、头晕、头痛等全身症状。急性附睾炎如治疗不及时或不彻底，会转变为慢性附睾炎，表现为附睾经常隐痛不适或不定期肿胀。附睾反复发炎以后可造成附睾管阻塞，影响精子输送，导致男性不育。

　　腮腺炎病毒性睾丸炎治疗包括杀灭病毒，减少睾丸炎性反应，消除睾丸水肿。可以联合应用干扰素和抗病毒药物，应用糖皮质激素减少炎性反应，对症治疗包括阴囊托起和局部降温。早期及时治疗十分

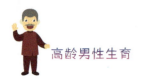
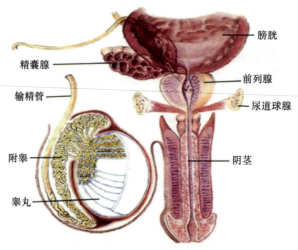

膀胱

精囊腺

前列腺

输精管

尿道球腺

附睾

阴茎

睾丸

重要，可降低睾丸萎缩风险。

　　患有睾丸炎、附睾炎的患者应在医生指导下采用广谱抗生素治疗，在治疗前留取尿液和精液做细菌培养和支原体、衣原体培养。常用的有红霉素、左氧氟沙星、强力霉素等，其中以红霉素效果最佳。急性期可以小量、短期应用糖皮质激素达到迅速抗炎、抗水肿、抗免疫反应作用。局部热敷及佩带阴囊托将阴囊托起，有利于减轻症状。

　　细菌性慢性附睾炎和急性炎症后久治不愈的慢性附睾炎患者、附睾肿大而未形成局限性附睾结节者，可采用足疗程抗生素联合非甾体抗炎药物治疗，也可定期使用利多卡因和抗生素精索封闭，可起到减轻疼痛，局部抗炎的效果。

　　同时患者应注意卧床休息，避免体力劳动，禁止性生活，禁止烟酒，少吃辛辣有刺激性的食物，以防睾丸、附睾充血，加重病情。

06

男性附睾结核会导致不能生育吗？
如何正确诊治附睾结核？

◎郭廷超

在男性生殖系统中，前列腺、精囊、输精管、附睾及睾丸均可发生结核病。但由于前列腺和精囊解剖位置隐蔽，发生结核病早期诊断困难，易被忽视。临床上附睾结核较多见，睾丸结核较少见，因而男性生殖系统结核的最早症状常由附睾结核引起。近年来由于肺结核发病率增加，结核性附睾炎的发病率也有增加的趋势。

结核杆菌的原发病灶常在肺、肠道、淋巴、扁桃体、肾、骨骼等部位，常通过血行传播或下行感染两种途径传播到附睾而引发本病。

附睾结核开始时常无明显症状，也可能出现低热、盗汗、面颊潮红、阴囊不适、有坠胀感、略有隐痛、附睾逐渐增大等症状。检查时可发现在睾丸的上端或下端有一硬结，叫结核结节，质硬，多无明显疼痛，肿大的附睾可与阴囊粘连或形成寒性脓肿，有时可以破溃成为经久不愈的窦道。个别患者起病急骤，高热，阴囊肿胀、疼痛，类似急性炎症，炎症消退后，留下附睾硬结，或破溃流脓。检查时还可发现

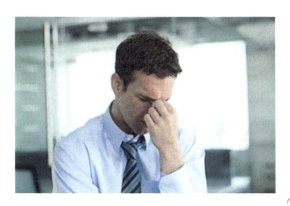

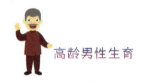
输精管增粗，呈串珠状。

附睾结核的临床表现常为慢性过程，早期硬结局限于附睾尾部，逐渐蔓延至整个附睾，质地坚硬，累及输精管常具有串珠样结节。大部分患者自己发现阴囊内有硬结、坠胀感或疼痛而来就诊，少数患者是因其他疾患就诊，或体检时才被医生发现。患附睾结核时，附睾肿大，附睾管被破坏、阻塞，病变组织堵塞输精管，精子不能排出，可引起男性不育。

附睾结核发病早期约70%只侵袭一侧睾丸，因另一侧睾丸尚健全，所以不致影响生育。若病程达1年以上，则75%可累及双侧，病变多由附睾尾部开始，逐渐向附睾头方向蔓延，可发生纤维化、干酪样坏死或溃破，此时，治疗必须切除双侧附睾，则将丧失生育能力。另外，附睾结核常与精囊和前列腺结核同时发生，最后导致输精管道阻塞，造成无精子症。

附睾结核的治疗包括全身抗结核治疗与局部病变的治疗。抗结核药物治疗强调足量、足疗程、联合用药原则。常用的抗结核药物有异烟肼、环磷酰胺、乙胺丁醇、利福平。在医生指导下进行药物治疗的同时，应该注意休息，同时加强营养，补充维生素，防止药物损伤肝肾功能。

当附睾结核结节较大，而且病变范围广泛，甚至产生结核性脓疡或累及阴囊壁成为窦道时，或经抗结核治疗效果不佳时，附睾功能已丧失，对身体健康不利，可以手术切除附睾。若睾丸未受影响，应保留睾丸。

07

输精管炎感染途径有哪些？如何正确诊治输精管炎？

◎郭廷超

当有细菌侵入和污染输精管时可引起输精管炎，但单纯性输精管炎极为少见。因输精管与前列腺部尿道相通，因此泌尿及生殖系统的炎症均可引起输精管炎，并常与附睾炎同时存在。

急性输精管炎可引起患侧阴囊坠胀疼痛、皮肤红肿，疼痛放射至腹部及同侧大腿根部。在临床上输精管炎大多为细菌感染所致，感染后细菌在输精管内迅速增殖，并沿输精管向远睾端扩散而引起精囊炎、前列腺炎等。向近睾端扩散则引起急性附睾炎。其感染途径主要由血行、淋巴侵入及手术切口蔓延。

(1) **血行感染**。输精管动脉起自髂内动脉，至膀胱底分升、降两支，升支随输精管经腹股沟管到睾丸，与睾丸动脉吻合，降支至输精管壶腹及精囊，细菌沿动脉可到达输精管各段部位。

(2) **淋巴感染**。输精管淋巴管上部与精索淋巴管相通，其下部与精囊淋巴管吻合，邻近器官的炎症可通过淋巴管侵入输精管而引发输精管炎。

(3) **手术切口感染**。男子输精管结扎术前后消毒不严格，或者手术诱发的细菌感染，可直接引发输精管炎症，

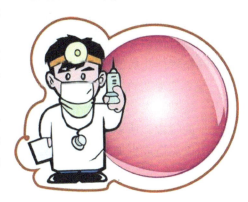

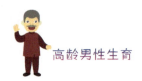

并由此累及与之相关的生殖器官。

急性输精管炎患者触诊可及阴囊局部疼痛，输精管触痛明显。严重者可伴发热，输精管形成化脓性病灶。

慢性输精管炎可引起患侧阴囊坠胀疼痛或红肿，疼痛放射至腹部、大腿根部。临床症状较急性输精管炎轻，起病缓慢，且有反复发作史。常伴发睾丸炎、附睾炎。体检可见阴囊段输精管增粗变硬，病情严重者输精管与四周粘连，提睾肌紧张，阴囊及睾丸上缩。输精管损伤或施行输精管术后发生的输精管炎结节，可以以结节为中心向两端发展，导致输精管增粗或粘连，出现为痛性结节或无症状性结节。

输精管炎诊断并不困难，依据有泌尿生殖系统炎症史或有输精管结扎史，发病时阴囊坠胀、疼痛、红肿，腹部及大腿根部放射痛。体检阴囊段输精管增粗、变硬、触痛，提睾肌紧张，阴囊及睾丸上缩，或有痛性结节。血常规见白细胞增高，精液常规出现红细胞、白细胞，合并附睾、精囊、前列腺炎时可有血精。

鉴别诊断主要包括输精管结核。输精管结核常与附睾结核和前列腺结核并存，往往继发于泌尿生殖系统其他部位的结核，患者可有其他器官受累的相应症状，如尿频、脓血尿等，触诊可及输精管增粗，并具有典型的串珠样结节，尿液检查可发现抗酸杆菌。

输精管炎的急性炎症期应该卧床休息，将阴囊抬高，以及温水坐浴或局部热敷促进局部的血液回流。根据可能感染的病原体种类，选择敏感的抗生素。局部坠胀疼痛明显者，可以应用止痛药，严重者可采用精索封闭治疗。输精管的慢性炎症可以进行系统抗炎对症治疗。对于输精管结扎后的顽固性痛性结节，可以进行手术切除。

输精管是男性生殖系统重要的器官之一，极易诱发感染导致输精管炎。输精管炎初期常常不被人们所察觉，当发现的时候往往是病情较严重的阶段。所以如果发现输精管有问题，就应该及时到医院检查诊治，以免造成更加严重的后果。

08

精索炎是如何发生的？如何正确诊治精索炎？

◎郭廷超

　　精索炎主要是输精管或其他组织（包括血管、淋巴管或结缔组织）发生的感染，通常继发于前列腺炎、精囊炎，特别是附睾炎。单纯的精索炎较少见，多为生殖系统其他部位感染蔓延所致。

　　精索起自腹股沟，向内下斜行，进行阴囊，终结于睾丸的后缘，是悬挂睾丸和附睾的柔软圆索。精索炎绝大多数是急性发作，病原体常为普通细菌或结核杆菌，多伴有附睾炎等疾病；另外还有丝虫、梅毒螺旋体等致病病原体，这些病原体大多从淋巴管侵犯精索，引起精索组织的炎症。炎症可引起精索增粗、肿胀，与周围组织粘连时，可出现阴囊坠痛、小腹和会阴部牵引痛等。精索炎起病较急，局部疼痛较为明显，并可沿精索放射至腹股沟部，甚至可达耻骨上或下腹部。

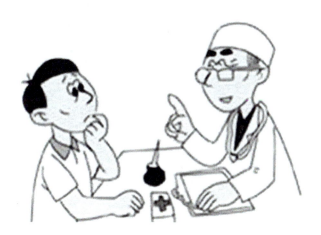

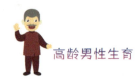

高龄男性生育

若感染严重，还可有发热、头痛等全身反应。有时还可形成脓肿、坏死、肉芽肿等病理改变。

精索炎有阴囊、会阴和小腹胀痛等症状，还要与精索静脉曲张、睾丸鞘膜积液、精索或附睾结核、睾丸扭转及外伤性血肿、阴囊血吸虫病等疾病相鉴别。明确诊断后，再进行治疗。

急性精索炎症期应卧床休息，托高阴囊，在医生指导下根据细菌种类给予抗感染药物。对胀痛明显者，还可做精索封闭，并口服止痛剂。如已形成脓肿应尽早切开引流；慢性炎症期可做理疗、热敷，加快炎症的消散。中医对此病的治疗原则是行气止痛，活血化瘀、清热解毒。偏于湿热者侧重清热利湿，偏于寒湿者侧重温化寒湿，偏于血瘀者侧重活血化瘀。

此外，治疗期间忌食辛辣、煎炸等燥热食物，戒烟酒，禁房事。

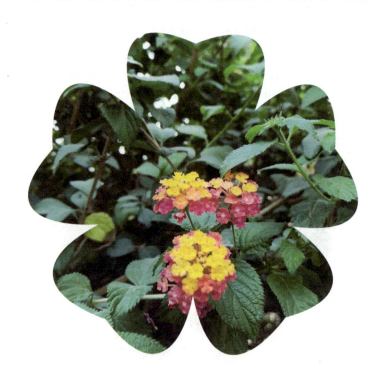

09

什么是急性前列腺炎？
患者应注意什么？

◎郭廷超

急性细菌性前列腺炎大多是由于尿路上行感染所致，如经尿道器械操作等，血行感染来源于疖、痈、扁桃体、龋齿及呼吸道感染灶，也可由于急性膀胱炎、急性尿潴留及急性淋菌性后尿道炎的感染经前列腺腺管逆流引起，也可在慢性前列腺炎的基础上急性发作。急性前列腺炎可突然发病，致病菌多为大肠杆菌或假单胞菌，也可为葡萄球菌、肠球菌、链球菌、淋球菌、支原体、衣原体等。

急性前列腺炎的常见症状有以下几种。

(1) **尿路症状**。表现为尿频、尿急、尿痛和排尿时尿道烧灼感，可出现血尿，严重者可出现排尿困难或发生急性尿潴留。

(2) **疼痛症状**。常有会阴部及下腹部疼痛、坠胀，有时出现腹股沟区或耻骨上区疼痛。

(3) **急性毒血症症状**。伴有发热、寒战、乏力、厌食、虚弱、恶心、呕吐等全身症状。

患了急性前列腺炎除了积极广谱和敏感药物抗感染并使用止痛、解痉挛、退热等药物缓解症状以外，还应注意以下几点。

(1) 卧床休息，加强营养，保持大便通畅，禁烟酒，禁食辛辣刺激性食物，多饮水，促进排尿。

(2) 急性炎症时原则上禁忌前列腺按摩，肛门指诊轻柔，以防止细菌由于按摩后进入血液导致菌血症。禁用尿道器械检查，以防止感染扩散。

（3）禁忌性生活，避免性兴奋。

（4）可以每日下腹会阴部热敷或热水坐浴，每次不超过半小时。

（5）避免会阴部受潮湿阴冷刺激，如疼痛剧烈时可服用镇痛药物。

（6）治愈后应加强身体锻炼，提高身体的抗病能力，生活作息规律，避免熬夜，性生活规律适度，避免久坐、长时间骑自行车，以防止盆腔充血。

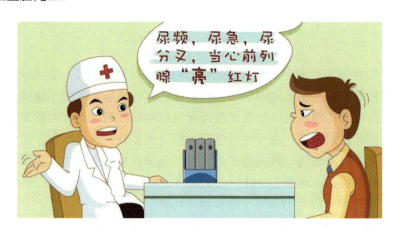

10

慢性前列腺炎是怎样引起的？

◎郭廷超

慢性前列腺炎由于新闻媒体的广泛宣传和一些医院的商业操作，已广为人知。但是问及前列腺炎究竟是怎样一种疾病时，许多人还是难以给出一个圆满合理的解释。实际上，前列腺炎是由于前列腺受到微生物等病原体感染，或某些非感染因素刺激而发生的炎症反应，以及由此造成的患者产生前列腺区域不适或疼痛、排尿异常、尿道异常分泌物等的临床表现，是一种常见且让人十分苦恼困惑的疾病，严重影响男性身心健康及正常的生活和工作。慢性前列腺炎可能由以下情况引起。

（1）前列腺充血。前列腺由于各种不同原因引起的充血，特别是被动充血，是重要的致病因素。性生活过频、性交被迫中断或过多的手淫等，都可使前列腺不正常充血。性生活过度节制也会使前列腺产生长时间的自动兴奋，而造成被动充血。长时间骑车、骑马、久坐等直接压迫会阴部均可引起前列腺充血。大量饮酒能使生殖器官充血及引起性兴奋。前列腺在受凉之后，能引起交感神经活动，导致尿道内压增加，妨碍排泄，前列腺管也因收缩而妨碍

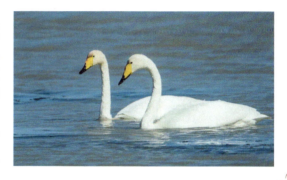

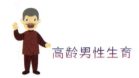

排泄，产生淤积性充血。

（2）病原微生物感染，如细菌、滴虫、真菌、病毒等都可成为感染源，但以细菌最为常见。

（3）尿液反流。多种因素引起的后尿道压力过高，引起前列腺腺管开口处的损伤，尿液反流进入前列腺内，诱发慢性前列腺炎。

（4）自体免疫性因素。慢性前列腺炎与自身免疫因素有一定关系，或者由于某种病毒引起的过敏反应。

（5）直肠、结肠和下尿路等前列腺邻近器官的炎性病变可通过淋巴管蔓延到前列腺，引起前列腺炎。

（6）前列腺结石钙化或前列腺增生可引起前列腺充血，或局部压迫引起前列腺周围肌肉痉挛。

另外，焦虑、抑郁、恐惧、悲观等精神心理因素可能与前列腺炎互为因果。

目前前列腺炎的发病机制还不清楚，大都认为它不是一个独立的疾病，而是具有各自独特形式的综合性疾病或综合征，这种综合征各自有独特的病因、临床特点和结局。尽管前列腺炎一般不会对生命造成威胁，但它可以严重地影响患者全面的生活质量，使患者生活变得十分痛苦。

11

慢性前列腺炎患者有哪些症状？

◎郭廷超

慢性前列腺炎的症状表现多样化，且临床症状与感染轻重不成正比。有些患者前列腺液中含有大量的脓细胞却无症状，而有些患者前列腺液检查正常或接近正常，但表现的临床症状却很重。常见症状归纳如下。

(1) **膀胱功能紊乱**。可出现尿频、尿急、排尿不禁感、尿后滴沥、尿道灼痛，疼痛可放射到阴茎头部；清晨尿道口有黏液、黏丝及脓液分泌，尿液混浊或小便后仍有白色尿液流出；严重时可出现小便终末血尿及排尿困难或尿潴留。

(2) **前列腺疼痛**。后尿道、会阴和肛门部不适、重压或饱胀感，下蹲或大便时感觉更明显。

(3) **放射痛**。前列腺和精囊有丰富的交感神经支配，炎症发生时腺体内部张力增大，可刺激交感神经引起转移性腰痛，疼痛可以放射到阴茎、睾丸、阴囊、腹股沟、会阴、小腹、大腿、臀部、直肠等处。

(4) **性功能障碍**。多数患者常表现为性心理异常同时伴有性欲降低、性功能减退，以致性兴奋或性活动明显减少，有些患者可发生不同程度的痛性勃起和射精痛、勃起功能障碍、射精快或早泄。合并精囊炎可出现血精现象、精子异常导致不育。

(5) **精神症状**。患者情绪紧张及精神压力大，长此以往可导致乏力、头晕、失眠、多梦、健忘、焦虑、抑郁等自主神经功能紊乱症状。往往有疑病心理。

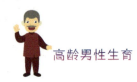

　　慢性前列腺炎患者的临床表现多样化，经常让患者难以琢磨，很多患者可以同时合并一些似乎与前列腺炎毫不相关的其他症状，也有的患者可以完全没有前列腺局部症状而主要由于其他的不舒服就医。尤其是对于那些具有用其他疾病难以解释的综合症状的成年或老年男性患者，更应该高度重视其症状是否由于前列腺炎所致。另一方面，尽管可以出现许多上述的症状，但却并不一定是前列腺炎，还应该接受专业人士的检查和诊断来综合判断，而不能单纯凭借临床症状轻易得出任何结论。

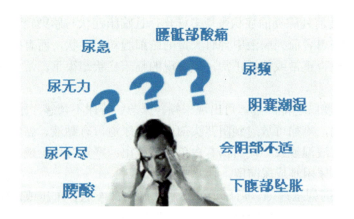

12

慢性前列腺炎诊治过程中患者需要注意的问题有哪些？如何进行自我保健？

◎郭廷超

慢性前列腺炎临床症状复杂多样，容易反复发作，迁延不愈，给患者的身心健康都带来了难以想象的痛苦和无奈，而且许多慢性前列腺炎的发生发展是与我们日常生活中的不良生活习惯和不良生活方式密切相关的。因此，面对慢性前列腺炎，了解在日常生活中应该注意哪些问题，对疾病的尽早康复应该是有所帮助的。

(1) 首先要明确疾病的诊断是否科学。确诊依据是化验尿液、前列腺液及前列腺的超声检查。有些患者的诊断仅仅是通过问诊确定的，而实际上确诊前列腺炎的重要依据恰恰是对前列腺的直接肛诊检查和前列腺液的化验分析。因为许多疾病也可出现与慢性前列腺炎类似的临床症状，而且即使患者患有慢性前列腺炎，也还要区分不同的临床类型及是否存在病原体感染。

(2) 其次要明确慢性前列腺炎是一种比较复杂难治的慢性疾病。要坚持医生的综合治疗方案，并且要有一定的疗程，一般需要治疗 2～4 周，并且在治疗有效后还要继续巩固治

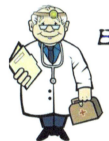

日常生活中男性如何保养前列腺？

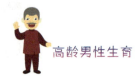

疗一段时间。慢性前列腺炎的治愈标准包括前列腺液常规检查正常，以及前列腺液内不存在病原体，患者无排尿异常和疼痛症状。此外，一些前列腺炎患者是由于盆底肌肉的功能异常导致的疾病发生，然而学会彻底放松盆底肌肉并不是一件容易的事情，需要时间及与医生密切配合。

（3）**要养成良好的生活习惯**。注意生活起居，保持充足的休息与睡眠；性生活规律适度，不要频繁手淫，不要忍精不射或中断射精；适度体育锻炼，不熬夜，不过度疲劳，不酗酒，饮食宜清淡，不食用大量的刺激性食物；避免久坐与长时间骑车，不久在寒冷潮湿的环境，预防感冒和各种感染性疾病；多饮水、多排尿、不憋尿，以保持尿路通畅；洁身自好，不乱交，杜绝性病的传染，预防尿路感染等。这些都有助于慢性前列腺炎的康复，同时注意伴发精神症状的疏导和治疗。

（4）**要建立积极的应对方式**。由于久治不愈，很多患者往往产生严重的心理负担，可以出现不同程度的精神症状，甚至有自杀倾向。充分了解前列腺炎的相关知识，认清自己的病情和医生治疗方法，有利于树立信心并积极配合医生治疗疾病。

通过科学合理的寻找治疗前列腺炎的有效途径，全面地了解并掌握疾病的特点，做到知己知彼，建立战胜疾病的自信心，改变不健康的生活方式，调整自己紧张焦虑情绪，积极地配合医生的检查和治疗，定期将治疗效果反馈给医生，不断地调整治疗方法和治疗药物，并能够坚持一段时间，绝大多数的顽固性慢性前列腺炎患者是能够获得痊愈的，或至少获得临床症状的显著改善。

13

前列腺增生有哪些症状？
患者如何进行自我保健？

◎郭廷超

前列腺增生又称前列腺肥大，是前列腺的一种良性病变，多发生于 50～70 岁，40～50 岁之间也可发生。主要由于前列腺体积增大导致膀胱出口阻塞而出现排尿困难、尿频、尿急等下尿路症状，影响生活质量，甚至影响有些高龄男性的精子质量导致男性不育。

以下情况可导致前列腺增生发生。

(1) 前列腺炎未彻底治愈，使前列腺组织充血而增生肥大。

(2) 过度的性生活和手淫，使性器官充血，前列腺组织因持久淤血也会使前列腺增生肥大。

(3) 经常酗酒或嗜食辛辣等刺激性食物，刺激前列腺充血而增生肥大。

(4) 憋尿时间过长，饮水量减少会使尿液浓缩、排尿次数减少，或尿液反流会损害前列腺导致增生肥大。

(5) 缺乏体育锻炼，久坐或长时间骑车，影响前列腺局部的血液循环，也会导致本病。

(6) 情绪不畅，导致肝气郁结，气滞血瘀，引起前列腺的循环受阻，导致前列腺增生肥大。

其症状主要有以下几种。

(1) 尿频。常是前列腺增生早期信号，首先是夜尿次数增多，继而白天也出现尿频。远远超过了日间 3～4 次、晚上 1～2 次的正常

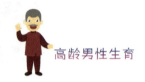
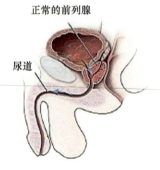

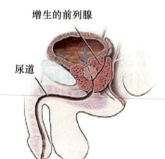

状况，排尿时刻距离短，不时有尿意。

(2) **排尿无力、尿线变细和尿滴沥**。当感到有尿意时，要站在厕所里等好一会儿，小便才排出，尿流变细，排出无力，射程也不远，有时从尿道口滴沥而下。

(3) **尿失禁**。夜间睡觉时尿液不受本人操控的流出来，严重者白天也会出现此症状。

(4) **尿潴留**。前列腺增生较重的晚期患者，梗阻严重时可因受凉、饮酒、憋尿时间过长或感染等原因导致尿液无法排出而发生急性尿潴留。

(5) **其他**。可发生血尿、急性尿路感染、肾积水、肾功能不全、食欲减退、恶心、呕吐、贫血等症状。

前列腺增生病因尚不十分清楚，近年来多倾向与体内性激素失调和其他内分泌激素失衡相关。

治疗前列腺增生药物包括：①α-受体阻滞剂，如哈乐、特拉唑嗪等降低尿道阻力，改善排尿症状；②5α还原酶抑制剂，如保列治等抑制前列腺增生、缩小前列腺或延缓前列腺增生；③中药癃闭舒，植物药前列康等均有一定疗效。

同时还要注意前列腺增生患者的自我保健。

（1）防止受寒，寒冷往往会使病情加重。因此一定要注意防寒，预防感冒和上呼吸道感染等。

（2）忌酒和少食辛辣刺激性食品。

（3）不可憋尿，憋尿会造成膀胱过度充盈，使膀胱逼尿肌张力减弱，排尿发生困难，容易诱发急性尿潴留。

（4）避免久坐和过劳，久坐会导致会阴部充血，过度劳累导致耗伤中气，引起排尿困难。经常参加文体活动，有助于减轻症状。

（5）防止性生活过度，尤其性交中断和忍精不射的行为均可导致前列腺充血。同时性生活过少也可导致前列腺液排泄不畅，引起前列腺增生。

（6）适量饮水，饮水过少不但会引起脱水，也不利排尿对尿路的冲洗作用，还容易导致尿液浓缩而形成不溶石。故除夜间适当减少饮水，以免睡后膀胱过度充盈，白天应多饮水。

（7）慎用药物，有些药物如阿托品、颠茄片、异丙基肾上腺素等可加重排尿困难，剂量大时可引起急性尿潴留。

（8）及时及彻底治疗前列腺炎、膀胱炎、尿道结石症等。

（9）调节情志，养成良好生活作息习惯。经常按摩小腹，点压脐下气海、关元等穴，有利于膀胱功能恢复；小便后稍加压力按摩，可促进膀胱排空，减少残余尿液。

以上自我保健及改善生活习惯方法均有利于预防和延缓前列腺增生发生，改善前列腺增生症状。

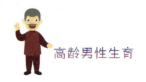

14

精囊炎发病原因有哪些？有哪些症状？如何治疗？

◎郭廷超

精囊炎是男性常见感染性疾病。近年来精囊炎的发病率越来越高，而且可以引起血精，给许多男性带来了恐慌和困扰，并且可能因为影响精液引起男性不育。我们知道任何导致前列腺、精囊充血的因素，例如酗酒、受寒、纵欲过度、会阴损伤或长时间受压、免疫力低下等都可能诱发急性精囊炎的发生。病原体侵入精囊的途径包括后尿道的感染直接蔓延、血行感染、淋巴感染。

患了急性精囊炎常有发冷、发热、头痛、头晕、乏力等全身症状，并有下腹部、会阴部不适及疼痛，性交时症状更加明显。因为精囊黏膜出血，使精液染成红色，这种情况称为血精，是精囊炎的主要特征。精囊炎蔓延到后尿道时可出现尿频、尿急和尿痛。严重感染时可引起性交剧痛，影响性功能。同时引起患者恐慌和焦虑。

急性精囊炎如治疗不当或不及时，可转为慢性精囊炎，表现为会阴部及肛门周围有坠胀感，症状时轻时重，性交和久站后加重，并间断有血精出现。

精囊炎的准确诊断依据必要的体格检查和实验室检查。直肠指诊可能触及肿大、变硬的精囊腺，有不同程度的触痛。精液常规检查可以发现大量炎症细胞，细菌培养可以发现病原体。对精囊炎的辅助诊断中应首选经直肠超声检查，也可以进行 CT、MRI 检查。注意鉴别诊断，主要包括对引起血精的相关疾病的鉴别，以及与慢性前列腺炎的鉴别。引起血精的常见疾病有急性精囊炎、前列腺精囊结核、精囊囊肿、精囊癌、前列腺结石、精囊结石等。

急性精囊炎应卧床休息，多饮水，禁忌性生活，同时给予退热、止痛药物，注意保持大便通畅等。为了及时控制感染以防止转为慢性，应该给予静脉滴注抗生素治疗，如青霉素、头孢类、喹诺酮类抗生素等敏感抗生素。同时联合口服抗生素治疗，如多西环素、红霉素等，并遵循首剂加倍的原则。也可肛门内给药，如红霉素栓、野菊花栓、前列安栓等，或中药保留灌肠。慢性精囊炎可选用适当的抗生素，如头孢类、左氧氟沙星、强力霉素、罗红霉素等。有血精时，需要使用维生素 K、安络血、云南白药等止血药物，也可以使用强地松 5mg 口服。另外，配合热水坐浴、超短波及中药等治疗效果更佳。同时注意调整并改善生活习惯和生活制度。注意生活的规律性，劳逸结合，忌烟酒及辛辣刺激性食物，保持大便通畅。适当参加体育活动，避免长时间久坐或骑跨动作。减少性生活频度，并在炎症加重阶段适当停止性生活。对具有射精痛、尿道刺激症状、性功能障碍者，可以应用止痛、镇静及中药等对症治疗。

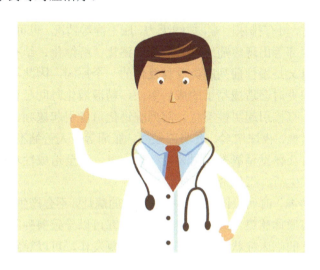

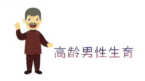

15

前列腺钙化和结石危害是什么？会影响生育吗？

◎郭廷超

男性健康体检时常常会通过超声发现前列腺钙化和结石。他们往往有这样的担心：前列腺钙化和结石是怎样产生的？会影响身体或生育吗？

一般来说，前列腺钙化、纤维化，是前列腺发生炎症愈合后留下的瘢痕，是前列腺结石的前兆。前列腺钙化灶对患者的危害很大，前列腺钙化一般是由慢性炎症感染后形成的，同时容易引起反复发作的前列腺炎症感染，前列腺钙化治疗不当可导致前列腺结石，有尿道狭窄或增生时，可有排尿困难，尿线无力，尿不净等情况，也可伴有小腹、会阴部、髋部等出现疼痛感觉。前列腺钙化、纤维化、结石上会滋生细菌，所以又是慢性前列腺炎反复发作的一个原因，因此不能忽视。慢性前列腺炎时会造成精子的成活率低，精液液化时间延长，致使受孕率降低，直接引起男性不育。前列腺钙化可能引起尿频、尿急、尿痛，排尿困难、夜尿增多、会阴部触痛、胀痛等令人苦恼不安的症状，病情严重者会伴发精囊炎、附睾炎、睾丸炎，甚至造成性功能障碍，给患者日常生活、工作带来不便和痛苦。

大多情况，前列腺钙化和结石是孤立的病灶，不会产生临床症状。如果合并病原体感染，或者发生梗阻或阻塞可以导致前列腺炎，并产生不同程度的临床症状。并且可使阻塞反复发作，可以导致临床症状的反复出现；如果阻塞持续存在，则产生慢性的持续性症状。结石与感染的关系密切，互为因果，所以在治疗前列腺炎时，不要忽视对前列腺炎患者伴发的前列腺结石的诊断和治疗。

由于前列腺结石常可作为感染的核心并储存细菌，而抑制或杀灭细菌的抗生素却很难进入结石内发挥作用，因此前列腺结石特别容易引起尿路的反复感染，在治疗上十分麻烦。

（1）对于小而多且无明显临床症状的前列腺结石，常不需要治疗。

（2）对有症状而感染不严重的前列腺结石，可采用保守治疗，如进行前列腺按摩及其他对症治疗，并定期观察结石大小的变化。可每日服用镁制剂预防和分解前列腺结石，使部分患者可以不再发生前列腺结石。同时服用一定量的锌、硒、左卡尼丁、维生素 E 等抗氧化剂。别嘌呤醇可以降低尿酸，也可以在预防和治疗前列腺结石中起一定的作用。α- 受体阻滞剂可促进前列腺腺管扩张，促进炎症引流，也可防止尿液反流。局部热敷及理疗应该有一定作用。冲击波治疗的效果还有待临床验证。

（3）对于合并不育患者，通过系统抗炎及对症治疗无好转者，可考虑进行体外精子优化处理，夫精人工授精解决生育问题。

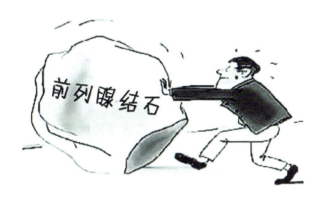

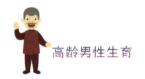
16

常见性传播疾病有哪些危害？
如何更好防治？

◎郭廷超

性传播疾病是以性接触为主要传播途径的一种传染病，它主要涉及的器官包括了男女的生殖器官、泌尿生殖道，以及皮肤、黏膜、神经、血液、内脏等组织。它的病原体涉及螺旋体、真菌、细菌、病毒、衣原体、支原体，以及一些寄生虫等。特别是病毒、支原体、螺旋体，以及淋菌这样的感染，严重地影响到了泌尿生殖道正常的生殖功能。首先，性传播疾病影响身体健康，患性病后出现泌尿、生殖器的不适，如淋病的尿频、尿急、尿痛及尿道口溢脓；梅毒的硬下疳；生殖器疱疹的阴部溃疡、糜烂及疼痛。其次，可引起内生殖器的病变，如合并附睾炎、睾丸炎、前列腺炎等，会引起男性不育。第三，性病的感染还可引起全身的不适，如梅毒可造成心血管、神经损害；生殖器疱疹可引起脑膜炎、心肌炎；淋病可引起关节炎、腹膜炎等。严重的性病，如艾滋病是一种高度致死性的疾病，对人类的危害就更大了。性病的另一种危害是对人的心理健康和对家庭、社会的危害。性病往往造成夫妻间感情破裂，家庭失和，人格变态，必然影响社会的安定与和谐。

尽管抗生素和抗病毒可以治愈大多数性传播疾病病原体，但还有一些非常"时髦"的性病让现代医学束手无策，例如艾滋病。因此，单纯依靠药物和现代医学并不能彻底遏制性病的发生和蔓延，预防性病就显得尤为重要了，再好的有效治疗性病绝招也不如不得性病。需要提醒男性的是，性病的传播途径主要是性的直接接触和间接接触，性病特别"钟情"于性淫乱者。性病来自性乱，治愈后切忌旧病重犯，否则依然会再次感染。预防性病的最佳方法是做好中间环节的管理，即切断传播途径的工作，这主要包括：杜绝不洁性交，不要和陌生人有肌肤之亲（接吻、性交、口交、肛交等），在公共场所注意卫生，不随便用一些公共的毛巾、浴缸、马桶等，在家招待客人也要注意不要物品混用，男性出门在外时注意宾馆、旅店的卫生条件。

总之，男性只要在"性"问题上坚持原则，坚决管住自己的生殖器和原始的性欲念，就可以防范性传播疾病，保障生殖健康。若是患上性病，要以正确的态度对待，须到正规医院性病专科进行诊治。

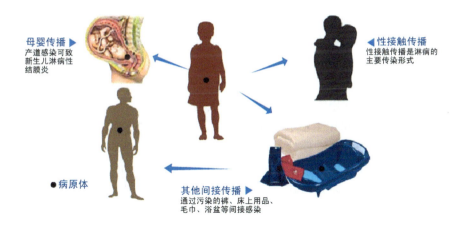

母婴传播▶
产道感染可致新生儿淋病性结膜炎

◀性接触传播
性接触传播是淋病的主要传染形式

●病原体

其他间接传播▶
通过污染的裤、床上用品、毛巾、浴盆等间接感染

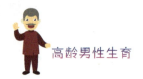
17

男性不育检测出支原体，但没有尿道症状还需要治疗吗？

◎郭廷超

　　生殖道支原体感染是临床关注的热点问题，很多男性不育症患者精液检测时会检出支原体阳性，而这时患者却没有尿道和生殖道感染的症状。

　　不禁有人要问：为什么我没有不洁性接触还患有支原体感染？支原体感染属于性病吗？没有症状需要治疗吗？

　　常见的与泌尿生殖道感染有关的支原体有解脲支原体、人型支原体、生殖支原体。支原体在泌尿生殖道存在定植现象，人群中存在着相当数量的支原体携带者而没有症状和体征。支原体属于条件致病菌，当免疫力低下或不洁性接触时可能引发疾病，导致男性尿道炎。支原体是泌尿系感染的常见致病微生物，非淋菌造成的尿道炎中，20%～40%与支原体相关。

　　高龄男性不育患者支原体阳性率约40%。临床研究显示，解脲支原体影响精子活动度和精液质量，其原因可能是支原体黏附精子，影响精子活动，也有可能是支原体诱导白细胞增多，精浆活性氧增多，或损伤生殖道导致抗精子抗体的产生。

　　支原体培养是目前进行解脲支原体和人型支原体检测的主要手段，通过用液体培养基直接检测同时进行支原体药敏试验。但这种方法有时候会受到细菌或真菌的污染导致假阳性，因此需要固体培养基确认菌落形态后才能确诊。采用核酸分析的方法进行支原体检测更有利于支原体的诊治。目前新的核酸检测 RNA 方法可以采用尿液检测，优点为无创、方便、敏感性和特异性高，减轻了男性患者采样的痛苦，便于男性筛查。

如果男女双方均无泌尿生殖道感染的相关症状，仅是解脲支原体阳性，考虑为携带者，不必治疗；男性解脲支原体阳性引起的尿道炎，建议同时治疗性伴侣；男性解脲支原体阳性伴男性精液质量异常且有生育需求时，男女双方建议同时治疗一个疗程。男女双方生殖道解脲支原体培养阳性对体外受精技术无明显影响。如果检测出生殖支原体，建议男女双方同时治疗。

由于支原体没有细胞壁，头孢类及青霉素类抗生素因主要作用于细胞壁所以对支原体无效。红霉素类和四环素类因可抑制蛋白质合成，对大多数支原体有效。

明确为支原体感染的患者需要在治疗后随访，采用培养法宜在停药后两周复查，采用核酸检测法宜在停药后 4 周复查。对于支原体感染，一定要充分评估患者及配偶感染的危险因素，根据不同支原体的致病特点区别对待，这样才能提高对支原体感染的整体诊治水平。

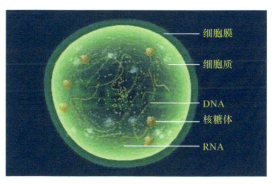

细胞膜

细胞质

DNA
核糖体

RNA

支原体模型

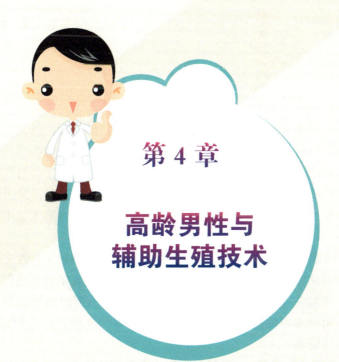

第 4 章

高龄男性与
辅助生殖技术

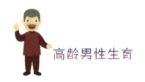
01

哪些高龄男性需要辅助生殖技术的帮助？

◎许 蓬 李 强

随着二孩政策放开、部分"丁克"家庭观念的转变，以及失独家庭的出现，高龄男性要求生育的呼声越来越高，各生殖中心男科门诊的就诊人群中，高龄男性的比例越来越大。在这个人群中，有些精液质量正常且妻子年龄较小的男性可能自然生育，但大部分高龄男性患者精液质量或多或少都有些异常，且妻子年龄较大，则陷入了不育的烦恼之中，四处求医问药，苦求生育良方。

随着年龄的增长，人们的生育力会逐渐下降，相较于女性更年期出现的相对比较突然的激素改变，男性的生殖功能随年龄的进程而逐渐降低。年龄大于 40 岁的男性使配偶怀孕成功所需时间明显增多，而辅助生殖技术则缩短了所需时间。那么，哪些高龄男性需要辅助生殖技术的协助呢？

（1）**精液参数异常**。《世界卫生组织人类精液检查与处理实验室手册》（2010 年）建议的精子参数正常值为：精子浓度不低于 $15×10^6/ml$ 且精液体积要不低于 1.5ml；精子的前向运动不低于 32%；正常精子形态不低于 4%。任何一项出现异常经过治疗仍未育的高龄男性，可以考虑行辅助生殖技术助孕。如各项指标均正常但多年未育，可考虑以不明原因不育为诊断行辅助生殖技术助孕。

（2）**精索静脉曲张**。现代生活科技发达，有些工作可以通过互联网来进行，人们平时工作在电脑前，下班后开车或骑电动车回家，养成了久坐的习惯。长期久坐，使精索静脉回流受阻、淤积，血管增粗，导致精索静脉曲张，使睾丸温度升高，引起生精细胞凋亡，生精障碍，微循环障碍，活性氧增加，损伤精子 DNA。如未引起精液质量或性功能异常，可口服药物治疗，精索静脉曲张程度严重则宜行精索静脉曲张结扎术。术后一些患者可恢复生育功能自然怀孕，如果仍未解决生育，可能需要辅助生殖技术助孕。

(3) **精子运输障碍。** 在实施计划生育政策时，一些男士有了孩子后实施了输精管结扎术。而二孩政策放开或失独后，再次自然生育成了问题。现在显微外科技术已较成熟，可实施输精管端 - 端吻合，输精管 - 附睾吻合。一部分患者可通过手术恢复精子输送通道，以期配偶自然怀孕，或药物调整后自然怀孕，若没有疗效则需行辅助生殖技术助孕。

(4) **性功能障碍。** 包括性欲低下或丧失、阴茎勃起功能障碍、射精异常等，分类及病因较多。现在糖尿病患者越来越多，而糖尿病是引起性功能障碍常见的代谢性疾病，发病率达到 30% ～ 70%，可引起勃起功能障碍、逆行射精甚至不射精。如上述情况出现可行药物治疗自然怀孕，如无效则需辅助生殖技术助孕。

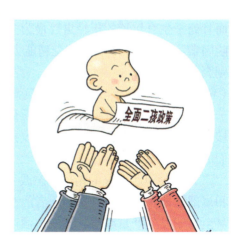

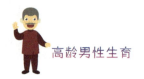

02

高龄男性行辅助生殖技术应注意哪些事项？

◎许 蓬 李 强

尽量做到戒烟限酒。吸烟对人体寿命、呼吸和心血管生理，以及一般健康状况的不良影响受到了广泛的关注，然而它和男性不育症之间的关系仍需认识。全球 15 岁以上的人群中，相当一部分人每天吸烟，而且处于生育年龄的年轻男性最为多见。吸烟是男性不育症的一个危险因素。长期吸烟者精子的受精能力下降，当与卵子相遇形成胚胎时，则会显示出较低的成功植入率。香烟烟雾几乎能使所有的精液参数（精子浓度、精子活力和形态）远离正常生理水平。此外，似乎没有一个安全的吸烟剂量可以使精液质量不受影响。不育的男性吸烟者应该戒烟，因为吸烟会降低辅助生殖技术的成功率，从而进一步降低他们的生育能力。

饮酒会引起明显的精子形态改变，包括精子头部破裂、中部膨胀和尾部卷曲。此外，长期酗酒者的睾丸曲细精管有大量退化的精子，甚至精子发生严重减少。长期饮酒可以引起性功能障碍，导致抑郁或人际关系障碍，这些又反过来加重饮酒。酒精对男性生殖系统的各个方面均有不利影响，它能影响下丘脑-垂体-睾丸轴，干扰生殖激素的分泌。进行性的睾丸损伤及性激素减少又会导致勃起功能障碍和不育。精子的酒精性损伤如今备受关注，长期饮酒量多者的精子浓度、正常形态精子率和精子活力降低。此外，饮酒者的睾丸和血清中睾酮水平也降低。饮酒是一种消遣方式，饮酒与吸烟之间有密切关联。实际上，吸烟者与饮酒者都有精子浓度和正常形态精子率下降的情况，说明二者对于男性生殖功能的影响可能有协同或叠加作用。男性朋友应该格外警惕长期饮酒对于男性生殖能力的损害，为了生育和正常的性生活应该控制饮酒。

控制体重，适当锻炼。肥胖不仅对体内激素水平有着不利影响。它也与有害的生理效应有关。肥胖产生的两种明显影响是勃起功能障碍发病率的升高及阴囊温度升高。肥胖会使勃起功能障碍的风险增加30%。勃起功能障碍或性欲减退的患者中有 76% 是肥胖或超重的。近年来，肥胖被认为是导致阴囊温度升高的主要原因。由于久坐不动的生活方式，或过多的脂肪组织导致脂肪堆积于耻骨上区周围，因此可能产生大量的睾丸热效应，引起精液参数异常降低而对男性生殖潜能产生不利影响。

运动是有效的减肥方式，但长期过度的锻炼可能也会对生理系统，尤其是生殖系统和生育能力产生不利影响。运动虽然可以减少患病风险，促进健康，但是力竭运动及过度运动却可能影响男性的生育能力和下丘脑 - 垂体 - 睾丸轴的功能。高负荷运动对于生育能力，不论从激素水平还是精液质量都有负面影响，可能导致男性的不育。而规律、适当的运动是可以提高激素水平和精液质量的。

此外，还要合理膳食，提高各类维生素的摄入；避免娱乐性及提高竞技成绩类药物的滥用；降低睾丸热效应，避免久坐、穿紧身裤、蒸桑拿、洗热水浴、长期骑车（自行车、电动车及摩托车），以及手机、笔记本电脑的使用；减轻压力，放松心态，正确面对辅助生殖技术。

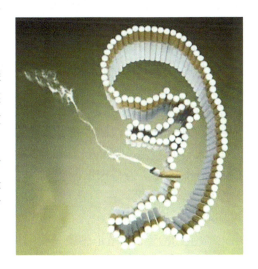

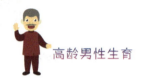
03

高龄男性行辅助生殖技术应做哪些检查？

◎许 蓬 李 强

在高龄男性行辅助生殖技术助孕前，要求患者空腹，心态平和，禁欲 3～7 天来院做一些相应的检查。

首先要进行精液常规的检查，精液常规检查是评估男性生育力的重要检查。精液常规检查包括精液体积、颜色、黏稠度、酸碱度、液化程度、精子浓度、精子活力、精子活动率，以及精子形态的检查。

精子功能检查包括精子 - 卵透明带结合实验、精子顶体反应及顶体酶活性测定等。精子 - 卵透明带结合实验、精子顶体反应等检测，能更客观地反映精子的受精能力，是对精液常规的必要补充。精子顶体反应及顶体酶活性测定有助于预估精子的受精能力，可作为不育症诊断的指标之一。

精浆生化检查。精浆中的一些生化标志物可反映男性附属性腺、附睾及睾丸生精功能等，有利于综合评价不育的发病原因和机制。生化检测包括精浆果糖测定、精浆锌检测、精浆弹性蛋白酶检测、精浆中性 α- 葡萄糖苷酶检测、精子核蛋白组型转换半定量检测，以及精子 DNA 碎片检测。无论是自然受孕还是辅助生殖技术助孕，精子核 DNA 损伤常被认为与卵细胞受精失败、胚胎植入子宫前受损，以及怀孕结果较差有关。在年龄大于 35 周岁的男性人群中，精子 DNA 的损伤明显上升。

微生物检查。生殖道感染是引起男性不育的一个重要因素，睾丸、附睾、精囊腺、前列腺等与精子生成、成熟或运输有关的器官发生感染，可影响精子的数量与质量。常见的有支原体、衣原体、淋球菌等。

免疫学检查。抗精子抗体会影响精子正常生成，干扰精子获能、顶体反应、凝集和制动，抑制精卵结合，干扰胚胎着床和影响胚胎存活，导致免疫性不育。

血液中的生殖内分泌检测。检测内容包括卵泡刺激素、黄体生成素、泌乳素、睾酮、雌二醇等。检测血清中生殖激素水平有利于分析男性生殖功能障碍的原因。

TORCH 感染的血清学检测。TORCII 是引起围产期感染的一组病原体英文名称的首字母组合，"TO"即弓形虫，"R"即风疹病毒，"C"即巨细胞病毒，"H"即单纯疱疹病毒。这组病原体感染孕妇后常致胎儿宫内感染，导致流产、早产、死胎、胎儿畸形等。

染色体的检查。男性不育患者中，染色体异常率为 15.5%，远高于正常人群发病率，提示染色体分析是检测男性不育原因的重要手段。染色体结构异常如罗氏易位、平衡易位等可致女方反复流产。

传染病的免疫学检查。梅毒的检测：梅毒是由苍白螺旋体感染引起的一种性传播性疾病，临床上主要采用快速血浆反应素环状卡片试

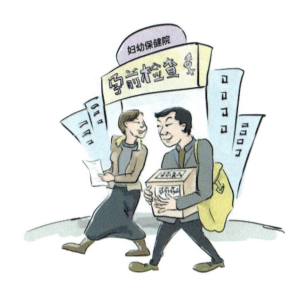

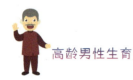
验（RPR）和梅毒螺旋体特异抗体（TPPA）两种方法检测，加以确诊。人免疫缺陷病毒（HIV）检测：艾滋病（AIDS）是由 HIV 感染引起的一种病死率极高的严重传染病。艾滋病病毒感染者的血液、精液、阴道分泌液、乳汁、伤口渗出液中含有大量的艾滋病病毒，具有很强的传染性。1/3 感染了艾滋病病毒的妇女会通过妊娠、分娩和哺乳把病毒传染给婴儿。病毒性肝炎的检测：主要的检测有甲肝、乙肝五项、丙肝及戊肝，俗称"肝炎八项"。乙型肝炎病毒（HBV）感染呈世界性流行。据世界卫生组织报道，全球约 20 亿人曾感染过 HBV，其中 3.5 亿人为慢性 HBV 感染者，每年约有 100 万人死于 HBV 感染所致的肝衰竭、肝硬化和原发性肝癌，是当前严重危害身体健康的传染病。

还有一些相应的检查包括血型及 RH 血型、泌尿系彩超、尿常规等。

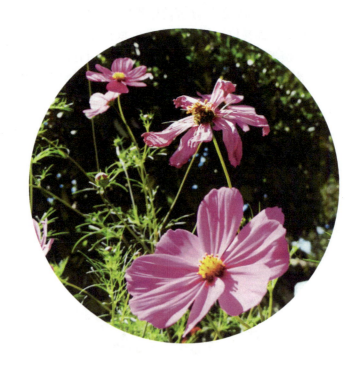

04

高龄男性行辅助生殖技术胚胎质量与年轻人有无差异？

◎许 蓬 李 强

在体外受精 - 胚胎移植（IVF-ET）周期中，控制女方年龄因素影响后，男方年龄对临床妊娠率无明显影响，但在男女双方均高龄状态下，男方年龄可能对临床妊娠率产生负面影响。此外，对相关赠卵周期的临床资料分析，显示男性年龄与种植率、临床妊娠率，以及活产率呈负相关，而与流产率呈正相关，并且男性年龄每增加 5 岁，其活产率有一定比例的降低。

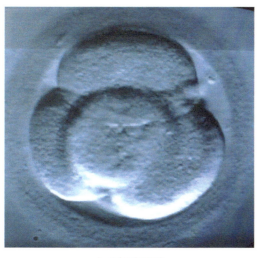

人 4 细胞胚胎

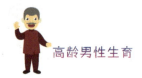

也有相关人员指出，没有发现受精率、种植率、临床妊娠率及活产率等指标随着男性年龄的增长而下降，流产率亦没有随着男性年龄的增长而升高，只有当男性年龄超过 60 岁时，受精率、胚胎质量及种植率才会明显下降。虽然男性年龄对前向运动精子百分率和精子正常形态率有一定影响，但与受精率、卵裂率、优胚率、植入率、妊娠率、流产率没有明显的相关性。

早期胚胎发育主要由女性基因组决定，而男性基因在胚胎发育到 6～8 个细胞时才激活表达，晚期胚胎发育大部分由胚胎基因组决定。因此，男性因素可能对受精率、卵裂率及优胚率的影响较小。但男性年龄增大，囊胚的形成率明显降低。

女性年龄对辅助生殖技术成功率存在不利影响已是共识，但是男性年龄对辅助生殖技术成功率的重要性仍然存在争议。因此，男性同胞们在生育时也要听取积极正确的指导意见，选择最佳的生育年龄，优生优育。

05

高龄男性行辅助生殖技术成功率大吗？

◎许 蓬 李 强

　　对自然怀孕夫妻的年龄研究，提示了父亲年龄对怀孕概率的影响。大于 40 岁男性使配偶怀孕成功所需时间明显增多，大于 45 岁的男性所需怀孕时间更长，甚至超过 2 年。

　　大部分接受人工授精、体外受精和单精子卵细胞质内注射周期治疗的不育夫妻中，父亲年龄的增长会导致怀孕概率的降低。这个结果与从自然怀孕的夫妻进行推断而得到的结果相似。

　　在男方精液正常的夫妇中，男性年龄的影响可忽略不计。与之相反，男方患有少精子症的夫妇中，随着男方年龄每大一岁怀孕的概率就降低 5%。由于精子功能的复杂性，目前缺乏临床可行且可靠的预测精子受精能力等精子功能的检测。虽然轻、中度的男方少弱畸形精子症可行常规的体外受精（IVF），但其受精失败的风险高达 15% ～ 30% 甚至以上。即使精子参数正常也有可能出现常规 IVF 受精失败。一些临床因素，如原因不明不育而且不育年限过长，提示有常规 IVF 受精失败

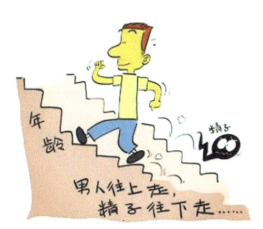

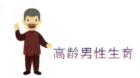

的可能。在获得正常受精的情况下，常规 IVF 胚胎的发育潜能一般不受影响，与正常年龄人群行常规 IVF 的相似，临床妊娠结果也相似。

上述提到的均是男方因素，而辅助生殖技术助孕成功不是男方能够左右的，女性的生育力（大于 38 岁）随年龄增大而下降，辅助生殖技术的成功率也相应下降。基础内分泌反映了卵巢储备功能和基础状态；子宫大小和形态、内膜的厚度和分型，以及输卵管有无积水，均可影响辅助生殖技术的成功率。而胚胎的好坏可能决定着 IVF 成功率的高低。

随着年龄增长，女性的卵巢功能下降，储备功能低下，对药物反应差，促排卵不理想，而一部分女性患者已经绝经，无卵可用，供卵服务应运而生。在国外，大于 5000 周期的捐献卵细胞过程中，已有 6 项涉及男方高年龄影响的研究。因为捐献的卵细胞通常是来自健康的年轻女性，年龄或其他母方混淆因素被降至最低，一项研究显示，在大于 50 岁的男性组中，出生率显著降低约 15%。另一项研究显示在大于 60 岁男性组中，受精率、胚胎植入率都明显降低。而另外 4 项研究均未发现任何男方年龄因素的影响。

06

高龄男性行辅助生殖技术子代异常的风险高吗？

◎许　蓬　李　强

　　高龄男性行辅助生殖技术出生后代的安全性是一个备受关注的问题。据统计，单精子卵细胞质内注射术（ICSI）从 2002 年开始就超过常规体外受精（IVF）成为最主要的辅助生殖技术。ICSI 技术将一条经人工选择的精子，通过显微操纵法直接注入卵子，可能会损伤卵细胞膜、细胞骨架和纺锤体，带入异源性物质，而且注入的精子可能有遗传缺陷，因而，ICSI 后代安全性更受到普遍关注。应注意的是，ICSI 的安全性需放在所有辅助生殖技术的框架内考虑，因为 ICSI 的大部分处理和操作与常规 IVF 相比是同样的。

　　影响辅助生殖后代安全性的因素包括两方面：不育相关病因及其配子异常，以及辅助生殖相关治疗过程（促排卵治疗、体外受精、显微操作和体外培养过程等）。比较宫腔内人工授精（IUI）、常规 IVF 和 ICSI 单胎妊娠出生后代的研究表明，IUI 的先天畸形率最低，而常规 IVF 和 ICSI 之间没有显著差异。提示常规 IVF 和 ICSI 都有因素可能影响辅助生殖后代的安全。

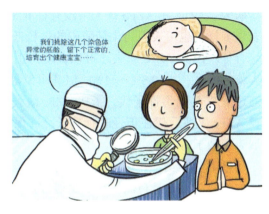

我们挑除这几个染色体异常的胚胎，留下个正常的，培育出个健康宝宝……

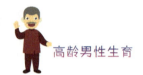

(1) 不育相关病因及配子异常。 不育相关病因对辅助生殖结果的影响正获得临床长期随访结果的支持。不育的人群和采用不育治疗的一样，其出生后代畸形率增高，而且随着不育年限及年龄的增加而增高。行 ICSI 治疗的严重男性不育症的患者精子存在遗传异常。新发的染色体异常与较低的精子质量有关。精子 DNA 损伤率与 IVF 受精率、胚胎质量、胚胎种植率和早期流产率等有关。而在高龄男性不育患者中，精子 DNA 的损伤明显增加。

(2) 辅助生殖相关治疗过程。 辅助生殖相关过程包括促排卵、卵子体外成熟、体外受精和培养等，都可使卵子和胚胎出现异常，可能影响辅助生殖后代，而这些可能的影响因素即存于常规 IVF，也存在于 ICSI。ICSI 的出生婴儿畸形率与常规 IVF 相似，但都较自然妊娠出生的婴儿高。

男性不育症与遗传病因密切相关，这些遗传因素包括：染色体异常、特异基因异常和无精子因子（AZF）缺失。严重生精功能障碍导致严重少精子症，常伴有精子染色体非整倍体率增高、精子 DNA 损伤和精子其他遗传异常。通过辅助生殖技术特别是 ICSI，一些不能自然生育的男性不育患者可以生育自己的生物学孩子，但增加了将精子遗传缺陷传递给下一代的机会。

AZF 缺失是严重少精子症和非阻塞性无精子症（NOA）的一个遗传病因。AZFa 和 AZFb 缺失常没有行 ICSI 的机会。AZFc 缺失患者的表现多样，也可表现为生精障碍的生精低下、生精阻滞和唯支持细胞综合征。部分 AZFc 缺失还可以表现为正常的生精功能，在正常生精人群中发生率为 0.5% ～ 1%，但其可发展为少精子症。AZFc 缺失可通过 ICSI 传给男性子代。子代 AZFc 缺失可能会比父代范围更大。建议 AZFc 男性后代在年轻时行精子冷冻保存，以避免日后可能病程发展为无精子。

随着年龄增加，高龄夫妇生育子代染色体异常概率很高，且逐年增加，建议无论是自然怀孕还是通过辅助生殖技术助孕成功妊娠者，行产前绒毛染色体核型检查至关重要。

07

怎样从睾丸取出精子？

◎许　蓬　李　强

　　睾丸取精术有两种，一种是经皮睾丸穿刺取精术（TESA），一种是睾丸切开精子获取术（TESE）。

　　TESA。各种经皮睾丸精子获取术的主要差别在于采用穿刺针的类型（直径不同、注射针还是特制的活检取材针）。主要手术过程包括：①常规消毒铺无菌洞巾，局麻下，手术者用左手拇指和食指固定睾丸，绷紧睾丸表面皮肤；②穿刺点通常选择睾丸中上级附睾对侧，这些位置的白膜下睾丸动脉分支较少；③将连接 10 ml 注射器的 8 号蝶形注射针（或是 10 ml 注射器）刺入睾丸，将注射器回抽拉至 10 ml 刻度处以保持注射针内负压，将穿刺针向上、下等 4～5 个方向来回抽吸，通常可见到睾丸液及曲细精管渐渐进入针头和连接硅胶管；④用血管钳夹住注射针连接硅胶管，以保持注射针内负压，放松注射器负压，缓慢拔出刺入睾丸的注射针，多数情况下可见针头带有曲细精管，用血管钳夹住拉出；⑤用约 0.5 ml 精子培养液将注射针内睾丸组织冲入井状培养皿，倒置显微镜下观察是否有精子和活动精子，即时观察睾丸精子常不活动，培养后可改善精子活力。

　　通常手淫取精失败或梗阻性无精子症等生精功能正常者，仅行单侧一个穿刺点就可获得足够的睾丸组织。部分死精子症伴有重度少精子症患者的病因是生精障碍，这与非梗阻性无精子症一样需要两侧多点穿刺。

　　TESE。TESE 取精有两种方式，常规 TESE 的手术过程类似开放

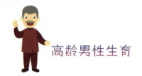
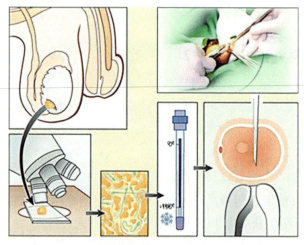

睾丸切开精子获取术

睾丸活检手术，切开白膜切取睾丸组织。在非梗阻性无精子症取精时，常需要行两侧多点取睾丸组织。但多点活检位置的选择可能是盲目的，因为没有发现特定睾丸部位会更易出现具有生精功能的睾丸组织。

在显微镜下获取睾丸组织的手术称为 Micro-TESE。主要手术过程包括：①硬膜外麻醉或静脉麻醉下，切开阴囊皮肤和鞘膜，完全暴露睾丸；②在手术显微镜下于无包膜下血管的位置纵行切开白膜，广泛暴露睾丸皮质；③在手术显微镜下从浅入深分离曲细精管，有局灶精子生成曲细精管直径较粗，膨胀而且较不透明，采用纤维血管剪切取 2～3 处这样的曲细精管；④切取的睾丸组织机械碾磨后检查是否有精子；⑤如实验室未见精子，可继续分离、寻找和切取膨胀的曲细精管。

有可能外科复通的梗阻性无精子症的患者，应尽量使用 TESA，而不应采用经皮附睾穿刺取精术（PESA），且 TESA 的精子获取率应该是 100%。

非梗阻性无精子症外科取精可采取 TESA、TESE 或 Micro-TESE。三种方法的精子获取率不同，对睾丸的术后影响也明显不同。TESA

的精子获取率最低，为 10% ～ 30%；TESE 高于 TESA，约为 15% ～ 50%；Micro-TESE 的精子获取率最高，可达 35% ～ 77%。

睾丸外科取精适用于除 AZFa 和 AZFb 缺失外的各种原因导致的非梗阻性无精子症。不同病理类型的精子获取率不同，但病理显示曲细精管玻璃化也可能获得精子。睾丸外科取精还适用于遗传因素导致的非梗阻性无精子症，虽然 AZFa 和 AZFb 缺失的睾丸精子获取机会渺茫，但 AZFc 缺失的睾丸精子获取率可达 70% 左右。非嵌合体的 47，XXY 克氏综合征患者采用 Micro-TESE 的精子获取率可达 50%。卵泡刺激素和睾丸体积通常也不能预测睾丸内有没有精子。

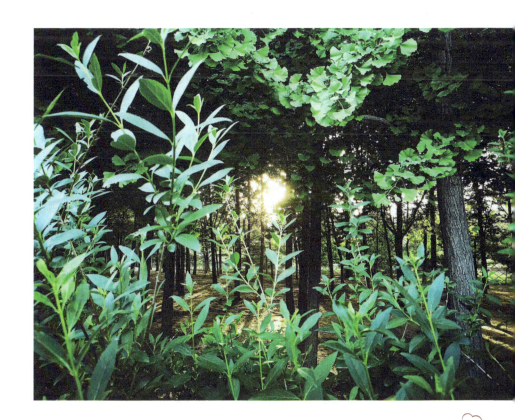

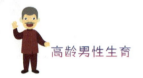

08

怎样从附睾取出精子？

◎许 蓬 李 强

附睾由输出小管和附睾管组成，具有重吸收和分泌功能，将流入的睾网液进行重吸收，并分泌甘油酸胆碱、糖蛋白、胆固醇与唾液酸等，为精子成熟、贮存和处理等提供适宜的内环境。

在梗阻性无精子症的患者中，没有引入显微外科技术前主要以附睾精子抽吸术和睾丸精子活检术等术式，来获取精子行试管婴儿助孕。在引入显微外科技术及腔镜技术后，梗阻性无精子症患者可以通过输精管吻合术、输精管-附睾吻合术及射精管梗阻再通术，少数患者术后可以自然生育，大部分患者仍需借助于辅助生育技术解决生育。

附睾精子抽吸术有两种，一种是经皮附睾穿刺取精术（PESA），一种是显微外科附睾穿刺取精术（MESA）。

PESA。手术过程主要是：患者常规消毒铺无菌洞巾，行术侧精索阻滞麻醉（如术侧附睾饱满也可以不麻醉），术者用左手拇指和食指固定附睾头部两侧，用左手将术侧睾丸推至术侧大腿内侧以利附睾固定，减少穿刺时附睾的移动。将含有大约0.2 ml精子培养液的1 ml注射器从附睾头侧向尾侧方向缓慢刺入，将注射器回抽拉至1 ml刻度处，保持负压。如为乳白色稍稠液体、乳白色带有血性液体或深褐色液体，可能为附睾液，如吸出液为清稀薄液体或血性液，通常是组织液或伴血液，可再次确认注射器位于附睾头，保持负压下来回移动注射器头，以增加吸取附睾液的机会。将吸出的附睾液注入井状培养皿，倒置显微镜下观察是否有活动精子。PESA可反复用于同侧附睾。

MESA。MESA 是在手术显微镜下切开附睾管，吸取管内附睾液，获得的附睾液血细胞较少，精子质量较好。对于输精管结扎或附睾炎症梗阻患者，MESA 可同时行显微外科重建手术。

外科手术取精的并发症。PESA 手术操作简单，偶有导致术后附睾血肿，但常不需特殊处理。PESA 有可能引起附睾瘢痕导致医源性附睾阻塞，因此不宜用在有可能行外科修复的患者。MESA 需要显微外科器械，局麻下 MESA 几乎无并发症。

有可能外科复通的梗阻性无精子症应尽量使用睾丸精子抽吸术，而不应采用 PESA。PESA 可能会造成附睾纤维瘢痕，增加之后的复通手术难度。手术不能纠正的梗阻性无精子症如先天性输精管缺如或手术失败的梗阻性无精子症可采用 PESA 或 MESA 获取附睾精子。在单精子卵细胞质内注射术出现后，由于 PESA 获得的精子可足够进行单精子卵细胞质内注射，MESA 已较少用于外科取精。通常附睾肿大时 PESA 取精获取率较高。PESA 未见精子或无活动精子需要进一步行经皮睾丸穿刺取精术（TESA）。在附睾液中仅偶见活动精子，或见大量成堆圆形细胞，提示附睾存在严重炎症，也可考虑行 TESA。梗阻性无精子症行 TESA 的精子获取率应该是 100%。

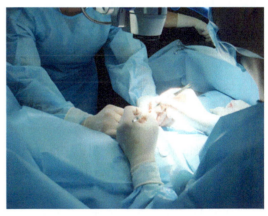

外科手术显微镜下取精子

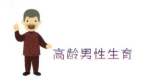

09

高龄男性行辅助生殖技术失败怎么办？

◎许蓬李强

辅助生殖技术主要包括人工授精［夫精人工授精（AIH）；供精人工授精（AID）］、常规体外受精 - 胚胎移植（IVF-ET）、单精子卵细胞质内注射术（ICSI）、植入前遗传学诊断（PGD）和未成熟卵子体外成熟培养（IVM）等，其中 AIH/AID、IVF-ET、ICSI 和 PGD 都可应用于男性不育症。

选择辅助生殖方法应该遵循从简单到复杂、侵入性从小到大的原则，首选 AIH 等简单而治疗费用低的治疗方式，其次考虑常规 IVF、ICSI 等，PGD 的选择应有严格的指征。精子来源、精子质量和精子制备技术处理后的结果是男性不育症行辅助生殖技术方法选择的主要决定因素。女方因素也应予以综合考虑。

精子浓度、活动率和正常形态率等常规精液指标是选择辅助生殖方法的重要依据之一。轻、中度少精子症，精子浓度大于 $5×10^6$/ml，洗涤后前向运动精子大于 $2×10^6$/ml，可行 AIH 治疗。男方高龄，若女方年龄也较大，女方的卵巢功能下降，储备功能低下，对药物反应差，建议 AIH 助孕 1～2 个周期，失败后建议考虑 IVF 或 ICSI。如女方年龄较小，可以考虑 AIH 助孕 3～4 个周期，如仍未成功，再考虑 IVF 或 ICSI 助孕。

IVF-ET、ICSI 与 AIH 有很大不同，最大的不同是前两者需要取出卵子，后者无须取卵。最初的 IVF-ET 是利用自然周期取卵，但每个周期只能取到一个卵子甚至没有。为了提高妊娠率，目前在实施

IVF-ET 技术时，多采用控制性卵巢刺激法获得多个卵母细胞。使用促性腺激素释放激素激动药或拮抗药避免提前排卵，给予超生理剂量人促性腺激素，使一次促排卵周期能有多个卵泡发育，以获得较多卵子及可移植的胚胎。年龄较大的妇女，有的时候只能促排出 1 ~ 2 个卵泡，还有可能是空泡，这样就需要反复多个周期取卵，攒到 4 ~ 6 个卵子就可以进行精卵结合，受精后观察胚胎，评估胚胎质量，如评分较高可继续培养进入囊胚期。取卵后第 2 ~ 3 天卵裂球期胚胎和第 5 ~ 6 天的囊胚期胚胎都可以移植。我国相关规定，35 周岁以下患者移植 2 个胚胎，年龄大或反复不成功的病例，最多移植 3 个胚胎。而囊胚种植力强，一般只移植一个胚胎，既可以有较高的妊娠率，又可以降低多胎率。

IVF 成功的标志应该是获得单胎妊娠并分娩。胚胎能否着床取决于胚胎质量及子宫内膜的容受性。胚胎移植的目的是将胚胎安全地送到子宫腔内。将剩余的分裂球期胚胎或囊胚期可移植胚胎进行冷冻保存，以备将来所需。

临床妊娠率或分娩率是目前评估 IVF-ET 技术实施后是否获得疗效的最重要的指标。但是，因 IVF-ET 后是否能够获得生育子女机会在很大程度上受女方年龄，生育力储备等因素的影响。治疗后的妊娠率在年轻的预后好的病例中可期待 40% ~ 50% 活婴率。而在年龄大、不育原因复杂、卵巢储备差及存在子宫容受性差等问题的病例中，虽

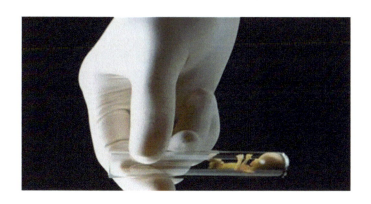

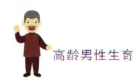

经过严格的调整治疗，但临床妊娠率和活婴率仍然很低。

　　高龄男性行辅助生殖助孕，如果妻子比较年轻，卵巢功能正常，对药物反应良好，一次促排可能取到多个卵泡并形成多个可用胚胎，即使一次没有成功，也可以利用剩余的胚胎进行再次操作，以获得良好的结局。而妻子年龄比较大，面临的问题可能就比较严峻了。卵巢功能下降、储备功能低下、对药物反应差、子宫容受性降低都会影响到 IVF-ET 的成功率，而心理因素是 IVF-ET 成功的关键因素之一。本来获卵就比较困难，可能攒了几个月的卵只够一次胚胎移植的，心里的紧张程度可见一斑。实施心理干预可能会消除或缓解患者在进行 IVF-ET 过程中的各种不良心理，有助于提高妊娠率，改善妊娠结局。即使这样，仍有一部分患者将要面对失败，就需要重新花费几个月甚至更长的时间攒卵，再进行精卵结合、胚胎移植。更有年龄大者已经无卵可用，只能接受供卵，而供卵可能要等 1～2 年的时间才能得到卵源。卵源紧张是我们需要面对和解决的难题。

10

高龄男性行辅助生殖技术前是否有必要提前药物干预？

◎汪李虎

国家开放二孩之后，公务员老张和妻子王姨都已 40 多岁了，火急火燎地准备怀二胎，可解除避孕后已过去很久，王姨还是没怀上。王姨赶紧跑到医院检查，发现卵巢功能减退，医生建议尽快进行助孕技术。老张的精液检查显示：精子浓度和活力基本正常，但精子正常形态率为 0，精子 DNA 碎片率高达 50%。王姨催老张看医生，服药治疗。可老张一脸不屑，说：不是做试管婴儿了吗，干嘛还要吃药治疗？做试管婴儿不是只要有 1 条精子就可以了吗？

临床很多患者还真这么想，甚至有不少医护人员也这么认为。在人工授精和试管婴儿术之前，需要通过上游法、密度梯度离心法等技术优化处理精液，提取优质精子进行助孕。如果没有正常形态的精子，只能选择头部正常而颈、尾部畸形的精子。目前临床还没有一套完善的精子形态评估系统，来精确地评估哪条精子适宜注射入卵细胞质内，也无法干预人工授精时哪些精子应该进入

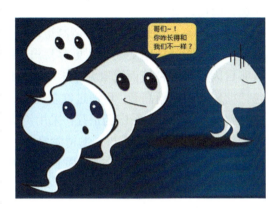

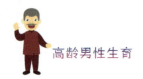

卵子。因此，助孕前以下情况应该予以药物干预。

首先，助孕前发现泌尿生殖道感染。如衣原体、解脲支原体等，这些感染会造成胚胎污染，不能移植。所以应选用敏感抗生素治愈后方可助孕。

其次，精子数量过少和质量过差。如精子浓度过少、需要离心沉淀方能找到精子，没有检出正常形态的精子即精子正常形态率为 0，精子 DNA 碎片率过高等，这些都会影响助孕的受精率、优胚率和临床妊娠率，甚至引起配偶自然流产，需要助孕前行药物干预。药物治疗包括调控雌激素作用类药物，如雌激素受体拮抗剂（他莫昔芬、氯米芬等）和芳香化酶抑制剂来曲唑；基础性治疗药物有抗氧化剂如天然维生素 E、谷胱甘肽，改善细胞能量代谢的药物如左卡尼丁，改善微循环药物胰激肽原酶、七叶皂苷类；内分泌治疗药物促性腺激素类如促性腺激素释放激素、人绒毛膜促性腺激素、人绝经期促性腺激素等；排除需要手术切除垂体肿瘤的高催乳素血症，可采用多巴胺受体激动剂溴隐亭。

再次，因男方结扎术后或因感染淋病等泌尿生殖道感染后引起的梗阻性无精子症患者，需要行睾丸穿刺、活检或显微外科等手术取精，睾丸精子发育潜能较附睾精子好，但往往活力低甚至无前向运动精子，不妨助孕前选择性服用上述药物，有利于提高受精率和有助于胚胎专家选择前向运动精子。

最后，高龄男性性功能有所减退，手淫取精较困难，尤其女方取卵日因妻子无法协助丈夫取精更容易出现阴茎勃起功能障碍。为避免取卵日因取不到精液而需睾丸手术取精，助孕前不妨服用药物干预。包括糖尿病和血糖高者，可通过饮食控制、口服磺脲类和双胍类药物、注射胰岛素治疗；中医中药治疗，采用辨病论治或辨病与辩证相结合，多选用补肾中药如麒麟丸、生精胶囊等；规范服用或按需服用口服 PDE5 抑制剂如西地那非、他达那非、伐地那非等。

药物治疗的时间长短以不影响女方助孕的进程为原则，宜控制在 1～2 个生精周期（3～6 个月）内。

11

合并代谢综合征的男性行辅助生殖技术的结局是否更差？

◎汪李虎

　　据统计，超过 10% 的夫妇患有不育症。随着生育年龄的推迟及全面二孩的放开，更多高龄的夫妇加入不育的行列，致使不育比例进一步增高。已知母亲年龄对辅助生殖技术成功率存在不利影响，但对于男性，多半以为没影响。其实，一般年龄超过 40 岁的高龄男性也是影响生育的风险因素。男方年龄可以通过影响精子参数来影响辅助生殖技术结局。随着男性年龄增加，其精液量、精子活力及正常形态精子比例均呈下降趋势，导致临床妊娠率低和自然流产率升高。

　　代谢综合征是高龄男性的常见病，是指人体的蛋白质、脂肪、碳水化合物等物质发生代谢紊乱所组成的复杂的代谢紊乱症候群，在临床上出现一系列综合征。其病因目前认为是多基因和环境相互作用的结果，与遗传、免疫等均有密切关系。其具有以下特点：①多种代谢紊乱集于一身，包括肥胖、高血糖、高血压、血脂异常、高血黏、高尿酸、高脂肪肝发生率

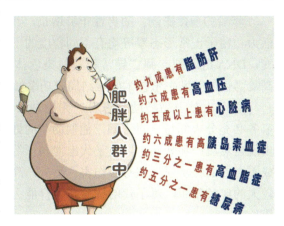

肥胖人群中
约九成患有脂肪肝
约六成患有高血压
约五成以上患有心脏病
约六成患有高胰岛素血症
约三分之一患有高血脂症
约五分之一患有糖尿病

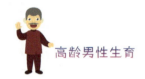

和高胰岛素血症；②有共同的病理基础，其共同原因就是肥胖，尤其是中心性肥胖所造成的胰岛素抵抗和高胰岛素血症；③有共同的预防及治疗措施，防治了一种代谢紊乱，也就有利于其他代谢紊乱的防治。代谢综合征最初被用来预测心血管疾病，后来发现代谢综合征与男性不育症的发病率上升有关。

合并代谢综合征的高龄男性进行辅助生殖技术可能通过以下几个方面影响助孕，使之结局变得更差。

肥胖严重影响生育。肥胖和周围脂肪组织增加会引起下丘脑 - 垂体 - 睾丸轴的调节功能紊乱。肥胖还可能导致氧化应激反应增加，活性氧增多，损害精子细胞膜，致使精子细胞膜脂质过氧化作用，导致精子数量减少、精子活力下降、精子与卵子结合能力降低。耻骨上脂肪和阴囊脂肪的增加也会造成阴囊温度过高，影响正常精子的发生。以上情况均可以改变精子 DNA 完整性，精子 DNA 碎片率增加。此类人群行助孕技术会把父母有缺陷的 DNA 传递给子代，从而降低了助孕的成功率。

胰岛素抵抗和糖尿病通过多种机制影响男性不育。它破坏下丘脑 - 垂体 - 睾丸轴的功能，可演变成性腺功能减退症。胰岛素抵抗已显示改变正常的精子形态和功能，合并有糖尿病的高龄男性患者的精子 DNA 损伤更严重。

年龄的直接影响。随男性年龄增长，其精液体积、精子数、精子活力和精子正常形态率等均有不同程度的下降；精子非整倍体、点突变、DNA 链断裂、凋亡异常和其他染色体异常等发生率增加，导致高龄男性的辅助生殖技术妊娠结局成功率低于年轻男性。

总之，对于高龄助孕患者，无论是女性还是男性，生殖医学专家务必充分告知每一对夫妇，他们助孕的妊娠概率低、妊娠结局可能出现自然流产和死胎，以及子代出现畸形等风险，避免盲目助孕，造成不必要的经济损失和身心伤害。另外，高龄夫妇生育子代后，存在较大的年龄差距，对子代的抚养和教育能力下降，不利于子代的健康成长。

12

高龄男性如果精子很少，如何获取和冷冻保存微量精子？

◎汪李虎

国家开放二孩政策，许多高龄夫妇都希望尽快生育第二个孩子。不少高龄男性或者输精管结扎术后多年，或者性交时阴茎勃起功能障碍而不能完成性生活，或者精子过少活力过低等原因，导致配偶不能怀孕。部分患者即使进行助孕技术，因为高龄性欲低下导致取精极其困难，担心取卵日不能取到精液，需要提前冻存精子。

当今的冷冻精子技术主要通过精液或单个精子暴露在低温条件下，使精子降温，让细胞代谢处于休眠状态，达到低温冷冻精子的目的。有人担心使用冷冻过的精子无法受孕。其实，精子冷冻技术已经很成熟了，而且受孕与否并不在于精子是否冷冻过和冷冻时间长短，而是取决于解冻复苏后精子的质量，尤其是精子的活力。

如何获取微量精子？不同的情况有不同的获取精子的方法。第一种情况，对于配偶已生育一孩而男方进行了双侧输精管结扎术后而又不愿行输精管复通者，或者第一孩生后曾经感染淋病等疾病导致输精管道阻塞性无精子症患者，可以考虑行经皮睾

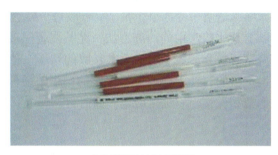

含有精子的冷冻麦管

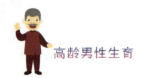

丸或附睾穿刺取精，获取少量或微量精子。这类患者不建议采用显微外科睾丸取精术。第二种情况，对于平时性欲低下、阴茎勃起功能障碍，或者平时性功能正常但紧张时尤其在医院里女方取卵日不能或很难达到阴茎勃起者，可以考虑提前在女方取卵前取精冻存，以备日后助孕时使用。第三种情况，高龄男性精液检查有时有精子有时没精子，或者精液普通检查未见精子，但经过离心，其沉淀物可发现精子（医学称隐匿精子症），这类患者一经发现精子，应立即冻存精子，以防日后永久性无精子症。

　　精子冷冻保存的方法取决于精子的多少和获取精子的方法，以及医院的冷冻技术条件。对于轻、中度少精子症患者，可以采用手工冷冻法和程序降温仪冷冻精子。手工冷冻法适合于基层医院，把分装好的精液置于液氮液面上方 5 cm 处维持 10 分钟，再把分装管置于液氮液面上方 0.5 cm 处维持 5 分钟，然后移至液氮（–196℃）中保存。程序降温仪采用不同降温速率逐渐降温至 –130℃，然后移至 –196℃ 的液氮中。对于隐匿精子症和睾丸 / 附睾手术获取的精子少，可以采用玻璃化冷冻技术。先将精子进行优化处理，附睾精子多者，采用密度梯度离心法；附睾精子少者和睾丸精子，采用简单洗涤法。将微量混悬液加入等体积的冷冻保护剂，先在室温下静置 10 分钟，以便精子与冷冻保护剂充分混匀。装好麦管后封口机封口。将麦管横放在支架上，置入液氮蒸汽层上方 5 cm 约 30 分钟。将冷冻管装入冷冻套管，核对患者信息，最后浸入液氮内保存。极度少精子症者，可以采用去卵细胞透明带冷冻单个精子。一般每个卵透明带注入 5 ～ 10 条精子。以上是比较常用的冷冻方法，尤其麦管法玻璃化冷冻技术适用于极度少精子症和睾丸 / 附睾手术获取的精子，值得推广应用。还有处于探索阶段的、便于普通温箱保存的精子干燥保存法，这类干燥精子便于携带和保存，但临床应用尚需时日。

13

高龄男性行辅助生殖技术前心理学特征有哪些改变？

◎汪李虎

人们常说女性是需要保护的"弱者"，相对而言，男性似乎是"强者"的代名词了。但是，勇敢坚强并不意味着无须心理的抚慰，男人坚强外壳包裹着的，可能是一颗脆弱的心。中年男性是出现心理问题的高发时段，处于人生中一个复杂的阶段：体质由盛趋衰，生理功能开始下降，精力随之减退。然而，此期又恰好是社会工作、家务劳动和经济负担等较重的时期，再加上子女教育、老人赡养等问题接踵而至，甚至可能受到家庭纠纷、亲友伤亡等刺激，极易产生心理矛盾冲突，表现出伤感、焦虑和紧张的情绪，心理压力大，开始感到力不从心。

现在不育症发病率呈上升趋势，每年通过辅助生殖技术怀孕者也逐年增加。当前越来越多高龄夫妇有了再生育需求，但由于双方高龄而生育力下降，大多数高龄夫妇都需要通过辅助生殖技术获得孩子。

然而，高龄又严重降低了辅助生殖技术的成功率，所以高龄男性相对年轻男性更容易产生抑郁和焦虑。他们为了拥有自己的孩子，不惜耗时费钱，不惜承受来自各方的压力，期间不乏伤心、失望甚至绝望。

当辅助生殖技术成为其生育的最后一项治疗措施时，

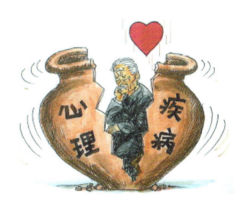

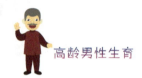
他们既兴奋又由于对辅助生殖技术不甚了解而导致在进行治疗前相当困惑。这些应激反应可产生负面的心理结局，如焦虑、抑郁、孤独、愤怒、害羞，甚至可能因此导致离异。一旦决定接受治疗，他们又孤注一掷，对治疗成功的期望值很高。人格特征的改变是高龄男性患者的主要心理特征，他们性格更偏于内向、固执、多疑、焦虑、神经质、负罪感和抑郁等。通常为了自尊而不愿接受现实，他们更愿意采取回避的态度。担心被别人讥笑和轻视而有意减少社交活动，封闭自己；避开生育话题，拒绝别人的帮助，继而产生孤独感。

如果再伴有男性不育，这些高龄男性的心理影响会更明显。因为他们多数情况下以前曾有正常生育力，现阶段的不育问题使得他们焦虑、抑郁程度更为严重，心理问题突出，尤其是做单精子卵细胞质内注射术（ICSI）的男性患者，他们承受更大精神压力，其精神压力来源于求子心切与负罪羞耻心理。这也可能与害怕妻子看不起自己、担心家庭不和睦、担心术后的试管婴儿因精子质量差导致流产率和畸形率高等有关。

高龄男性人群更应以最佳的心理状态去面对辅助生殖技术，更应受到家庭和医务人员的共同关注。医护人员应加强沟通交流，通过健康教育、生育知识宣传，培养其良好个性特征，鼓励夫妇相互体谅、加强情感交流，从而促进其心理健康。

14

性功能低下的高龄男性应采用哪些临床应对策略？

◎汪李虎

性功能低下导致阴茎勃起功能障碍（ED）是高龄男性的常见病。其发病的危险因素常常也是高龄男性易患心血管疾病相同的原因，包括肥胖、糖尿病、血脂异常、代谢综合征、缺乏锻炼、吸烟等。当然，还有神经性、解剖性、内分泌性、药物诱导性和心理性等病因。所以，阴茎勃起功能障碍是既影响生理又影响心理的慢性疾病，临床应对策略需综合考虑教育程度、社会背景、家庭状况和婚姻状态等因素，且需要个体化的综合治疗，才能获得满意的夫妻性生活。

临床应对策略应遵循纠正危险因素，治疗原发疾病，改善勃起功能，才能获得满意性生活。具体应对方法如下。

（1）**调整生活方式。**提倡健康的饮食，如避免摄入高胆固醇食品，多食水果、蔬菜、鱼类和五谷杂粮等。戒烟酒。应适度锻炼，避免长时间长距离骑自行车。通过饮食控制和运动减肥。

（2）**治疗基础疾病。**对有明确基础疾病的患者，应首先治疗，如心血管疾病、糖尿病、高脂血症、抑郁症等。同时，注意部分降压药、降脂药、抗抑郁药可能加重勃起功能障碍。

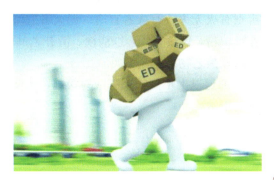

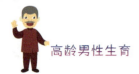

(3) **性心理治疗**。主要包括性心理疏导和行为疗法。性心理疏导包括：①帮助患者夫妇认识性功能低下的产生过程并积极寻找原因；②改善甚至消除焦虑、抑郁等精神因素，避免过度关注疾病；③协助患者夫妇沟通交流，消除隔阂；④鼓励患者夫妇多尝试性交方法和技巧。行为疗法主要指性感集中训练法，加强盆底肌训练。

(4) **口服药物治疗**。5 型磷酸二酯酶（PDE5）抑制剂是阴茎勃起功能障碍的首选药物。这类药物包括西地那非、他达拉非和伐地那非，作用机制相似，使用方便、安全，有效率高达 80%。常用服药方法是按需使用，即性生活前 1 小时口服，剂量按照每个人需求服用，在性刺激状态下多能有效诱发阴茎勃起。另一种服药方法是小剂量规律使用，即每周服药 1～3 次，或每天服用 1 次，均采用小剂量。可缓解良性前列腺增生患者引起的下尿路症状。需要提醒的是，PDE5 抑制剂与有机硝酸盐类药物合用可引起顽固性低血压，所以是绝对禁忌。这类有机硝酸盐包括硝酸甘油、单硝酸异山梨酯、硝酸异山梨酯等。

(5) **局部用药**。前列腺素 E1 是一种阴茎海绵体注射血管活性药物，前列地尔是其乳膏，可经阴茎海绵体和经尿道两种途径给药。这种局部用药全身反应小，但存在局部不适，包括阴茎疼痛和女方阴道不适。

(6) **中医药治疗**。祖国医学对性功能低下的治疗积累了丰富的临床经验，主要适用于心理性勃起功能障碍和轻中度勃起功能障碍。首先要分清脏腑虚实，从病因病机入手，脏腑实者宜泻，虚者宜补；要辨别有火无火，有火者宜清，无火者宜温；命门火衰者应温肾壮阳，滋肾填精。饮食方面，以清淡、清补之品为主，禁食或少食煎炒油炸、辛辣燥热之物。

通过以上不同的临床应对策略，大多数性功能低下者都能改善或恢复正常。

15

取精困难和取精失败的高龄男性有哪些临床应对策略？

◎汪李虎

　　临床上高龄男性出现取精困难比较常见，尤其是女方取卵日更容易发生应激性阴茎勃起功能障碍和应激性不射精症。究其原因，主要包括：其一，男方年龄大，性功能开始下降，性欲低下。其二，精神紧张，取卵日发生应激性阴茎勃起功能障碍或应激性不射精症。其三，认识有误，惧怕手淫取精；认为手淫有害，"一滴精十滴血"，手淫、梦遗会大伤"元气"；也有认为手淫肮脏，"手淫是见不得人的事"，是不正当的性行为。其四，取精室环境不佳，影响取精效果；环境嘈杂，不安静，易受外界干扰；空间狭小；不通风；甚至部分医院场地条件限制，没有取精室，只能在公共厕所里取精。

　　对于以上这些取精困难的高龄男性，应尽量做好预防措施。①加强对患者的宣传教育工作。对畏惧手淫的患者宣传教育；通过手机、电脑、DVD 等观看性知识录像，了解手淫的方法。②提前冻存精液。男方高龄和平时就取精困难者可以提前精液冷冻保存。③改善取精室条件。选取安静场所作为取精室；适当增加取精室面积；增加通风设施；增设床铺；张贴图片，必要时增设影像设备（应事先提前到当地公安部门报备）。④适当延长禁欲时间，尤其适合高龄，但不应超过 7 天。⑤加强取精室的管理，避免患者取精快射精时出现敲门声或因争抢取精室而出现吵闹声。

　　精液检查和取卵日取精失败者，需做好应激处理措施。第一，

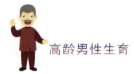

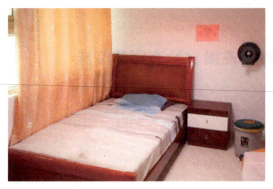

温馨、洁净的取精室是取出精液必备条件

由配偶协助取精，包括由配偶帮忙手淫取精；或者采取性交中断法取精，但应避免射进阴道内，而且确保所有精液射入取精杯里；采用无毒避孕套法性交取精。第二，更换环境安静的酒店取精，离家近者也可以在自己家取精，但应在半小时尽快送达医院，并做好保温措施。这种情况事先应向患者夫妇说明院外取精的风险，并签署"精液是自己的"保证书。第三，如患者平时性功能正常，只是在医院检查精液或取卵日出现应激性阴茎勃起功能障碍者，可采用PDE5抑制剂治疗，如西地那非、他达那非、伐地那非等，多半可以自己手淫或性交取出精液。第四，如果以上方法都不起作用，仍然无法取出精液，可以采用经皮睾丸手术抽吸睾丸精子，行单精子卵细胞质内注射术。但不主张附睾手术取精，尤其是应激性阴茎勃起功能障碍和应激性不射精症患者，因为附睾手术取精存在引起医源性附睾阻塞的可能而引起医疗纠纷，也没有必要采用显微外科手术睾丸取精，毕竟这类患者生精功能正常或基本正常，采用经皮睾丸穿刺取精术即可获取睾丸精子。第五，由于配偶已生育一孩，这些高龄男性可能不愿意或者害怕睾丸手术取精，此时可以考虑把卵子冻存起来，以便日后手淫或性交取精再行IVF/ICSI助孕。

16

结扎术后的高龄男性适宜哪种辅助生殖技术？

◎汪李虎

输精管结扎术是输精管绝育术的一种，是在国内计划生育年代很常用的男性绝育方法。输精管比较表浅，通过皮肤可将其固定，然后在阴囊两侧血管稀疏的部位作浸润麻醉；切开皮肤，提出并游离输精管，在稍远离附睾处剪断，切除约 0.8 cm，分别结扎两断端，并包埋；检查无出血，再缝合皮肤。该手术简便、安全，只要严格遵照无菌操作技术及手术规程，并发症极少发生。可能的并发症有出血、感染、痛性结节及附睾郁积症等。

随着 2016 年 1 月国家开放二孩以来，已做这类输精管结扎术后前来寻求生育二孩的患者相当多。该如何处理呢？

首先，建议患者优先考虑行输精管复通术，尤其配偶年龄较年轻者。输精管复通术是将人为切断或病理性断裂的输精管修复，从而使之畅通并获得配偶怀孕的手术。20世纪 70 年代前，输精管复通皆用肉眼吻合输精管，复通率较低，约 30%～60%，复孕率仅为 5%～35%。常

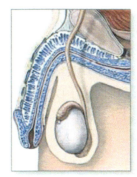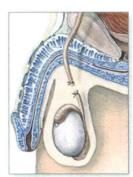

输精管结扎术

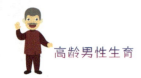

规输精管复通术是在局麻、腰麻或硬膜外麻醉下做阴囊两侧切口，暴露输精管，分离结节和输精管，切除结节，将输精管两断端用尼龙线间断全层缝合，管腔内用尼龙线或粗马尾作支撑物，数日后拔出这些支撑物。这些支撑物对组织有刺激作用，易造成局部组织增生，可能造成输精管再次阻塞。目前，采用显微外科输精管复通术，在 10～12 倍显微镜下行输精管吻合，游离两端输精管约 0.5 cm，离睾丸远的一端用生理盐水灌注，探查是否通畅；近睾端挤压附睾，将溢液涂片镜检，观察有无精子，用显微外科尼龙线全层端对端吻合，然后在全层吻合针之间行外膜肌层加固缝合，放引流条，同法行对侧吻合。显微外科输精管附睾吻合需在 20～40 倍显微镜下，将切断附睾后向外溢液的附睾管和输精管黏膜用尼龙线间断缝合，再间断缝合外膜和肌层。显微外科输精管复通术的复通率已达 83%～100%，复通后妻子的妊娠率高达 50%～75%，个别报道甚至达 90% 以上。

如果经过上述输精管复通术一年后，其配偶仍然不能怀孕，则应复查精液分析。如为少弱畸形精子症，经药物治疗没有改善者，视其严重程度确定其助孕方式。对轻度少弱畸形精子症患者可行夫精人工授精（AIH），重度和极度少弱畸形精子症患者可行单精子卵细胞质内注射术（ICSI）。而处于中度少弱畸形精子症患者可以根据优化处理前和优化处理后的前向运动精子数来确定行 AIH 还是体外受精 - 胚胎移植术（IVF-ET）。

如输精管复通术后多次精液常规分析镜下未见精子，离心沉淀仍未观察到精子，说明输精管再次阻塞，可诊断为梗阻性无精子症。对这类患者，可采用经皮睾丸穿刺取精术或附睾穿刺术检查睾丸或附睾有无精子，如观察到精子可同时予以微量精子或单精子冷冻保存，日后行 ICSI。如手术还是未找到精子，则进行供精人工授精（AID）或供精体外受精（D-IVF）。

17

哪些男性患者适宜采用胚胎植入前遗传学诊断技术？

◎汪李虎

随着辅助生殖技术的广泛开展，"第三代试管婴儿"也逐渐走进人们的生活。"第三代试管婴儿"包括胚胎植入前遗传学诊断（PGD）和胚胎植入前遗传学诊断筛查（PGS）两种技术。PGD 是指从体外受精第 3 日的卵裂球取 1 ～ 2 个细胞或第 5 ～ 6 日的囊胚取 3 ～ 10 个外滋养层细胞，进行遗传学分析，从中选择遗传学正常的胚胎用于移植，得到健康下一代。PGS 是对体外受精的胚胎检测染色体，选择染色体数目正常的胚胎移植入子宫腔，降低自然流产率，降低胎儿出生缺陷发生率的技术。这两种技术的适应证完全不同。

PGD 使用于以下情况，以男性疾病为例。

第一类是单基因遗传病，即受一对等位基因控制的遗传病，有6600 多种，且每年以 10 ～ 50 种的速度递增，已对人类健康构成了较大的威胁。①在广东、广西和海南地区常见的单基因遗传病是地中海贫血，包括 α 地中海贫血和 β 地中海贫血。地中海贫血学名珠蛋白生成障碍性贫血，是一组遗传性溶血性贫血疾病。由于遗传的基因缺

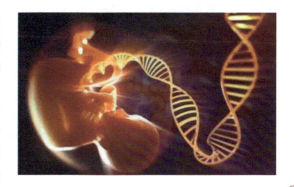

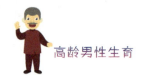

陷致使血红蛋白中一种或一种以上珠蛋白链合成缺如或不足所导致的贫血或病理状态。夫妇双方均有相同型的 α 地中海贫血或 β 地中海贫血，且子女存在出现重型地中海贫血的可能，方行 PGD 助孕技术。②脊髓性肌萎缩症是一类由脊髓前角运动神经元变性导致肌无力、肌萎缩的疾病，由 SMN 基因第 7 号外显子纯合缺失引起，属常染色体隐性遗传病。③先天性软骨发育不全属于常染色体显性遗传病，其子女发病概率相同，均为 1/2。④其他遗传因素明确的单基因病。

　　第二类是染色体数目或结构异常。染色体是组成细胞核的基本物质，是基因的载体。无论男方本人或是配偶，具有以下染色体畸形或数目异常，均需行 PGD：罗伯逊易位、平衡易位、染色体倒位、非整倍体，其他染色体异常。

　　PGS 的适应证包括以下方面。①配偶年龄大于 38 岁且需采用辅助生殖技术助孕患者。②配偶既往不良孕产史：反复自然流产≥3 次，或 2 次自然流产且其中至少 1 次流产物检查证实存在病理意义的染色体异常或基因异常。③配偶助孕出现反复种植失败，具体表现为移植优质胚胎 3 次及以上未妊娠，或移植不少于 10 个可移植胚胎未妊娠。

　　无论行 PGD 还是 PGS，均需完善所有的临床检测项目，尤其必须进行相关遗传学检查，遗传学异常情况的先证者的染色体或基因型也需检测。患者必须进行遗传咨询。遗传咨询门诊专家会要求患者签署《PGD/PGS 遗传咨询告知书》，患者夫妇要了解遗传风险，充分理解选择 PGD/PGS 的必要性、可行性及局限性。进入 PGD/PGS 程序前与患者进行知情谈话，并签署《PGD/PGS 知情同意书》，患者需了解 PGD/PGS 因为技术的局限性，存在出现误诊的可能，所以 PGD/PGS 妊娠后必须做产前诊断。PGD/PGS 过程中存在显微操作可供活检胚胎数目少甚至没有胚胎活检的可能，导致无法进行基因或染色体检测。也存在检测出所有胚胎均异常，尤其染色体平衡易位的患者，无正常可利用的胚胎。这些情况务必须详细、反复地告知患者夫妇，直至他们理解后方才进入治疗周期。

18

高龄男性不育症有哪些激素治疗与助孕策略？

◎汪李虎

高龄夫妇不育，究其原因，固然与女方的卵巢功能下降和输卵管等因素有关，但男方原因也占一半。包括性欲低下、性功能减退、雄激素下降、伴发全身性疾病如糖尿病，以及不良嗜好如烟酒等导致配偶不能怀孕。

高龄男性的精液变化主要表现为以下几个方面。首先，随着年龄的增加，精液体积逐渐减少。从健康志愿者、精子库和男性不育临床的不同途径获得的资料来看，精液体积峰值在 30 ～ 35 岁，随男性年龄增大而下降。第二，精子浓度与年龄关系不确定，但精子总数因为精液量的下降而减少。第三，精子 DNA 完整性随男性年龄增加而下降，表现为精子 DNA 碎片率逐渐增高。有报道，≥ 40 岁男性严重精子 DNA 损伤的发生率几乎为 < 40 岁男性的 6 倍。第四，精子染色体结构异常增加。

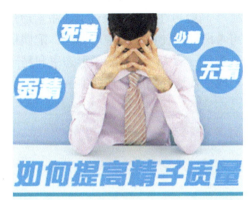

后天获得性（继发于垂体鞍区病变）性腺功能低下患者和合并性腺功能低下的各种综合征，病因明确，可采用促性腺激素释放激素替代治疗促性腺激素性腺功能低下症，疗效满意。方法有

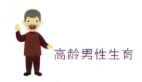

二。其一，脉冲式 GnRH 注射泵治疗：通过微小泵脉冲式皮下注射 GnRH（戈那瑞林），模拟下丘脑生理性 GnRH 释放，促进垂体分泌促性腺激素，进而促进精子生成。脉冲输注药物，定时定量，符合生理特点，但价格昂贵。其二，HCG/HMG 联合治疗（双促疗法）：对于青春期前发生的促性腺激素性腺功能低下症，疗效理想。双促治疗方案很多，广泛应用的有 HCG 和 HMG 每周内交替肌注，以及先后肌注 HCG、HMG 3 ～ 6 个月。联合 HCG 与 HMG 治疗，少数患者出现痤疮、乳房增大、体重增加、注射局部硬结等不适，但均无严重不良反应的报道。

他莫昔芬是 WHO 推荐治疗特发性少精子症的首选药物。他莫昔芬 / 克罗米芬片为选择性雌激素受体调节剂，是非甾体类化合物，能与雌激素受体结合，具有抗雌激素作用。对于男性，他莫昔芬 / 克罗米芬能刺激睾丸间质细胞（Leydig 细胞）产生精子，用于治疗特发性少精子症，他莫昔芬疗效更显著。抗雌激素疗法已经流行，成本低、安全、易于管理。

抗雌激素类药物联合雄激素治疗：联合使用他莫昔芬和十一酸睾酮治疗，自然妊娠率明显增高。此种联合用药被欧洲泌尿外科协会指南认为在原发性少精子症患者中可以增加自然怀孕的机会。同时，也能改善性功能，提高性欲。

高龄男性患者如经过上述激素治疗，精子浓度和活力改善不明显，可考虑同时使用中医中药治疗。配偶依然不能自然怀孕的，可根据精子浓度、活力、正常精子形态率和精子顶体反应结果，参照辅助生殖适应证，选择相应的辅助生殖技术助孕。

19

根据精液检查结果如何确定辅助生殖技术方案？

◎汪李虎

　　首先需要强调的是，夫妇婚后或同居 1 年，性生活正常，未避孕，配偶未怀孕者，方考虑进行辅助生殖技术。当然，如果是绝对的适应证，如男方先天性输精管缺如、输精管结扎而又不愿做输精管复通手术、女方双侧输卵管切除等，可以不受治疗时间限制。男方即使精子很少、活动率低、畸形精子多，在 1 年内仍有自然怀孕的可能，可以先行试孕，不必急于行辅助生殖技术。

　　临床上，精液的检查主要包括精液常规分析、精子形态分类、抗精子抗体检测、精浆生化检查和精子顶体功能检测等。其中，精液常规分析和精子形态分类是男性不育症的基础实验室检查。精液常规分析主要包括精液量、液化时间、酸碱度、黏稠度、精子浓度、活动率、活力等。各项指标会有波动，所以每位患者需要进行 2 次以上的精液常规检查。精子形态分类是判断精子生成质量和生育能力的敏感指标，但评估可重复性相对不足，常常出现不同检测者结果差异很大的现象。

　　对于少弱畸形精子症该行何种辅助生殖技术，需要遵循国家卫生部（现更名为国家卫生健康委员会）颁发《人类辅助生殖技术和人类精子库伦理原则》（卫科教发（ 2003 ）176 号）的适应证要求。然后对精子浓度、精子总数、精子活力和精子形态进行分级，可以分为轻度、中度和重度（严重）三级，也可以增加"极度"的四级分级法。这样，对轻度少弱畸形精子症患者可行夫精人工授精，重度和极度少弱畸形精子症患者可行单精子卵细胞质内注射术（ICSI）。处于中度少弱畸形

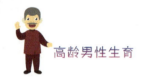

精子症患者，可以根据优化处理前和优化处理后的前向运动精子数来确定行人工授精还是体外受精 - 胚胎移植术。

精子浓度 (×10⁶)	前向运动精子 (%)	正常形态率 (%)	辅助生殖方案
< 10 ~ 15	20 ~ 30	3 ~ 4	IUI
< 5 ~ 10	10 ~ 20	2 ~ 3	IUI/IVF
< 1 ~ 5	1 ~ 10	1 ~ 2	IVF/ICSI
< 1	< 1	< 1	ICSI

检测和评估精子的顶体反应水平有助于预判精子的受精能力。精子的顶体功能检测可通过在体外使用钙离子载体 A23187 等诱导剂诱发精子顶体反应，从而预测夫精人工授精和体外受精的受精结局，有助于临床医生选择辅助生殖方案。各实验室应有自己的精子顶体反应正常参考值。不宜采用顶体酶作为确定辅助生殖方案的指标。

男科临床宜检测抗精子抗体，它与精子表面结合，可阻止精子穿透宫颈黏液、抑制精子发生顶体反应，影响精子的受精功能。《世界卫生组织人类精液检查与处理实验室手册》建议采用免疫珠法和混合抗球蛋白反应试验等方法检测抗精子抗体。同时，评估精子与宫颈黏液相互作用的性交后试验（PCT）异常，可考虑行夫精人工授精。

如精液常规分析镜下未见精子，离心沉淀可见少量或数条精子，诊断为隐匿精子症。临床可立即把这些精子微量冷冻保存，以便日后行 ICSI。如离心沉淀仍未观察到精子，诊断为无精子症。对无精子症患者，可采用经皮睾丸穿刺取精术、附睾穿刺术、睾丸显微外科取精术或睾丸活检（已较少使用）检查睾丸或附睾有无精子，如发现精子可予以微量精子或单精子冷冻保存，日后行 ICSI。如手术还是未找到精子，可行供精人工授精（AID）或供精体外受精（D-IVF）。

对于不动精子，可采用以下方法判定精子是活精子，再选择活精子或活动精子行 ICSI。其一，通过低渗肿胀试验，选择活精子；其二，可提前培养精子 3 ~ 4 小时，观察是否有活动精子。

20

睾丸和附睾手术取精前后有哪些注意事项？

◎汪李虎

睾丸细针穿刺抽吸术（TEFNA）和经皮附睾穿刺取精术（PESA）是无精子症患者重要的检查和治疗手段之一。相比较睾丸活检，以上两种取精方法多半对身体影响不大，也无明显的副作用。但极少数患者也可能出现以下并发症，如血肿、感染及影响睾丸血供导致睾丸萎缩等。

尽管手术并发症相对较少，但仍应注意以下事项，以减少甚至杜绝血肿等并发症：①手术时间极短，建议采用局麻或肌注镇痛针剂，不必采用腰麻和全麻。②进针应以避开附睾和皮下血管为原则，进针深度要视睾丸大小和进针部位而定。③尽量只抽吸 1～2 个方向，不主张多方向穿刺，以免损伤睾丸和附睾。④无论是梗阻性无精子症还是非梗阻性无精子症，尽量采用睾丸手术取精。⑤附睾精子抽吸术建议仅限于输精管先天缺如，禁止用于应激性阴茎勃起功能障碍和应激性不射精症患者，以免引起医源性梗阻性无精子症，导致医疗纠纷。⑥对非梗阻性无精子症，建议行睾丸切开取精，既可以取部分标本进行病理分析，从而了解睾丸生精功能，同时其余部分标本可以进行微量精子冷冻，以防下次取不到精子；有条件医院可尝试显微外科取精。

无论睾丸还是附睾手术取精，只要获取精子，都应该冷冻保存微量精子。使用冷冻精子行单精子卵细胞质内注射术（ICSI）的优点有：①睾丸和附睾冷冻精子与其新鲜精子行 ICSI 的临床妊娠率相当。②减少患者 TEFNA/TESA 再次手术的痛苦。③避免取卵日取不到精

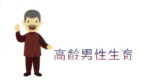
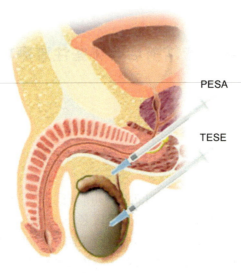

PESA

TESE

子的风险。④避免夫妇同一天手术，减少妻子担心。同时，肿瘤患者放化疗前应进行生育力保存。

睾丸和附睾取精手术的围手术期护理，要通过术前心理状态评估和干预，相关健康教育指导，积极做好术前准备、术中护理配合，以及术后常规护理和宣教。患者情绪稳定，切口愈合良好，不发生感染，有利于取得良好临床妊娠率。

术前护理主要是心理护理和术前宣教。心理护理：不育男性尤其无精子症患者，往往因家庭和社会压力，以及对辅助生殖技术不了解，容易产生焦虑、烦躁不安和怀疑心理，尤其担心对以后的性生活产生影响。医护人员应态度和蔼，热情接待，营造温馨的就医环境，减轻甚至消除消极情绪，使患者主动配合治疗。术前宣教：①术前谈话为术前一日嘱患者做好个人卫生准备、注意休息，保证充足睡眠，加强营养，多选用高蛋白、高维生素、低脂肪食物，并告知术后的注意事项。②耐心讲解睾丸或附睾手术取精的相关知识，如手术流程、费用和可能出现的并发症。③医务人员对这类患者要表示同情和安慰，同时承诺保护他们的隐私。

术中护理。 术中要与患者交谈，多安抚和鼓励，分散其注意力，嘱咐他深呼吸以缓解疼痛和紧张。

术后护理。 ①常规监测心率、血压等生命体征，压迫止血 5 ～ 10 分钟，注意观察有无出血和血肿。术后平卧 1 ～ 2 小时。②穿刺针眼的护理：教会患者观察有无出血，术后敷衍无菌纱布，用内裤托住纱布。如有血肿，务必回院就诊。③交代患者不要剧烈运动，次日最好休息一天。当天不要洗澡，次日就可以冲凉。一周内禁止性生活。

通过以上心理疏导和尽心护理，上刀医师恐心手术，多能帮助患者克服心理障碍，让患者被动接受变为主动配合手术，从而顺利获取睾丸或附睾精子，并避免术后出现并发症等问题。

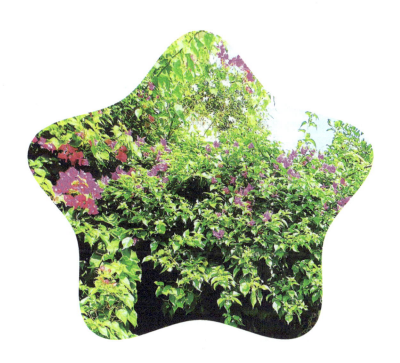

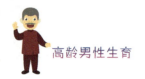
21

年龄大了，还可以进行精液冷冻保存吗？

◎张欣宗

精液冷冻保存是保存男性生育力的有效手段，高龄男性可在生育力丧失之前进行精液采集和超低温储存。目前只有国家批准运行的人类精子库才能开展精液冷冻保存服务（生殖保险业务）。精液采集需要在精子库内完成，待其完全液化后，在无菌环境中将精液与冷冻保护剂按照一定比例进行充分混匀，然后将精液-冷冻保护剂的混合液吸入 0.5 ml 塑料麦管或装入冷冻管，贴低温标签并密封后使用程控冷冻仪冷却和冷冻精液，也可使用人工程序进行降温和冷冻。冷冻后的精液按照精子库管理系统分配的位置在液氮或液氮蒸汽中进行储存。人类精液冷冻储存过程对精子有不同程度的损伤，高龄男性由于其自身精液的特点，可能存在取精困难、精液量少、精液质量差等问题，影响冷冻复苏后精液质量及其在辅助生殖技术中的应用。

虽然精液冷冻保存可以保存男性当前的生育力，但是高龄男性的生育能力及子代健康风险也不容忽视。35 ～ 39 岁的男性生育力略有下降，40 岁以后生育力每年下降率为 21% ～ 23%。高龄男性与高龄产妇一样，随年龄增加所生育子代健康风险也会增加；高龄男性睾丸生精功能下降，精液量、精子浓度、精子活力、精子形态等参数下降；高龄男性生育子代时，与年龄相关的精子基因突变及遗传性（尤其是常染色体显性遗传）疾病会增加，另外，与年龄相关的精子表观遗传学改变可能引起高龄男性子代易患精神分裂症甚至恶性肿瘤等疾病。

因此，鉴于越来越多的高龄男性准备自然或通过辅助生殖技术生育，建议在准备生育前进行孕前咨询及相关医学检测，了解子代可能存在的健康风险。另外，由于各种原因在 35 岁之前不想生育的年轻男性，可以到人类精子库进行精液保存，这样可以避免由于男性高龄引起的子代健康风险。

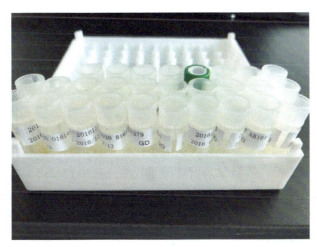

含有冷冻保护剂的精液

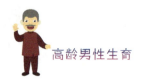
22

担心高龄因素对子代的影响，可以使用捐献者的精子生育吗？

◎张欣宗

父亲年龄增大对子代健康的影响仍然不明确，针对高龄的优生咨询很难给出明确的答案。有人认为子代在子宫内的发育和存活受到母亲和父亲的影响，高龄父亲可能使子代的死产率和早产率增加。有人担心父亲高龄，身体状况没有年轻时健康，子代发生遗传病和出生缺陷疾病的机会会高很多。由于这些顾虑，有高龄男士提出使用捐献者精子生育的要求。

在我国，临床上使用捐献者的精子生育是有严格的适应证。这些适应证包括：①男方有不可逆的无精子症、严重的少弱畸形精子症；

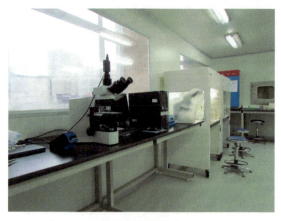

精子库的实验室

②输精管复通失败；③射精障碍；④适应证①②③中，除不可逆的无精子症外，其他需行供精人工授精技术的患者，医务人员必须向其交代清楚：通过单精子卵细胞质内注射术也可能使其有自己血亲关系的后代，如果患者本人仍坚持放弃通过单精子卵细胞质内注射术助孕的权益，则必须与其签署知情同意书后，方可采用供精人工授精技术；⑤男方和（或）家族有不宜生育的严重遗传性疾病；⑥母儿血型不合不能得到存活新生儿。

因此，单纯因担心高龄因素对子代的影响，是不能使用捐献者的精子生育的。除非伴随有上述六种情况中的任意一种，才可以使用捐献者的精子生育。我国的人类精子库现已提供生殖保险服务，针对可能面临高龄生育的男性，可以选择在年轻时去精子库保存自己的精子以备将来生育使用，就不用再担心高龄对子代的影响。

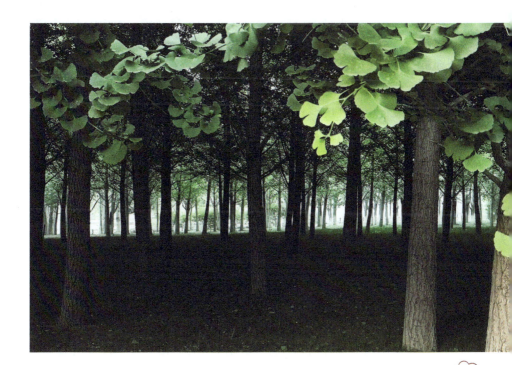

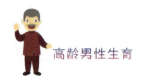
23

年轻的时候不想生育，先到精子库保存精子以后再用行吗？

◎张欣宗

由于社会、经济及工作压力和高学历教育等各种因素的影响，推迟生育已成为当今社会上的普遍趋势。我国最近一次全国人口普查资料显示，男女结婚年龄10年间推迟1.5岁，男性结婚平均年龄为26.7岁，相应的生育年龄也推迟。但由于受时间和外界环境、工作压力等因素的影响，男性生殖激素的生成、睾丸功能、精液参数（精液量、精子活力、精子浓度及精子形态）、精子功能随着年龄的增加而明显下降。随着年龄的增加，与年龄相关的精子基因突变及遗传性疾病增加，精子发生过程中出现的遗传学改变可能会增加子代健康风险，如子代易患精神分裂症、儿童孤独症甚至恶性肿瘤等疾病，重度抑郁症、癫痫、双向情感障碍等的发病风险也增高。

由于各种原因而暂时不想生育的年轻男性怎么办呢？专家建议，年轻男性可以到精子库进行生殖保险，即将自身精液以冷冻方式储存于精子库，以便将来需要生育时使用。

生殖保险是人类精子库的一项重要工作内容，并且精液冷冻保存已经是一项安全、成熟的技术。虽然精液的冷冻过程中会对精子造成损伤，尤其是对精子的活力。随着人精液低温冷冻技术的不断改进及辅助生殖技术的不断提高，尤其是单精子卵细胞质内注射术的应用，辅助生殖技术对精液冻融复苏后的活动精子总数的要求越来越低。而在妊娠及子代健康方面也有许多文献的报道，通过使用冷冻精液实施辅助生殖技术在自然流产、异位妊娠、妊娠分娩、子代出生缺陷及健康状况等方面与自然妊娠无差异，采用冷冻精液实施辅助生殖技术是安全、可靠的。并且，我国目前已对男性生殖保险出台了较为完善的法律法规，如《人类精子库管理办法》《人类精子库伦理原则》中对人类精子库在自身精液保存工作的开展、使用等方面做出了详细的规定。

　　因此，如果在年轻的时候不想生育，可先将精子保存于精子库，等到有生育需求的时候再将其取出用于辅助生殖技术。这是避免由于男性高龄引起的子代健康风险的一个有效且可行的办法。

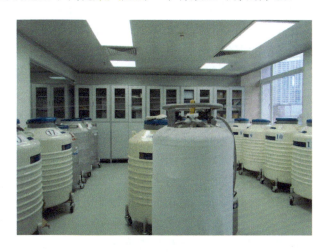

液氮罐冷冻保存人精子

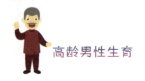

高龄男性生育

24

再生育，可以筛选精子生男孩或女孩吗？

◎李彩虹　许　蓬

　　国家全面开放二孩政策后，很多夫妻计划生育第二个孩子。再生育时，大多数夫妇都希望能够儿女双全。从科学的角度来讲，胎儿性别是由使卵子受精的那条精子决定的。如果是携带一条 X 染色体的精子让卵子受精，就产生一个女性胎儿；反之，携带一条 Y 染色体的精子让卵子受精，则产生出男性胎儿。自然状态下生男孩和生女孩的概率各占 50%。

　　国外有商业化的人类精子分离技术，利用探针结合特异性 DNA 的原理帮助识别 X 精子和 Y 精子，通过这种方法在妊娠前作性别预选，从而预防伴性遗传性疾病在后代身上发生。我国对性别选择的要求是可以用于伴性遗传病的筛选，禁止使用任何非医学需要的筛选胎儿性别的行为。

　　中国古代"重男轻女"的思想根深蒂固，直到今天，民间还流传着许多偏方，说吃了什么东西就可以生男孩。这都是没有科学根据的。因此，对于夫妻双方无伴性遗传性疾病、且从未生育过患有伴性遗传性疾病的孩子，再生育时不可以筛选精子生男孩或女孩；对于出生后代存在伴性遗传性疾病高风险的夫妻，再生育时可以通过"第三代试管婴儿技术"——胚胎植入前遗传学诊断（PGD）的方式来选择胎儿性别，准确率可以达到 100%。虽然目前所使用的 PGD 检测方式，可以检查胚胎 23 对染色体的结构和数目异常与否，挑选健康胚胎，但是也不要盲目推崇这种方式，毕竟筛查需要对胚胎进行活检，属于有创操作；其次，虽然挑选了健康的胚胎，但是胚胎移植后，胎儿在生命发育的任何一个阶段，由于母体、环境等因素，染色体都有可能出现异常变化。更重要的是，第三代试管婴儿技术必需符合一定的医学指征才可以在有资质的辅助生殖中心实施。

对于自然妊娠的夫妇，如果无医学指征，再生育还是不要人为选择胎儿的性别。无论生男生女，生一个健康的孩子最重要。如果人为干涉胎儿性别，会造成社会的男女比例失调，将会对社会稳定、社会伦理道德体系造成冲击和不良影响。

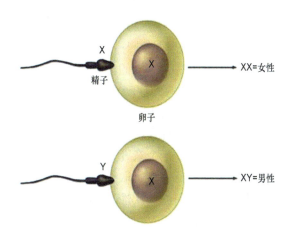

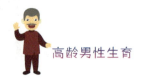

25

精液检查无精子，还能安全生育自己的后代吗？

◎刘　芸　朱伟杰

　　生育对于李先生来说，是一个 20 年不变的追求。自从 20 年前结婚后，当时 28 岁的小李一直尝试着当父亲，努力了两年没见效果，去医院检查精液，等来一个晴天霹雳的消息：无精子症！进一步检查结果更让他无法接受：先天性双侧输精管缺如。当时医生告诉他："去领养一个孩子吧"。妻子离他而去，家庭变故、心理压力，使他对生活失去了信心。直到 3 年前，听亲戚提到一位同样是无精子症的远房亲戚，通过试管婴儿技术生了一个亲儿子。带着重新组建的家庭的新希望，再婚后夫妇俩接受了附睾穿刺取精试管婴儿治疗，妻子生了一对龙凤胎！简直是上天的恩赐，一次性儿女双全，李先生收到了亲友们的祝福和羡慕，倍感幸福。

　　但是，老李高兴之余，却有忧虑：这种通过手术取出的精子，到底对孩子的安全有没有不良影响呢？

　　现代辅助生殖技术应用至今已经 40 年，第一例试管婴儿已经顺利自然生育健康后代，试管婴儿疗法的发明者也获得了诺贝尔医学奖，这项技术的安全性已经获得了社会和科学界的认可。单精子卵细胞质内注射术是随着试管婴儿技术发展而产生的一项新技术，主要针对男性精子过少、过弱进行治疗，效果显著。

　　现代胚胎培养技术是使一个精子进入卵子后，父母双方遗传物质重新组合，诞生新的生命的过程。但在自然受孕情况下，一个精子的进入，需要数千甚至数万个精子开路，把卵子表面的重重保护细胞分开，开辟一条通路，那条幸运的精子才能接触到卵子，获得进入卵子的机会。当丈夫的精子数量极少，达不到数千数万时，只能通过胚胎学家的帮助，在特殊的显微操作装置辅助下，选择一个外形良好的精子注射到卵子里面，达到受精的目的。这项技术正好帮助了像李先生这样的患者，虽然排出的精液里没有精子，但通过用针在附睾或睾丸穿刺抽吸，能够获得少量精子，也可以使卵子受精，生育自己的后代。

目前，这项穿刺抽吸精子加单精子卵细胞质内注射技术已经在临床获得广泛应用，临床妊娠率与自然排精做单精子卵细胞质内注射的患者类似，都能达到 50% 左右。2013 年一项来自郑州大学第一附属医院的 3079 例显微注射授精病例观察，结果显示，自然排出的精子、睾丸穿刺精子和附睾穿刺精子，新生儿出生缺陷发生率没有区别。说明这项技术对于有产生精子的功能但排不出精子的患者，应该可以放心接受治疗，以获得与自然排出精子相似的妊娠率和相同的后代安全性。

但是，同自然怀孕生育的过程一样，人类生殖过程不可避免地会发生一些缺陷，不是通过技术就可以完全避免。建议想借助辅助生殖技术生育的无精子症患者夫妇，确立正确的生育观念，积极配合医生的治疗医嘱，按时按剂量使用促排卵药物，遵循健康的作息时间，禁止抽烟酗酒，合理饮食，食物种类尽量多样，不提倡偏向某种食物的过多摄取。一旦助孕成功，必须按照医嘱进行黄体支持（保胎）治疗，不宜按照网络或病友亲戚处来源的"方案"擅自更改用药。应该按照医嘱在孕早期、中期、晚期进行各项胎儿和母体指标的检测，以及时发现某些异常，及时进行处理，安全生育出自己的后代。

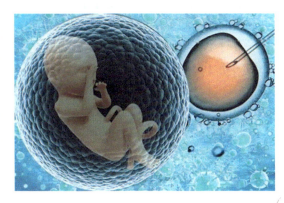

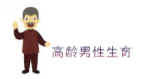

26

"龙凤胎"真的那么完美吗？

◎刘　芸　朱伟杰

多子多福，乃国人的传统观念，在国家人口政策放开以后，又重新成为热议话题。

"好"字就是女＋子，家中有儿又有女，历来被认为是圆满人生的必要条件。生育的苦和累，给女人带来了太多的负担，如果能够一次性生下两个，而且男孩女孩都有的"龙凤胎"，真是幸福人生的一个大礼包！

双胎在人群中约90个妊娠才有1例，而试管婴儿技术为了增加成功率，往往放置多个胚胎到子宫，导致试管婴儿双胎率达到30%以上，这样将人群的双胎率大大提高，并且龙凤胎比例可达到试管婴儿的5%，比自然人群的0.2%龙凤胎比例增加了25倍。不少夫妇期望一次妊娠就"品种齐全"，特意找到医生要求做一对龙凤胎。

但是，绝大多数人都没有注意到，龙凤胎里的兄弟不小心对亲密的姐妹造成了隐形威胁。生殖遗传学表明，宝宝的性别是由父亲决定的，带有Y染色体的精子与卵子结合，就形成了男宝宝，带有X染色体的精子与卵子结合，就形成了女宝宝。其原因是Y染色体上带有一个关键基因：性别决定基因SRY，这是一把开启男性生殖系统发育的钥匙。从胚胎形成到第6周，男宝宝和女宝宝的生殖系统都是一样的，都有两套管道，一套叫午非氏管，另一套叫苗勒氏管。胚胎发育到第7周时，男宝宝的SRY"钥匙"开始起作用，睾丸发育，产生雄激素和抗苗勒氏管激素，男宝宝身体内的苗勒氏管被抑制退化，仅让午非氏管发育，将来长成一个完美的"男子汉"。女宝宝并没有这把 SRY "钥匙"，男宝宝第 7 周开始的变化并没有在她体内发生，苗勒氏管发育成女性生殖系统，午非氏管在竞争中落败而退化，女宝宝将来成为标准"美女"。然而，龙凤胎的男宝宝，在 7 周开始就分泌雄激素，对住在同一个子宫里的同样小的姐妹造成了干扰，小姐妹的苗勒氏管要发育，可能会受到雄激素影响，导致女性生殖系统发育异常。同样，女宝宝卵巢产生的雌激素对男宝宝生殖系统发育是否会造成影响，也值得关注。到目前为止，已经有芬兰的研究人员发现，龙凤胎之女性成年后生育力较正常人群要低，结婚的概率也比正常人群低 25%。多项研究也证明，女性胎儿在高雄激素环境下发育，成年后患糖尿病和多囊卵巢综合征的概率明显增加。

生了龙凤胎宝宝的父母们是很高兴的，在惊喜幸福的同时，更要关注宝贝们的发育、成长和婚育。孩子出生后，应该留意外阴是不是正常女婴或男婴外形；女儿成长的幼儿、儿童期，应该尽量与男女小伙伴一同玩耍，避免男性化倾向；当女儿 12 ～ 14 岁时，注意是否有月经来潮，超过 16 岁还没有来第一次月经，就应该到医院就诊；青春期来临时，应注意女儿外生殖器是否是向正常女性状态发育，乳腺是否正常发育，声音是否变尖细。如果声音变粗，外生殖器男女难辨，应尽早就诊，不应等到身体发育成型了才发现生殖器是畸形，错失了矫形治疗的最佳时机；女儿长到婚嫁年龄时，应关心婚恋情况，适时加以正确引导；可以尽早做子宫附件 B 超检查，看子宫发育是否偏小，卵巢是否偏大，是否有多囊倾向。如果发现异常，尽早进行干预，给孩子一个正常健康的人生。

如果寻求试管婴儿技术帮助生育的夫妇，也需要注意，不要一味地追求双胎、龙凤胎，目前生殖技术进步了，将胚胎培养到第 5 天或第 6 天成为囊胚后，选择 1 个优质囊胚植入子宫，同样可以保证 50% ～ 60% 的成功率，还大大降低了双胎出问题的风险。现在国家倡导多生育，就不必一次生两个了。

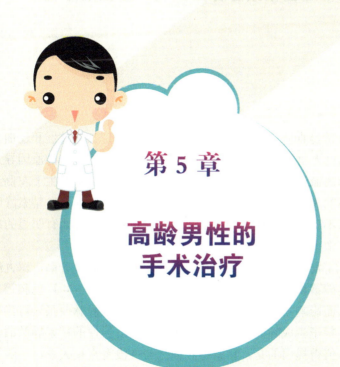

第 5 章

高龄男性的
手术治疗

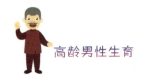

01

高龄男性还会精索静脉曲张吗？需要治疗吗？

◎姚　兵　冯雨明

　　精索静脉曲张是精索内蔓状静脉丛的异常延长、扩展和迂曲，发病率占男性人群的 10%～15%。精索静脉曲张是由于各种原因导致的精索静脉内血液回流不畅、瘀滞于静脉内而形成，多发生于左侧，占总发病率的 80%～90%，亦有患者是双侧精索静脉曲张。精索静脉曲张占男性不育病因高达 40%。主要表现为患者阴囊背面有明显的血管丛，就好像上面爬满了"小蚯蚓"一样。

　　精索静脉曲张会导致静脉内淤血，引起局部温度升高，睾丸组织内二氧化碳蓄积，血儿茶酚胺、皮质醇、前列腺素、5-羟色胺等含量增加，从而影响睾丸血供和正常生精功能。精索静脉曲张还可伴有睾丸萎缩和精子生成障碍，造成男性不育。高龄男性的精索静脉曲张尤其明显。值得提出的是，精索静脉曲张与性没有直接关系，一般不会影响性功能而导致勃起功能障碍或早泄。因此，手术及药物等治疗也不会改变其性功能状况。但需要注意，由于因静脉迂曲扩张，使血液滞留，房事之后很长一段时间内会出现会阴及阴囊部坠胀不适，这种情况在高龄男性中常常出现。

　　虽然，精索静脉曲张好发于年轻人，主要是因为青壮年常进行负重、锻炼等体力活动。但精索静脉曲张在高龄男性仍有一定的发病率，主要是因为青壮年时轻中度精索静脉曲张常无症状，随着年龄的增加，精索静脉曲张会逐渐加重，达到一定程度后，会出现持续性或间歇性的坠胀感、隐痛或钝痛，并可向同侧会阴部及腹股沟处放射。当出现此类症状时，说明高龄男性的精索静脉曲张已经较为严重。药物治疗效果一般欠佳，可考虑手术治疗。但对于仍无明显症状和体征、无生育要求或精子质量正常者，可不手术治疗。

保守治疗的方法。用于精索静脉曲张症状不明显或已经有过生育的患者，如果高龄男性虽然不育但没有生育的需求，可以考虑。保守治疗包括在行走和站立时佩戴阴囊托带、阴囊局部冷敷及中西药结合治疗。

出现以下情况可考虑手术治疗。①患者不育，精液参数异常，女方生育能力正常，或者虽然有不孕情况但可能治愈。②虽暂无生育要求，但检查发现精液质量异常者。③坠胀感或疼痛比较严重，严重影响生活质量，并且经保守治疗改善不明显的。

手术治疗的方法。传统的手术方法为精索静脉高位结扎术或腹腔镜下精索静脉结扎术，为泌尿男科常规手术。手术时间短，但精索静脉曲张本身复发率较高。目前较为推荐的手术方法为显微镜下精索静脉结扎术，切口小，损伤小，复发率低，为首选。如果精索静脉曲张需要采用手术治疗，患者应该在手术前 1～2 周停止性生活。另外，由于该手术创伤不大，一般会在术后 7 天拆线或采用可吸收线，术后 1 个月可恢复性生活。但性生活的频率应适当限制，以防止精索静脉曲张复发。

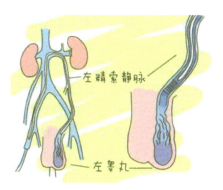

左精索静脉

左睾丸

精索静脉曲张

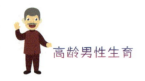

02

为什么高龄男性疝气必须手术治疗？

◎姚　兵　冯雨明

疝气，即人体内某个脏器或组织离开其正常解剖位置，通过先天或后天形成的薄弱点、缺损或孔隙进入另一部位。临床表现主要为坠胀不适、疼痛、会阴部压迫感。压迫膀胱时会有尿频，严重者可继发精索静脉曲张。一旦疝气嵌顿可形成肠坏死等严重后果。腹腔温度较高，长期疝气压迫及接触阴囊部，可使阴囊温度升高，导致生精功能障碍。从而导致男性不育。

常见的疝气种类很多，有脐疝、腹股沟直疝、斜疝、切口疝、手术复发疝、白线疝、股疝等。高龄男性的疝气主要由于腹壁腹膜薄弱，脏器或组织突出，在体表形成一个包块，常规平卧时可回纳。这种疝气一般多为腹股沟疝。腹股沟疝分为腹股沟斜疝与腹股沟直疝，与解剖结构分类有关，临床表现的主要差异在于腹股沟直疝可突入阴囊。不过，不管是否突入阴囊，腹股沟疝一旦产生，就会对阴囊、睾丸形成压迫，造成局部生精异常。因此，一般建议高龄不育男性，出现疝气，需立即常规手术治疗，行疝修补。

疝修补术是普外科传统的手术，主要是将不同解剖层次与组织结构缝合在一起，但因张力较大，再加上各个组织的愈合能力不同，难以符合腹股沟区解剖与生理特征。而且高龄男性机体抗张力减弱，容易出现撕裂肌腱韧带，并且手术创伤大、术中出血量多、术后恢复难、局部疼痛感强烈且并发症发生率高等问题，逐渐在目前治疗中被新技术取代。因此，在高龄男性手术治疗中不推荐。

高龄男性的疝修补术推荐无张力修补。无张力疝修补术有创伤小、术中出血量少、术后恢复快、复发率与并发症低等优点，不断应用于治疗腹股沟疝疾病中。无张力疝修补术符合腹股沟区的生理特征与修补原则，利用填充物将疝囊翻入患者腹腔，缓冲腹内压，有效减弱腹腔内巨大的冲力对内环口的影响，同时重建内环，在修补手术过程中正确解剖层次与组织，进行无张力对合，有效克服了传统疝修补术对正常解剖的影响。另外，手术中采用的锥形填充物与聚丙烯网片的组织相容性良好，并且具有抗感染能力，因此应用范围不断扩大。如果术后适当给予一定的疼痛治疗，减轻患者的疼痛感会更好。

腹腔镜腹股沟疝修补术是一种安全、可靠的治疗腹股沟疝的技术，跟开放腹股沟疝气修补手术相比，腹腔镜腹股沟疝修补术对患者所产生的创伤非常小，患者在经过手术之后能够很快康复，并发症发生的概率比较小，术后的复发率也比较低。腹腔镜腹股沟疝修补术与开放腹股沟疝修补术在治疗高龄腹股沟疝方面都能够达到很好的效果。腹腔镜腹股沟疝修补术在手术时间方面要长于开放腹股沟疝修补术，这是因为腹腔镜腹股沟疝修补术在操作过程中，对于手术的操作要求更加精细，所以在手术时间方面会更长一些。随着技术的进步，腹腔镜腹股沟疝修补术的操作时间还可以进一步缩短。腹腔镜腹股沟疝修补术在手术切口，术后疼痛、患者术后恢复活动时间，以及并发症发生概率等方面均优于开放腹股沟疝修补术。但不论哪种修补术，对于要求生育的高龄男性来讲都是必要的。

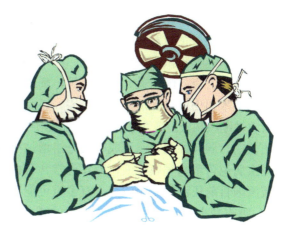

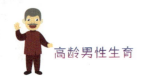

03

高龄男性睾丸鞘膜积液为什么要手术治疗？

◎姚　兵　冯雨明

　　睾丸鞘膜积液是围绕睾丸的鞘膜腔内液体积聚超过正常量，而形成的囊肿病变，可见于各种年龄，是一种临床常见疾病。当出现睾丸鞘膜积液时，睾丸就相当于一直"被包裹""被挤压"，无法"呼吸"。临床上按鞘膜积液所在部位及鞘膜突闭锁程度，把鞘膜积液分为4种类型：睾丸鞘膜积液、交通性鞘膜积液、精索睾丸鞘膜积液、精索鞘膜积液。它的主要表现有：阴囊内有囊性肿块，积液量少时无特殊不适，相反量较多时于竖立位时牵引精索引起钝痛和睾热感，严重者可影响排尿及正常的日常生活。4种鞘膜积液的好发年龄完全不同，交通性鞘膜积液多为小儿先天性鞘突未闭所致，而睾丸精索鞘膜积液多发于婴儿，高龄男性好发的鞘膜积液主要为睾丸鞘膜积液。

　　高龄男性的这种睾丸鞘膜积液从病因上可分为原发性与继发性，继发性睾丸鞘膜积液发病率较高。继发性鞘膜积液常有原发性疾病，如急性睾丸炎、附睾炎、精索炎等，刺激鞘膜渗出增加，造成积液。阴囊手术损伤淋巴管造成回流障碍，以及高热、心衰、腹水等，表现为急性鞘膜积液；慢性继发性积液常见于慢性睾丸炎、附睾炎、梅毒、结核病、睾丸肿瘤等，造成鞘膜分泌增加而积液。另外，丝虫病和血吸虫病也可引起鞘膜积液，液体内常含有白细胞。原发性睾丸鞘膜积液原因目前还没有完全清楚，有多重可能性，可能是由于鞘膜分泌增加、吸收减少，也可能是由于未发现的或已愈合的睾丸炎、附睾炎引起。也有部分与先天因素，比如鞘膜腔淋巴管系统存在缺陷有关，但这种病程进展缓慢。

高龄男性发生的这种睾丸鞘膜积液，在传统中医上叫作"水疝"，即睾丸包裹于较多的液体中，液体局部会对睾丸形成压迫，导致睾丸"无法呼吸"。如果是炎症等引起的鞘膜积液，炎性因子会对睾丸局部微环境形成破坏，造成生精功能障碍，并可能会产生抗精子抗体等免疫性不育。另外，长期的液体潴留，阴囊内温度会逐渐升高，更会影响精子质量。而高龄男性的生育能力本身随着年龄的增加而下降，一旦出现鞘膜积液，则影响较大，需立即治疗。对于发作较长时间的鞘膜积液，药物保守治疗效果不佳的，也需要行手术治疗。

高龄男性睾丸鞘膜积液主要的手术方法有两种：睾丸鞘膜翻转手术和切除手术。鞘膜翻转手术：于患者阴囊不存在血管的区域行一横向切口，撑大切口之后，用力处理鞘膜壁层，从阴囊切口挤出鞘膜囊，随后实施游离，下拉睾丸，游离精索，切开鞘膜壁层，放出积液，纵向切开鞘膜，完全敞开囊腔，止血之后翻转至睾丸后面，利用丝线予以中断缝合，关闭切口。鞘膜切除手术：于患者阴囊不存在血管的区域行一横向切口，切开皮肤及组织之后，充分暴露睾丸鞘膜壁层，分离和睾丸鞘膜壁层及精索内膜，切开鞘膜，吸出积液，彻底分离精索

内膜与鞘膜内侧，于鞘膜反折 1 cm 部位进行全部切除，通过缝线对患者实施连续锁边缝合。鞘膜翻转手术和鞘膜切除手术均能够有效治疗睾丸鞘膜积液，手术的临床操作均较为简单，对阴囊组织的损伤较小。但哪种方式更优仍存在争议。

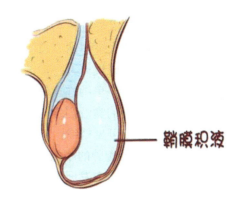

鞘膜积液

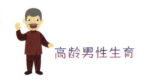
04

高龄男性附睾囊肿的手术困惑是什么？

◎姚 兵 冯雨明

附睾囊肿，好发年龄为 20 ～ 40 岁。但因为不易察觉，高龄男性实际并不少见。附睾囊肿的常见部位是附睾头部，而体部及尾部很少发生。它起源于睾丸网输出小管的上皮细胞，直径数毫米至数厘米，可为单一囊腔或分隔多腔，以单发多见。囊液内常含有精子。发病原因尚不十分明了，可能与性刺激、睾丸附睾的慢性感染或输送精子的管道部分梗阻有关，还可能与局部损伤或性传播疾病感染有关。一般来讲，附睾头部的附睾管屈曲、转向或形成憩室，随时间推移和精子不断堆积，憩室小管不断增大，于是形成附睾囊肿。当附睾因炎症或创伤而阻塞或形成瘢痕时，亦可发生附睾囊肿。附睾囊肿分为附睾单纯性囊肿与附睾精液囊肿两类。一般认为，二者均来自附睾内的小管，病因可能与外伤或炎症阻塞有关。附睾囊肿的高龄患者一般多无明显症状，少数患者有轻度睾丸疼痛或阴囊坠胀不适。附睾单纯性囊肿比精液囊肿少见。附睾单纯性囊肿的囊液清亮，穿刺抽吸液体化验无精细胞；而精液囊肿的囊液因含大量精子和淋巴细胞等沉积物而呈乳白色穿刺抽吸物镜检可见精细胞。

高龄男性附睾囊肿的临床表现为偶有阴囊坠胀感，一般无明显症状，无特殊不适，病变发展缓慢。无症状者无须治疗，症状较重或囊肿体积较大且已婚有子女者可行手术摘除，但手术有可能破坏附睾管因而影响生育，需慎重。

但需要注意的是，睾丸输出小管在附睾头部盘曲汇聚于附睾管内，而附睾管纤细，是精子输出的唯一通道，一旦感染或发育畸形，很容易引起梗阻造成无精子症，同时远端扩张形成附睾囊肿。因此，部分高龄患者会有附睾囊肿与梗阻性无精子症合并出现。此时的治疗选择常建议首选附睾穿刺后行辅助生殖治疗。不建议直接手术行囊肿切除。

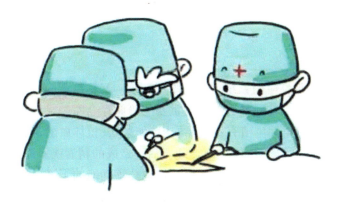

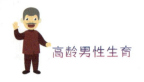
05

高龄男性精囊问题知多少？需要手术治疗吗？

◎姚　兵　冯雨明

　　精囊是男性生殖系统重要的附属性腺，又称精囊腺，是一对呈长椭圆形的囊状小体，是男性精浆重要的"储存仓库"。精囊分泌的多种物质因子对男性生殖有着重要作用，如果糖、抗坏血酸、前列腺素等。精囊发育异常（如精囊缺如），或者后天造成的精囊疾病（如精囊炎、精囊囊肿）都可能造成男性不育。精囊分泌功能的下降，包括精囊自身分泌功能不足及外部梗阻原因引起，也会影响精子的发育及精卵结合，最终造成男性不育。高龄男性很多不育都与精囊状况密切联系。

　　精囊能够分泌多种物质，其分泌液占精浆总量的 60% ～ 70%，含有多种营养物质和生物活性物质，为男性生殖活动正常进行提供了保证。精囊功能下降往往造成精液黏稠度增高。人类精囊还能分泌一种精子的免疫抑制物到精浆中，这些免疫抑制物具有很强的免疫原性，能够保证精子作为异物进入女性生殖道内，避免发生免疫排斥反应杀灭精子，促进精卵细胞的结合。

　　精囊腺的异常主要表现为精囊炎症。精囊炎是男性常见感染性疾病之一，发病年龄多在 20 ～ 40 岁，以血精为主要临床表现，但有急性和慢性之分，个体差异大，临床表现不尽相同。可以把临床表现分为 4 类。①疼痛：急性者可见下腹疼痛，并牵涉会阴和两侧腹股沟。慢性者则可出现耻骨上区隐痛，并伴有会阴部不适。疼痛症状在射精时明显加剧。②尿频、尿急、尿痛：急性者尿急、尿痛症状明显，并可见排尿困难。慢性者以尿频、尿急，并伴排尿不适、有灼热感为明显症状。③血精：表现为射精时排出血精，精液呈粉红色或红色或带血块。急性者血精现象更明显。④其他症状：可有发热、恶寒、寒战，此为急性精囊炎所见的全身症状。血尿，也是急性精囊炎的表现之一。而射精疼痛，性欲低下、遗精、早泄为慢性者所见。一旦精囊出现问题，就相当于精子长期泡在满是细菌炎症的水里，不育就显而易见了。

高龄男性精囊炎的治疗，可以选用恰当的抗生素，急性精囊炎应治疗到症状完全消失后，再继续用药 1～2 周；慢性精囊炎则需继续用药 4 周以上，以巩固疗效。在治疗过程中需要注意卧床休息及避免房事过多。

如果高龄男性出现顽固性精囊炎和顽固性血精，一般可以建议行精囊镜手术治疗。由于精囊的解剖位置特殊，传统手术方法难度较大。精囊位于盆腔深部，开放手术视野暴露不佳，手术创伤大，时间长，失血多，并发症发生率高。精囊镜技术的发展为精囊疾病的手术治疗提供了一条新的途径。与传统手术相比，精囊镜手术对盆腔深部的精囊腺显露良好，具有创伤小、出血少、疼痛轻、术后恢复快、住院时间短、并发症少等优点。因此，目前认为精囊镜手术必将取代传统手术成为精囊疾病外科治疗的首选方法。精囊镜可通过射精管进入精囊，循正常的精道解剖途径逆行依次检查精囊和射精管，具有操作方便，观察直观，效果显著等特点，是专门针对少弱无精子症、血精、射精痛、精囊炎、精囊结石等的治疗方式，也是目前国内医学界前沿的技术之一。

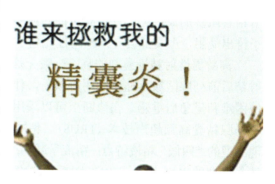

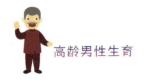

06

什么是射精管囊肿？需要手术治疗吗？

◎姚　兵　冯雨明

　　高龄男性射精管囊肿主要是由于精道通路梗阻，射精管扩张、膨大引起的。多为继发性，囊液内含有果糖和（或）正常精子，且囊内常有结石。病因主要包括出血、感染、恶变、钙化及结石等，可继发不育、血精症、射精量减少、射精痛、直肠区不适、尿潴留，以及在精阜水平对射精管和尿道造成压迫而引起精囊充血等较严重的并发症。

　　高龄男性不育的原因，其中有一个是输精管道阻塞，如果男性输精管、射精管、尿道等发生阻塞，精子不能射出体外，就会造成男性不育。男性射精管有两根，如一侧发生阻塞可能会影响生育，如果两侧阻塞则会形成梗阻性无精子症，造成男性不育。射精管囊肿是造成射精管阻塞的原因之一，很有可能会影响输精管道的畅通性，造成精子排出受阻，严重的会导致梗阻性无精子，出现男性不育。

　　高龄男性射精管囊肿的临床一般无症状，少部分患者出现射精和射精后前列腺区域疼痛、向阴囊放射，伴血精、精液量突然减少，大便困难和里急后重感。在诊断上可以采用精浆生化检测技术和经直肠前列腺精囊高频超声技术（TRUS）。精液分析时有射精管梗阻的会出现典型的"四低"精液特点：精液量减少；少精、无精子症；pH 降低；精浆果糖的水平下降。TRUS 阳性检出率、确诊率都很高，已被公认为射精管梗阻的首选的非侵入性检查方法。精管造影被认为是射精管囊肿诊断的金标准，但需半环形切开输精管，因此造影时须注意保护血管供应，且易损伤输精管动脉，而且肉芽组织和疤痕增生、新的梗阻发生等可能性较大，目前各医院不常规开展。

高龄男性射精管囊肿的治疗方案很多。保守治疗适于囊肿较小，症状轻，年轻患者，并定期随访。对合并感染，有血精症状者，应予口服抗生素、止血剂治疗，必要时可用 5α- 还原酶抑制剂。

手术治疗适于囊肿较大，并发结石，症状明显且难以治愈者。方法有囊肿切除或患侧精囊切除、耻骨上袋形缝合术、经尿道囊肿去顶术等。但均为传统方法，损伤较大，不推荐。

囊肿穿刺注入无水酒精或四环素液，可使囊肿缩小。但穿刺部位较难选择，且效果不好评价。

经尿道手术对射精管狭窄、闭锁引起精囊囊肿者应行经尿道射精管口切开或精阜切除术。该手术方法较易操作，且损伤小，为高龄男性射精管囊肿合并梗阻性无精子症（或者精液严重异常）的首选手术方式。但术后部分患者可有尿液反流到射精管、输精管和精囊内，不仅会改变精液 pH、渗透压、降低精子活力，并可导致输精管、精囊和附睾的急性或慢性炎症，甚至闭塞。当然，如果出现射精管囊肿合并无精子症，高龄男性有生育要求的患者也可直接做附睾 / 睾丸穿刺取精，行辅助生殖技术治疗。

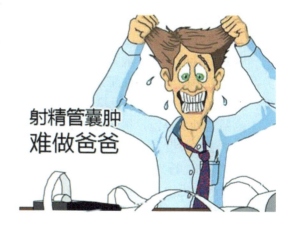

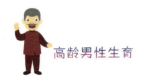

07

高龄男性早泄需要手术治疗吗？

◎姚　兵　冯雨明

　　早泄的定义目前尚存在争议。以往早泄通常是以射精潜伏期或以女性是否能达到性高潮为判断标准。2008年国际性医学学会第一次采用循证医学定义早泄，指出早泄是一种性功能障碍，有如下特点。①射精往往或总是在插入阴道1分钟左右发生；②多次或每次插入阴道后，没有延长射精的能力；③有消极的后果，如烦恼、痛苦沮丧和（或）避免性接触等。此外，还要综合考虑患者对射精的控制能力，以及夫妻双方是否能够达到性满足。

　　高龄男性的早泄一般多为继发性，正常生活、工作中的焦虑、压力在性生活中体现，还有部分患者外生殖器或者尿道疾病如包皮龟头炎、前列腺炎等也可能继发早泄。

　　高龄男性的早泄，很多人都羞于治疗，但其实是可以治愈的。早泄的治疗措施有很多，主要如下。

　　(1) 精神、行为治疗。 改变性交体位，如女上式性交、侧卧式性交；用冷水湿毛巾冷敷睾丸，使睾丸血流变慢，消除紧张；选择性交时间，以睡眠醒来以后为宜，或者先自慰射精，待性交不应期过后再行阴道性交；使用安全套，降低阴茎与阴道摩擦，降低刺激强度；中断排尿法，就是在排尿过程中先排一部分，然后停顿一下，再排、再憋住，分几次排出。

　　(2) 药物治疗。 早泄的药物治疗有多种，一般采用中西医结合的方法。西药的方法包括表面局部麻醉药、5-羟色胺抑制剂等。起效较快，一般疗程 3 月左右。传统中医疗法方法较多，需辨病辩证，可有传统的药方及针灸疗法。临床上常用中成药联合西药综合治疗。

　　(3) 手术治疗。阴茎背神经离断术，该手术需要严格掌握适应证，只适用于已婚的阴茎极度敏感的早泄患者，而且患者必须已经接受过长期的药物与心理、行为治疗，且疗效甚微。同时，手术前还需要针对阴茎进行专业的测定，然后在获取客观数据后进行综合判断。具体来说，手术对象要同时具备以下条件：勃起功能正常；已婚或有固定性伴侣，有规律的性生活大于 1 年者；严重早泄者；无其他器质性因素；心理素质正常；阴茎涂抹局麻药有效、戴安全套有效；常规性行为疗法大于 2 个月仍无效者；年龄大于 40 岁但手术愿望强烈者。阴茎背神经离断术毕竟是一种损伤性手术方法，对神经有一定的损伤，因其具有不可逆的特点，应慎重选择。术后并发症除了可能有常见的感染、出血、切口裂开等以外，阴茎背神经阻断术如果切断的阴茎背神经分支过多，则容易导致并发症增加，如阴茎麻木、勃起功能障碍（ED）等。一般情况下，阴茎背神经部分分支切断并不影响勃起功能，但可能造成阴茎麻木、感觉明显缺乏等，会使阴茎反射性勃起的功能减退，影响到阴茎勃起功能。因为高龄男性本身易患勃起功能障碍，所以该手术不适于高龄男性勃起功能欠佳或有生育要求的早泄患者。

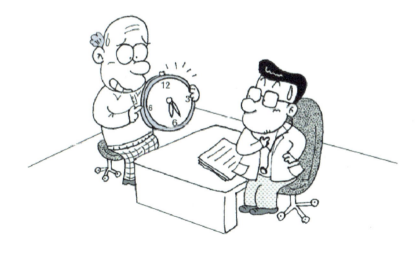

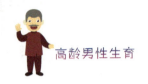

08

高龄男性勃起功能障碍需要手术治疗吗？

◎姚　兵　冯雨明

勃起功能障碍（ED），俗称"阳痿"。它的定义为：过去3个月中，阴茎持续不能达到和维持足够的勃起以进行满意的性交。随着年龄的增大，男性发作勃起功能障碍的概率也越来越高，因此很多高龄男性会感觉自己越来越不行。而且一旦有生育要求，心理压力会更大，从而更容易出现不举。目前普遍认为勃起功能障碍的发病是多因素导致的，根据病因不同可分为心因性、器质性和混合性三大类。

（1）**心因性勃起功能障碍**。指紧张、压力、抑郁、焦虑和夫妻感情不和等精神心理因素所造成的勃起功能障碍。如日常夫妻关系不协调、性知识缺乏、不良性经历、生活工作或经济压力、对媒体宣传的误读误解、对疾病和处方药副作用的恐惧所致的焦虑和抑郁性心理障碍和环境因素等。

（2）**器质性勃起功能障碍**。包括血管性原因、神经性原因、手术与外伤、内分泌疾患、阴茎本身疾病、慢性病和长期服用某些药物等。血管性病变是勃起功能障碍的主要原因，占勃起功能障碍病例的近50%，包括任何可能导致阴茎海绵体动脉血流减少的疾病，如动脉粥样硬化、动脉损伤、动脉狭窄、阴部动脉分流及心功能异常等，几乎所有能导致高血压的危险因素，如吸烟、高脂血症、肥胖等均能增加勃起功能障碍的发病率。中枢、外周神经疾病或损伤均可以导致勃起功能障碍，中枢性包括脑卒中、肿瘤、帕金森病、脊髓病变、腰间盘疾病、多发性硬化、多发性萎缩等。大血管手术、盆腔或腹膜后手术或创伤，如前列腺癌根治术、腹会阴直肠癌根治术等手术及骨盆骨折、腰椎压缩性骨折或骑跨伤，可以引起阴茎勃起有关的血管和神经损伤，导致勃起功能障碍。长期服用抗抑郁药、抗精神病药、抗雄激素药、抗组胺药、毒品（海洛因、可卡因及美沙酮等）均可以引起勃起功能障碍勃起功能障碍。

(3) **混合性勃起功能障碍**。指精神心理因素和器质性病因共同导致的勃起功能障碍。

高龄男性的勃起功能障碍的治疗主要根据病因对症治疗，首选精神、药物治疗，手术治疗不作为首选。

(1) **性心理治疗**。由于多数勃起功能障碍患者存在心理性因素，所以心理治疗是十分必要的，最好夫妻双方共同参与性心理治疗。性感集中训练是目前心理性勃起功能障碍最重要的治疗方法，适用于几乎所有性功能障碍的治疗，其目的在于解除焦虑，增进夫妻间沟通与交流，提高从语言交流到非语言交流的技巧，逐步改善夫妻关系和性功能。

(2) **药物治疗**。口服药物是勃起功能障碍治疗中最简单、最容易接受的一线治疗方法。主要的药物有 PDE5 抑制剂（如西地那非、他达拉非、伐地那非等），该类药物是目前治疗勃起功能障碍的首选药物，总有效率超过 70%。我们还可以通过补充雄激素等激素治疗，提高性欲、改善勃起功能。

(3) **二线治疗**。在前面 2 种治疗效果不佳的情况下，可以采用二线治疗方法，主要是真空缩窄装置（VCD）和海绵体注射疗法，但各自均有一定的副作用。VCD 的不良反应包括阴茎疼痛、麻木、射精延迟等。海绵体注射疗法属于有创性操作，有引起疼痛、出血、阴茎异常勃起和阴茎纤维化等副作用。

(4) **手术疗法**。随着勃起功能障碍的治疗多样性，目前手术治疗越来越少，但必要时可通过假体植入、动脉血管重建及静脉结扎等解决患者的勃起问题。

因此，高龄男性勃起功能障碍一般不需常规手术治疗，且如果高龄男性有勃起功能障碍同时有生育要求，可先行药物、病因治疗，或者选择辅助生殖后再行手术治疗。

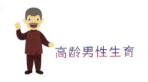

09

高龄男性排尿不畅需要手术治疗吗？

◎姚　兵　冯雨明

　　高龄男性排尿不畅逃不过尿道与前列腺的问题，老往厕所跑是主要特点。主要病因有多种，第一种为急性尿道炎，为常规尿道细菌性引起的尿频、尿急。第二种为慢性前列腺炎，临床表现主要为盆骶疼痛综合征和排尿症状，盆骶疼痛表现极其复杂，疼痛一般位于耻骨上、腰骶部及会阴部，放射痛可表现为尿道、精索、睾丸、腹股沟、腹内侧部疼痛，向腹部放射酷似急腹症，沿尿路放射酷似肾绞痛，往往导致误诊。排尿异常表现为尿频、尿急、尿痛、排尿不畅、尿线分叉、尿后沥滴、夜尿次数增多、尿后或大便时尿道流出乳白色分泌物等。偶尔并发性功能障碍，包括性欲减退、早泄、射精痛、勃起减弱及阳痿。第三种为高龄患者的前列腺增生，一般随着年龄的增长，前列腺逐步增生，会出现夜尿增多、尿线变细、排尿不畅等情况。

　　根据不同的病因，高龄男性就诊时需行对应的治疗。急性尿道炎可直接采用抗炎药物，并禁辛辣刺激、行清淡饮食等处理。如果是包皮龟头炎等疾病引起，需行包皮环切术等。

　　很多尿道炎与前列腺炎的病原菌排除淋球菌等病菌后多为支原体、衣原体感染。支原体、衣原体感染可侵犯生殖道黏膜上皮和生殖腺上皮，影响上皮细胞代谢及核酸合成，从而引发生殖器官急、慢性和亚临床感染，造成精液质量和精子功能的下降。支原体可寄存于睾丸曲细精管等部位，引起曲细精管的广泛变性，导致精子发生减少。支原体产生的有害物质等，引起精子活力下降、畸形率增高，并且慢性前列腺炎中的炎性物质不仅会促使精液中氧自由基增加，破坏精子DNA。还会导致高龄男性抗精子抗体的产生。在治疗上，一般以药物治疗为主，以抗炎药辅助 α1- 受体阻滞剂，还可以加用中成药等辅助，出现精液异常，可采用辅助生殖技术先行生育。如前列腺炎药物治疗效果不佳，可予辅助腔内治疗等综合处理，不必行手术治疗。

　　前列腺增生，常称作良性前列腺增生，是中老年男性常见疾病之一，随人口老龄化，发病人数日渐增多。因此，高龄男性需着重注意。前列腺增生的发病率随年龄增长递增，但有增生病变时不一定有临床症状，多数患者随着年龄的增长，排尿困难等症状随之增加。随着前列腺腺体增大，机械性梗阻加重，排尿困难加重，下尿路梗阻的程度与腺体大小不成正比。由于尿道阻力增加，患者排尿起始延缓，排尿时间延长，射程不远，尿线细而无力。小便分叉，有排尿不尽感觉。如果梗阻进一步加重，有一些患者需要按压"小肚子"增加腹压以帮助排尿。呼吸使腹压增减，出现尿流中断及淋漓。对于高龄男性出现前列腺增生，首选的治疗方式也是药物治疗，可以选择 5α- 还原酶抑制剂及 α1- 受体阻滞剂，一般治疗效果尚可。如果腺体增生较大或排尿症状明显，可以做经尿道前列腺手术治疗，但对于有生育要求的高龄男性，不建议手术治疗，因为经尿道手术会产生逆行射精及性功能下降等并发症，对生育力造成影响。

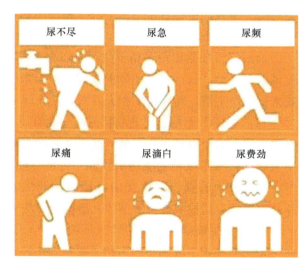

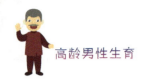
10

高龄男性还需要做睾丸活检吗？

◎姚　兵　冯雨明

　　睾丸活体组织检查（简称睾丸活检）是一种具有诊断和治疗双重功能的临床技术，是通过一种简单的手术方法取出一小块活体睾丸组织，进行病理切片组织学观察，来了解睾丸生精的状况，用于诊断睾丸疾病，评估预后。

　　了解睾丸生精功能，还可以进行激素测定和生化测试，但激素和生化检查与睾丸活检相比，都不能准确反映睾丸生精功能。因为睾丸活检是直接检查睾丸的曲细精管，而内分泌和生化检查是间接了解生精功能。睾丸活检检查是诊断睾丸生精功能的金标准，无精子症患者一般要做此检查。

　　高龄男性如果出现无精子症，面临的家庭、社会压力很大，是否要做睾丸活检，目前没有明确的规定。但为求生育，采用哪种取精方式来行辅助生殖，需要医生和夫妻双方共同商量。

　　目前，用于无精子症的取精方法主要有附睾/睾丸细针抽吸术、开放性睾丸活检取精术和显微解剖睾丸活检取精术三大类。由于附睾/睾丸细针抽吸术取精的成功率较低，且反复抽吸会造成更多的附睾/睾丸组织和血管损伤，故2010年版《欧洲泌尿外科学会指南》，推荐开放性睾丸活检或显微解剖睾丸活检的方法进行取精。

　　高龄男性做睾丸活检的适应证很多：①睾丸大小正常的无精子症；②睾丸体积中度缩小的少精子症；③小或不对称性睾丸的少精子症或无精子症，如睾丸大小不等，一侧输精管不能扪及或附睾硬结等。

应证明两侧睾丸是否都有精子发生，因为可能是一侧阻塞，另一侧睾丸功能障碍；④若双侧睾丸病变基本相同，为确定睾丸损伤的程度或种类，常选较健康一侧睾丸作活检；⑤阻塞性无精子症应作双侧睾丸活检，以决定哪侧适宜作后期的显微外科吻合手术；⑥对隐睾患者作活检可检测有无原位癌，不明原因的睾丸肿块睾丸活检可明确诊断；⑦若评价男性节育的远期作用或环境因素、细胞毒药物、辐射线对睾丸生精功能的影响，亦可作睾丸活检。

高龄男性睾丸活检的方法。 阴囊皮肤消毒后，局部麻醉，用手固定接受检查的睾丸，使表面的阴囊皮肤绷紧，选择血管少的部位，做 1～2 cm 左右的切口，切口垂直通过皮肤、内膜及鞘膜。睾丸白膜作"∧"形切口，长约 0.5 cm，轻轻挤压睾丸，使睾丸实质暴露，取少量睾丸组织作为标本，做病理组织检查。手术时严格消毒，认真操作，一般不会引起感染、血肿或疼痛。少数患者于取睾丸组织后短期内精子数量下降，约需 3～4 个月可逐渐恢复。

因此，高龄男性患者就诊时，如果查出无精子症，需先行性激素、睾丸体积测定，后根据具体病情选择取精的手术方式。睾丸活检作为经典的取精方式，可作为考虑。

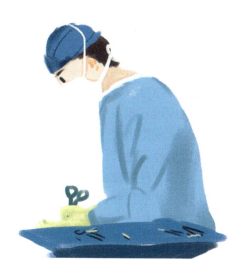

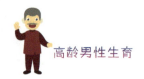
11

高龄不育男性要做影像学检查吗？

◎黄奕平　朱伟杰

　　随着二孩政策的开放，高龄男性的再生育需求逐渐增多，男性生殖功能的相关检查也开始引起广泛关注。男性不育症的常见病因有精索静脉曲张、性腺功能低下、泌尿生殖感染、射精障碍和性功能障碍、梗阻性无精子症等，还有些病因不明的特发性不育症。男性不育症常规检查包括了精液分析、生殖内分泌激素等非影像学检查手段，也可应用 X 射线、超声、CT、磁共振影像学检查及放射性核素显像。有生育要求的高龄男性应如何选择这些检查手段？是否需常规进行影像学检查？

　　高龄男性的精液量、精子浓度、精子总数和精子活动率随年龄升高逐步下降，提示精子的品质和功能会随之变差。精液分析为评估高龄男性生育力提供了重要的可量化指标，是必须重视的实验室检查，也是高龄不育男性辅助检查中的首选。而常规精液分析结果异常的高龄男性，必要时需进行影像学检查以进一步明确病因。精液量明显减少、甚至无精子的患者则应进行相应影像学检查，以排除梗阻性无精子症等。梗阻性无精子症可发生于男性生殖道的任何部位，对怀疑患有梗阻性无精子症的高龄男性可进行相应部位的造影检查，如输精管造影可显示出输精管、射精管梗阻部位的形态学改变，可为阻塞部位的确定、比邻关系及手术方式的选择提供可靠的影像学依据。前列腺造影对高龄男性常见的前列腺肥大有诊断意义。超声影像学检查在男性不育症应用也较广泛，它可以清晰显示大部分男性生殖器官的大小、形态，对男性生殖道的先天畸形、占位性及炎症性病变等有重要提示，特别针对前列腺病变的超声检查被认为是最佳的影像学检查。磁共振检查是显示盆腔内脏器解剖结构及病变的最佳手段之一，特别在诊断某些肿瘤性疾病时有着不可代替的作用。垂体微腺瘤可影响男性下丘脑 - 垂体 - 睾丸轴，从而引起生殖激素分泌紊乱进而导致生精障碍，而垂体部位的磁共振检查就有重要的诊断意义。放射性核素显影除了可显示生殖脏器的大小、形态，还可以提供血流情况、功能代谢等方面信息，有助于疾病的早期诊断。

　　高龄男性不育症的诊断较容易，但病因复杂，只有明确病因才能制定合适的个体化诊疗方案。对高龄男性不育症患者进行病因学诊断时，还是应从基本的精液常规检测项目开始，结合自身情况，必要时联合特定的影像学检查，制定个性化检查方案，这样才能在提高诊断准确性的同时减轻经济负担。

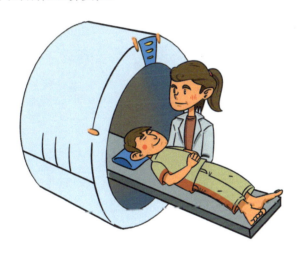

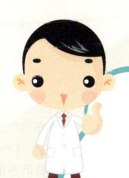

第 6 章

高龄男性辅助生殖技术的护理与配偶术前准备

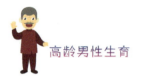

01

高龄男性接受辅助生殖技术治疗前后应怎样"护理"？

◎吴冉研 许 蓬

男性不育症发病率逐年升高，高龄男性未育的患者在治疗过程中会带来更严重的心理影响，引发心理健康问题。人工授精、体外受精-胚胎移植技术的出现在带给患者希望的同时，也存在一些潜在的负效应，即患者接受治疗过程的复杂、经济的负担、家庭的压力等方面的影响，更容易产生负面心理情绪问题。

未育的高龄男性们在接受辅助生殖助孕前后心理会发生怎样的细微变化呢？该怎么疏导他们呢？

高龄男性未育患者的心理健康状况比一般人群差，可能会在接受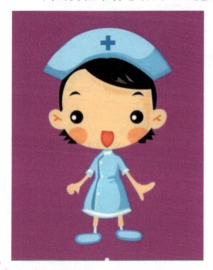辅助生殖助孕前表现出较明显的心理不适，焦虑、抑郁水平高，还可能导致婚姻生活质量下降和性生活发生改变。

受中国社会传统思想的束缚，传宗接代的思想根深蒂固，很多不育家庭要承受来自家人和朋友过度关心造成的巨大压力，这导致部分高龄未育男性产生焦虑、抑郁、自责、自卑等情绪，存在不同程度的心理问题。就高龄男性未育患者而言，不良精神心理因素的刺激会通过神经传入大脑，影响下丘脑和垂体功能，影响激素的分泌，从而影响生育。不育患者在经历期待、失望、再期待、再失望的循环，最终导致绝望的一系列心理变化之后接受医疗的介入，等药物和手术治疗无效后，往往把最后一线希望寄托于辅助生殖技术，而辅助生殖技术在作为一种治疗措施满足人们获得子女需要的同时，又成为不小的生理、心理和经济负担。因此，心理又一次接受了折磨。

高龄男性心理疏导护理建议有以下几点。

(1) **学会自我排忧解难，自我暗示鼓励**。采取不影响他人和社会的方式，将内心的消极情绪发泄出来，感觉就会好受一些。

(2) **学会向身边的人倾诉**。有了困惑、痛苦，可以与家人朋友聊聊，听听别的见解，通过交流能有效地缓解心理压力。一个痛苦两人分担，痛苦就减轻了一半。

(3) **转移注意力，消除压力**。避免"一心一意"做治疗，在备孕治疗的同时，不要放弃工作，不要放弃学习和生活。多参加文体娱乐活动，运动、阅读、听音乐、做家务，都是很好的方法。让压力在其他活动中得到释放，获得愉快的心情，压力就会逐渐消解。

(4) **不过分苛求自己，积极面对现实，不给自己太大压力**。顺其自然，解脱自我。如果每天都沉浸在不育的痛苦中，必然压力重重。发现自然的美丽，发掘生活中的乐趣，让自己的价值在其他方面得到体现。

高龄男性未育的患者烦恼相对较多一些。经常感觉心情不好，莫名的烦恼、情绪低落、焦虑不安、容易发火、脾气急躁。长此以往家庭婚姻关系就会出现问题，与伴侣交流出现困难，经常冷战争吵，感到对方无法理解自己。甚至还会出现食欲减退、体重减轻、失眠等情况，影响到正常工作和生活，进而影响到男性生殖健康。有必要时，可到正规医院的心理门诊或心理咨询中心做心理疏导。

"泰然处之"对高龄男性的辅助生殖未必是坏事，也许会带来更好的运气，所以，高龄男性备孕要心胸宽广。

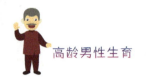
02

高龄男性如何进行性与生殖健康的心理疏导？

◎吴冉研　许　蓬

　　"性"作为一个敏感的话题，在中华的几千年文化中，一直视为不可触碰的"禁区"。现实生活中，性与亿万家庭紧密相连，因为性生活的不和谐造成了无数人的困苦与煎熬，不但给家庭带来了巨大隐患，更给社会造成了极大的不稳定因素。其中高龄男性的性与生殖健康的心理护理尤为重要，这是一个不可回避的话题，是很多高龄男性必须直面的坎坷。

　　高龄男性思想意识成熟，有固定的世界观和人生观，已对外界形成根深蒂固的思维模式，很难触及内心深处。高龄男性有强烈的自我保护意识，潜意识中拒绝与他人深层沟通。高龄男性普遍特点是处于种种原因，性心理长期处于阴影之中，缺乏自信，不愿在此方面与人沟通交流，对涉及个人隐私的敏感之处强烈反感，避而不谈，甚至充满敌意。此种"壁垒"不破，不但会对高龄男性生殖健康带来不利的影响，还会影响到性健康，更会对将来的家庭生活埋下隐忧。要想破除"壁垒"并非特别艰难，但需要高龄男性自身、配偶和家人积极配合。其中绝大多数都可不药而愈，重振"雄风"。

　　首先，高龄男性要学会理解，尽力让自己变得开朗阳光。

　　其次，要注意环境、空间的重要性，从生活的点点滴滴做起。整洁舒适的环境会让人心理放松。一盆花草的点缀、一面窗帘的背景加以舒缓的音乐，可以让人的身心得到极大地满足。

　　最后，这里必须提到配偶的重要性。性生活之前，尽量创造温馨的气氛，不能把性生活当成"单一"的工作和享受，而忽略了另一方的感受，进而造成恶性循环。宽阔浴缸中的温热水澡会让高龄男性的身心得到最大程度的放松；配偶略显崇拜的温情蜜语永远是最好的语言。认真听取配偶的倾诉是感情积累的一大保障。这对于高龄男性尤为重要。他们面对生活的"大山"，已被压弯了背脊，需要配偶多方理解。这不只是对高龄男性性与生殖健康的疏导，而且也是幸福家庭的保障。

高龄男性若对性和生育有心理压力，应考虑加入必要的夫妻咨询与心理护理，通过夫妻共同参与，使夫妻双方真正达到情感的沟通，促进彼此理解，并采用积极的策略应对压力，进而帮助高龄男性患者缓解焦虑、抑郁情绪，最终促进提高性生活的质量。

夫妻双方在接受性健康咨询的过程中同时接受心理护理是非常必要的，具体要点如下。

（1）对于高龄男性而言，提供适当的情绪发泄机会，让其"放纵""任性"一些，这对性心理、性心态与性心理障碍的阴影所产生的焦虑不安、自卑、抑郁有强大的缓解作用。

（2）营造温馨舒适的环境。注意性行为前的个人卫生，经营好家庭的细致环节，这对高龄男性尤为重要。夫妻同诊同治，可增进感情，让双方对彼此更加理解信任、互谅互爱、分担压力。其中夫妻双方共同旅行，接触大自然，是个不错的选择。

（3）宣教高龄男性的性与生殖健康基本知识、使高龄男性对治疗有比较清楚的感性认识，正确对待"性"，有利于配合治疗，更能提高精子的活跃度。在性健康与生殖教育过程中，针对高龄男性的紧张、敏感情绪，护士应特别注意沟通技巧，给予温暖和关爱，保护患者的自尊心、隐私，消除患者的敏感和自卑感，尽可能满足理解其合理要求。通过心理疏导，药物治疗，帮助患者从客观上消除致病的心理压力。

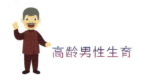
03

心理因素影响男性生殖，不妨试试"认知行为疗法"？

◎欧建平　朱洁茹

　　有生育需求的高龄男性有时可能承受来自社会、家庭的压力。这类人群往往是家庭的中流砥柱，上要赡养父母，下要照顾妻小，经济压力和生活压力较大，容易产生焦虑、紧张、抑郁的情绪。如果高龄夫妇在备孕一段时间后却未见动静，双方检查又无明显异常或只是男方精液参数稍微下降，这时候不妨试试"认知行为疗法"。

　　"认知行为疗法"听起来有点悬乎，让我们来揭开它的"神秘面纱"。认知行为治疗由 Beck 教授在 20 世纪的 60 年代提出，是一组通过改变思维或信念的方法来改变不良认知，从而消除不良情绪和行为，调整身心状态的短程心理治疗方法，适用于各种心理障碍，如焦虑、抑郁等。认知行为疗法的实施方法包括认知技术和行为技术，常见的认知技术有自我对话法、家庭作业法等；行为技术包括系统脱敏法、厌恶疗法、行为塑造法、代币制疗法、暴露疗法、松弛反应训练等。

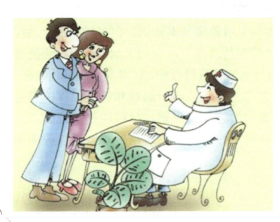

　　心理应激对高龄男性备孕有重要的作用，不良的心理状态

如紧张、焦虑可导致躯体的心血管反应、急性免疫反应，以及下丘脑 - 垂体 - 肾上腺轴反应，继而心率加快、血压升高、泌乳素和皮质醇水平升高，进而影响生殖功能。此外，长期的心理应激状态可诱发机体内分泌的紊乱，激素分泌不良，久而久之，便导致不育的发生。

对于患有不育症的高龄男性，认知行为疗法可以在生殖中心专业护理人员的指导下或在夫妻间进行。在认知疗法方面，患者可通过相应的视频、幻灯、书籍了解怀孕的原理，不育发生的原因与对策，心理状态对备孕的影响，协助自身摒弃错误的观念和态度，尝试认识和接纳自己，鼓励夫妻间形成积极放松的心态和和谐健康的关系。在行为治疗方面，患者可前往生殖中心参加相应的宣教课程，采用放松训练、呼吸技巧，以及冥想训练，缓解备孕的压力。夫妻间应加强沟通，相互理解，形成统一战线。

对于患有性功能障碍的高龄男性，药物治疗配合行为疗法也有较好的疗效。行为治疗对早泄的短期有效率达 50% ～ 60%，可采用"动停法"和"挤捏法"，这两种方法都可以在家庭中进行。"动停法"：伴侣协助刺激阴茎，直至患者感到有射精冲动时即示意停止，待冲动消失后再重新开始；"挤捏法"：在患者即将射精前，伴侣用手挤压患者龟头。以上两种方法需要达到 3 次循环后再完成射精。

勃起功能障碍的认知行为治疗通常需要在专业人员的指导下配合进行。患者在专业人员的指导下学习性生理、性心理、性敏感区、性交技巧等，结合性感集中训练法，包括非生殖器官性感集中训练、生殖器官性感集中训练和阴茎插入训练，学习两性间的语言交流技巧和抚摸、拥抱等性刺激技巧，夫妻双方定期在家练习实践。

认知行为疗法是一种符合生物 - 心理 - 社会医学模式的治疗方法，其操作简单，节约经济成本，有着坚实的理论基础和可观的疗效。若高龄男性在备孕期间心理因素影响较大，不妨尝试。

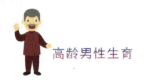

04

高龄男性接受辅助生殖技术治疗，年轻的配偶该做什么准备？

◎欧建平　朱洁茹

　　盼望着，盼望着，二孩时代来了！然而，正当全家人兴致勃勃地期待着"二宝"的来临之际，"二宝"却悄无声息。到医院一咨询才知道，40岁以后的备孕男性已经步入"高龄"，精子的"雄风"已不如当年，生育力自然也随之下降。40岁以后男性生育力每年下降的幅度为21%～23%，从备孕到获得妊娠的等待时间将逐渐延长。因此，备孕一年无果的高龄男性应尽早前往生殖医学中心就诊，在专科医生的指导下采取相应的助孕检查和治疗以便尽早实现生育梦想。若高龄男性需接受助孕治疗，其配偶年龄在35岁以下，那么配偶需要做什么准备呢？

　　（1）需要接受人工授精（IUI）治疗的高龄男性，其配偶也要进行全面的孕前检查，目的是评估该对夫妇是否合并其他女性不孕因素，最终选择人工授精还是"试管婴儿"的方式助孕。

　　1）妇科检查＋阴道B超。在月经干净后行妇科检查＋阴道B超检查，以了解盆腔、子宫、输卵管、卵巢及生殖道是否有器质性病变，并评估卵巢储备和了解子宫内膜状态。

　　2）基础性激素水平。在经期的第2～5天抽血，无须空腹，以评估基础的生殖内分泌状态。

　　3）子宫输卵管造影。输卵管是"精子先生"和"卵子小姐"相会的桥梁，因此，桥梁的通畅程度关系到精卵结合的成功与否。造影术应在月经干净后3～7天进行，术前3天禁性生活。通常分为X射线下子宫输卵管造影和超声下子宫输卵管造影，即向宫腔内注入造影剂，根据造影剂在宫腔、输卵管及盆腔内的弥散程度评估宫腔形态、输卵管通畅度或阻塞部位、是否有盆腔粘连征象等。术后两周应禁性生活及盆浴，如行碘水造影者隔月可怀孕，行碘油造影者则建议 3 个月后再怀孕。

4) 宫、腹腔镜检查术（可选）。在月经干净后 3 ～ 7 天进行，以检查是否有宫腔粘连、子宫内膜息肉、盆腔粘连、子宫内膜异位病灶等。

5) 其他生殖健康及优生检查。在月经干净后取白带及宫颈分泌物行白带常规、支原体、衣原体、淋球菌及宫颈液基细胞学检查，月经任意一天抽血（无须空腹）行弓形虫、风疹病毒等优生检查及其他相关的优生遗传筛查。

6) 全身重要脏器检查。如血常规、血型、尿常规、凝血功能、肝肾功能、甲状腺功能检查，感染项如乙肝、丙肝、梅毒、HIV 等。

若其配偶上述检查结果无明显异常，那么恭喜你，夫妻双方可顺利进入人工授精程序啦！人工授精分为自然周期和促排卵周期，分别适用于有自发排卵和排卵障碍的女性。当有 3 个以下的成熟卵泡发育时，医生适时将经过优化的精液注入女方宫腔内，完成人工授精操作。

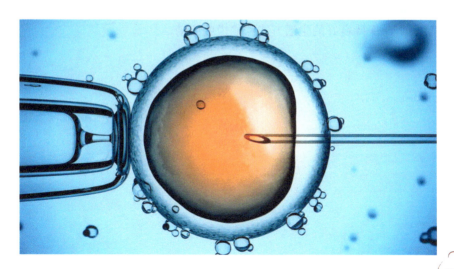

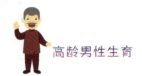

（2）如果高龄男性的精子已经所剩无几，那么就需要接受单精子卵细胞质内注射（ICSI）治疗；或者准备接受人工授精的高龄男性其配偶在术前检查时被诊为双侧输卵管阻塞、盆腔粘连、严重的子宫内膜异位症等，夫妇双方最终也需要采取"试管婴儿"的方式助孕。拟行"试管婴儿"治疗的女性在完成上述术前检查的同时，还需完善抗苗勒氏管激素（AMH）、心电图、胸片及乳腺超声等其他检查。

（3）在孕前三个月，女方还应服用叶酸、维生素等制剂，并养成良好的生活习惯，以最好的身心状态迎接宝宝的到来。

1）叶酸。叶酸是一种水溶性 B 族维生素，是胎儿大脑发育的关键物质，若母体叶酸缺乏，将导致胎儿神经管闭合不良，造成无脑儿、智力低下、脊柱裂、发育迟缓等出生缺陷，孕妇也容易出现胎盘早剥、妊娠高血压、流产、早产等问题。推荐孕妇从孕前三个月至整个孕期每天服用 0.4 mg 的叶酸制剂。

2）维生素。孕前补充多种维生素可增加受孕机会；孕前和孕期补充多种维生素有利于预防神经管畸形、先天性心脏病、泌尿道畸形等多种出生缺陷。

3）生活习惯的调整。孕前应将体重控制在合适的范围，尽量使体质量指数（BMI）处于 18.5 ～ 23.9 kg/m²；多吃含有丰富铁质的食物，禁烟酒，保持良好的生活方式和愉悦的心情。

05

高龄男性接受辅助生殖技术治疗，
高龄的配偶该做什么准备？

◎欧建平　朱洁茹

二孩时代，不少家庭又迎来了生育的第二个春天。但很多中年男性已经年过 40 岁，步入了生育上的"高龄"队列。有生育需求的高龄男性，其配偶年龄往往也超过了 35 岁，属于高龄孕产妇的范畴。高龄女性还能生育吗？需要进行的孕前准备和年轻女性一样吗？年龄除了是生殖功能的重要影响因素以外，还和多种内科疾病密切相关。因此，高龄女性备孕除了和年轻女性一样进行常规的孕前准备以外，还应重点评估生育力，以及合并的全身系统性疾病。

(1) **生育力评估。**生育力的评估主要指卵巢储备功能的评估，其评价指标包括年龄、基础性激素、血清抗苗勒管激素（AMH）、卵巢超声影像学指标等。

1) 年龄。女性生育力随着年龄增高而下降，37 岁以后卵巢功能的衰退开始加速，40 岁以后下降得尤为明显。随着年龄的增长，卵巢的窦卵泡数目减少。如果把卵巢比作米缸，窦卵泡就是米缸里的米，高龄女性的"米缸"里"米粒"所剩无几，"巧妇难为无米之炊"，其生育能力大打折扣。除此之外，高龄女性因为卵巢内提供能量的线粒体老化，功能下降，产生的能量不足，导致卵子质量下降，胚胎质量下降，染色体非整倍体率增加，最终导致流产率增加。

2) 基础性激素、血清抗苗勒管激素 (AMH)。基础性激素水平的测定如前所述，在月经期的第 2 ～ 5 天抽血，无须空腹。基础卵泡刺

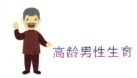

激素（FSH）的水平≤ 10 IU/L 提示卵巢储备功能正常，卵泡刺激素和黄体生成素的比值（FSH/LH）大于 2 ～ 3 时提示卵巢储备功能下降。AMH 是反应卵巢功能的间接指标，可以在月经周期的任意一天抽血检测，AMH 小于 0.5 ～ 1.1 ng/ml 提示卵巢储备不良。

3) 超声影像学指标。临床上常使用阴道超声测量卵巢体积大小和窦卵泡数目来评估卵巢功能，即通过阴道超声来测量"米缸"的大小和"米粒"的多少。高龄女性因为卵巢内窦卵泡数目减少，导致卵巢体积缩小，当卵巢体积小于 3 cm³ 时提示卵巢储备功能下降。窦卵泡是指直径为 2 ～ 10 mm 的卵泡，其数目能直接反应卵巢功能。一般认为双侧窦卵泡数目小于 5 个时卵巢储备下降。

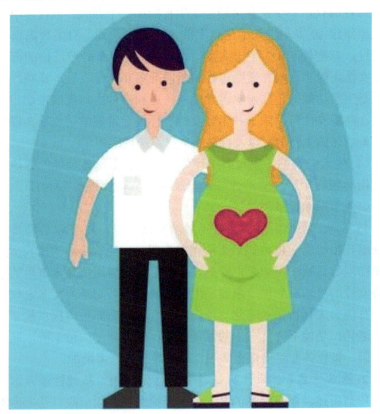

(2) 合并妇科疾病。 高龄女性常合并的妇科疾病有子宫肌瘤、卵巢囊肿、子宫瘢痕憩室、宫颈病变、盆腔粘连、子宫内膜异位症、输卵管阻塞 / 积水等。

1) 子宫瘢痕憩室。子宫瘢痕憩室常因剖宫产后形成，主要由于子宫切口处对合不良、切口感染等原因在瘢痕处形成小腔隙，就像是光滑的墙壁上多了一个小凹陷，其发生率约为 4% ～ 9%。瘢痕憩室的存在可影响精子的运输和受精卵着床；妊娠后子宫增大可导致子宫瘢痕分离，增加子宫破裂的风险；胚胎种植于瘢痕憩室是不良妊娠之一，严重时可发生大出血。若瘢痕憩室较大、经血淋漓不尽、长期慢性下腹痛时建议手术治疗后再备孕。

2) 子宫内膜异位症。子宫内膜异位症患者容易引起盆腔粘连、输卵管功能异常、子宫内膜容受性（子宫内膜接受胚胎种植的能力）下降，且常常在卵巢形成类似于巧克力颜色的子宫内膜异位囊肿（巧克力囊肿），破坏正常的卵巢结构，导致卵巢功能减退。患有子宫内膜异位症的备孕女性应在孕前前往妇科和生殖中心全面评估，对于卵巢功能低下者首先考虑体外受精助孕，积攒胚胎；对于卵巢功能尚可、卵巢异位囊肿较大、不明原因不孕或反复种植失败者可尝试腹腔镜手术治疗，但应明白手术后有卵巢功能受损的风险。

3) 输卵管积水。输卵管积水常由于细菌、病毒、支原体、衣原体等感染引起的盆腔输卵管炎导致，精卵结合的桥梁被淹没在一潭污水之中。输卵管积水可压迫卵巢使卵巢血供减少；积水倒流进宫腔，破坏了胚胎种植的土壤，影响胚胎着床；积水内含有的微生物、细胞因子、毒性物质等也会降低子宫内膜容受性。因此，对于严重输卵管积水的患者，主张行腹腔镜手术切除输卵管或行输卵管伞端造口、近端结扎以提高受孕能力。

(3) 合并内科疾病。 随着年龄的增长，全身各系统脏器功能开始下降，容易罹患心脏病、高血压、糖尿病、凝血性疾病、甲状腺疾病等慢性非传染性疾病。对于孕前合并全身系统性疾病的高龄女性，应全面评估是否适宜妊娠及妊娠前如何干预。

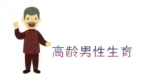

1）高血压。对于高血压患者，孕前应前往心内科、妇产科完善相关检查。单纯高血压者应把血压控制在收缩压 155 mmHg，舒张压 80～105 mmHg；若患者孕前本身收缩压≥160 mmHg 和（或）舒张压≥110 mmHg，应控制血压后再妊娠；如高血压合并脏器损伤，不建议妊娠。

2）糖尿病。妊娠期糖尿病易使孕妇发生流产、妊娠期高血压、感染、羊水过多，可造成巨大胎儿、胎儿生长受限、早产、胎儿畸形，因此，孕前血糖控制尤为重要。对于已确诊糖尿病、糖耐量异常或空腹血糖异常，以及既往妊娠有妊娠期糖尿病病史的高龄备孕女性，应在孕前至内分泌科及产科门诊进行妊娠前咨询和评估；对于糖尿病疗程大于 20 年，或合并单纯性视网膜病、糖尿病性肾病、眼底有增生性视网膜病变或玻璃体积血未经治疗者，不宜妊娠。

3）甲状腺疾病。高龄备孕女性常见的甲状腺疾病是甲亢和甲减。甲亢可增加孕妇流产、胎儿心动过速、胎儿生长受限、早产儿、畸形儿、新生儿甲亢等的风险；甲减易使孕妇发生胎盘早剥、心功能不全、死胎、胎儿脑发育不良等。因此，备孕女性应定期做甲状腺超声筛查及检查甲状腺功能，在内分泌科医生的指导下控制甲功后再备孕。

总之，对于有内科合并症的高龄备孕女性，均应在孕前前往相应的科室全面评估病情和妊娠风险，调整机体状态，合理用药。

（4）孕前生殖保健。高龄女性由于卵巢功能下降，除了和年轻女性一样在孕前服用叶酸、多种维生素以外，还应适当添加有助于改善卵巢功能的辅助治疗药物。辅酶 Q10、雄激素制剂如 DHEA 等可改善高龄女性的卵巢微环境，提高受孕机会。接受"试管婴儿"治疗的高龄女性提前 2～3 个月注射生长激素（GH），亦有助于改善卵子质量，提高成功率。

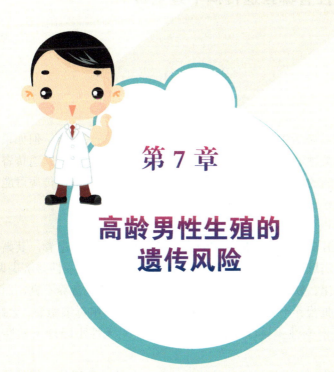

第 7 章

高龄男性生殖的
遗传风险

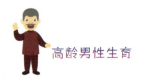
01

高龄男性有哪些遗传病不宜生育？

◎李春义

男女结婚后生儿育女，本是顺理成章值得高兴的事。但如果其中一方患有某种遗传性疾病时，结婚前就要谨慎，建议先做遗传咨询，了解遗传病的危害程度和后代的发病风险。因为有些遗传病可能会波及胎儿，导致严重的出生缺陷，被认为不宜生育。

患有以下遗传病的患者不宜生育。

（1）男女双方之一是严重的常染色体显性遗传病患者，其婚后生育后代发病风险是 1/2。这类遗传病包括：遗传性痉挛性共济失调症、结节性硬化、软骨发育不全、成骨不全、强制性肌营养不良、面肩肱型进行性肌营养不良、马方综合征、双侧性视网膜母细胞瘤、无虹膜、视网膜色素变性（显性遗传型）、双侧性先天性小眼球（显性遗传型）等。

（2）男女双方均为同一种严重的常染色体隐性遗传病携带者，此时其后代发病风险为 1/4。这类遗传病包括：苯丙酮尿症、糖原贮积症、肝豆状核变性、先天性全色盲、小头畸形等。

（3）特定多基因遗传病高发家系的患者，这类遗传病包括精神分裂症、躁狂抑郁性精神病、先天性心脏病等多基因遗传病高发家系的患者，其后代发病风险高。所谓高发家系是指除患者本人之外，其父母或兄弟姐妹中有一人或更多人患同样疾病。

如果已生育了下列遗传病患儿，准备再生育前，必须进行遗传咨询，接受生育指导。

（1）**常染色体显性遗传病**。父母之一是患者，已生育 1 名患儿。如果自然生育，每胎都有 1/2 的机会患病，因此建议慎重考虑是否生育第二胎。如果父母无病，第一胎是新发基因突变致病，应注意调整生活习惯，减少或避免接触有害环境因素，可能会增加生育正常胎儿的机会。这类遗传病包括软骨发育不全、成骨不全、骨硬化症、强制性肌营养不良、马方综合征、双侧性视网膜母细胞瘤、无虹膜、腓骨肌萎缩、遗传性球形红细胞增多症、结节性硬化症、原发性癫痫等。

（2）**常染色体隐性遗传病**。父母如果已生育一名患儿，提示父母都是致病基因的携带者，再生育患儿的风险为 1/4，携带者 1/2，完全正常 1/4。再生育前建议做三代试管婴儿，必须做产前诊断。这类遗传病包括：视网膜色素变性、先天性青光眼、先天性全色盲、先天性聋哑、先天性肌迟缓、婴儿进行性肌萎缩、多囊肾（儿童型）、早老症、白化病、苯丙酮尿症、半乳糖血症、糖原贮积症、黏多糖病（IH 型）、

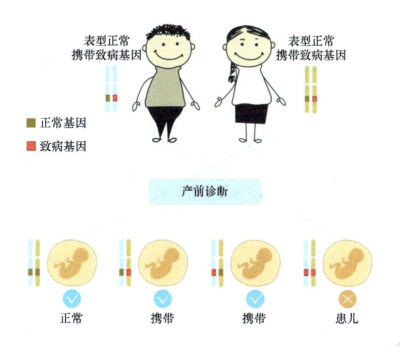

表型正常　携带致病基因　　　　表型正常　携带致病基因

■ 正常基因
■ 致病基因

产前诊断

正常　　　　携带　　　　携带　　　　患儿

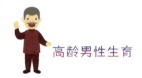

黑矇性痴呆、肝豆状核变性、垂体性侏儒、肝脑肾综合征、小头畸形等。

(3)**X 连锁隐性遗传病**。如果父亲是患者，女儿都会得到该致病基因，成为携带者，儿子则正常。这类疾病包括：脆性 X 综合征、假肥大型肌营养不良症、Becher 型肌营养不良、甲型和乙型血友病、无汗型外胚层发育不良、导水管阻塞性脑积水、肾性糖尿病、眼脑肾综合征、口面指综合征、慢性肉芽肿等。

(4)**X 连锁显性遗传病**。抗维生素 D 性佝偻病和某些遗传性肾炎等。

(5) **染色体病**。第一胎是染色体病患儿，再生育前必须做产前诊断。

(6) **多基因遗传病和原因不明的智力低下**。较严重的多基因病包括先天性心脏病、先天性髋关节脱位、先天性巨结肠、脊柱裂、少年型糖尿病、哮喘、原发性癫痫、精神分裂症等。

暂时不宜生育的疾病。各种性传播疾病，以及某些传染性疾病肝炎、肺结核等，这些疾病有可能影响到后代的质量。要及时治疗，宜治愈后再考虑生育。

高龄男性除了需重视遗传病对生育的影响之外，还要注意年龄增大后，很多疾病、环境、生活方式，甚至食物，都有可能损伤了精子的遗传物质，或者诱导了精子 DNA 改变。

现在随着分子遗传学的发展，一些认为不宜生育的遗传病，如果能够找到致病突变基因，可以通过第三代试管婴儿技术，在胚胎植入前遗传学诊断筛查出没有基因突变的正常胚胎进行移植，有望获得健康婴儿出生。因此，对于一些已生育遗传病患儿的家庭，尤其是诊断未明的遗传病患儿家庭，如果想再生育，最好能够保留或提供患儿的血液等生物标本，以及患儿的影像资料等，以便帮助诊断疾病，查找致病基因突变。由于遗传病有很多种类，对后代的影响也不同，所以遗传病患者或亲属在考虑生育问题时，应该进行遗传咨询，在咨询医生指导和帮助下，做出明智而理想的选择。

02

头胎正常、二胎异常，高龄男性有原因吗？

◎李春义

　　自从国家开放二孩政策以来，一些已生下一个宝宝的家庭纷纷响应。很多父母认为，我们的第一个宝宝很正常，第二个宝宝肯定没问题，尤其是大多数男同胞更是认为自己很健康，不会忧虑二胎宝宝是否有出生异常的风险。实际上，无论第一胎还是第二胎，宝宝健康与否，与夫妻二人的体质、年龄、身体健康状况、遗传因素，以及所处环境等因素都有着密切关系。头胎正常，二胎仍然会有异常的风险。而那些头胎正常、二胎异常的家庭中，不单纯是女性的原因，男性可能也有一定原因，通常涉及以下几方面。

　　(1) **年龄**。超过 35 岁以后，睾丸功能逐渐下降，精液参数（如：精液量、精子活力、精子浓度及精子形态）及精子功能都有一定下降，能使妻子受孕的时间——妊娠等待时间明显延长，这是高龄男性普遍会面临的问题。

　　(2) **体质**。有句俗话说得好"盐碱地里长不出好庄稼"，跟种庄稼一样，好土地和好种子，收获好的庄稼的概率才会提高。人的体质也是一样，男性也需要有一个好的体质，才能和女性孕育出健康的胎儿。有的高龄男性过度纵欲、生活不规律、熬夜、抽烟、喝酒等，这些都可能造成体质下降，对精子质量造成很大的影响。

　　(3) **传染病**。高龄男性患者若患有艾滋病、乙肝、丙肝、梅毒、巨细胞病毒、弓形虫、巨细胞病毒等疾病均会对胎儿带来影响，因此，在备孕期间，不只是女性要进行孕前检查，高龄男性也需要进行必要的检查。

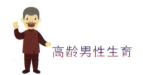
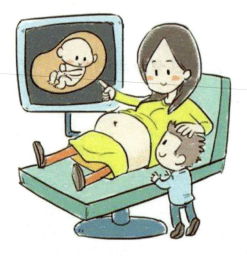

（4）**药物**。临床上一些抗肿瘤、抗抑郁、抗高血压、治疗失眠等药物会对精子质量造成负面影响。因此，高龄男性在备孕期间若服用这些药物，则可能对胎儿带来不良影响。

（5）**污染**。近年来环境污染的加剧使高龄男性的生精细胞受损，精子质量下降。尤其在备孕期间，高龄男性若长时间接触甲醛、辐射、高温、农药、尼古丁、酒精、化妆品等都可能会影响精子发生过程，甚至改变精子的遗传物质，导致日后损伤胎儿发育。

（6）**遗传**。遗传问题往往是这种情况下容易忽视的，大部分家庭认为第一胎孩子正常，那么夫妻双方遗传方面肯定没问题。即使第二胎有问题也不是遗传的原因。相信有这种想法的人不在少数，究其原因是人们缺乏基因、染色体、遗传病等的基础遗传知识。临床上所见的单基因遗传病均可能出现头胎正常，第二胎出现异常的情况。例如夫妻双方是某种常染色体隐性遗传病的携带者，自身正常，但均携带有致病基因。他们有 75% 的概率会生育出表型正常的孩子，但有 25% 的概率会生育出遗传病患儿。生育第一胎时恰好正常，但生育第二胎时有可能正好落在 25% 的概率里，就会生出遗传病患儿。此时，夫妻双方都遗传给孩子一个致病基因，不仅女方，男方也有原因。对于染色体病，若男性为染色体平衡易位携带者，其自身表型正常，但会产生染色体正常和异常的精子。如果第二胎恰好是由染色体异常的精子受孕，那么胚胎发育就会出现异常。

所以，即使生育第一胎是正常的，生育第二胎时夫妻双方仍然应该足够重视，做好检查，按时产检，不可掉以轻心。

03

高龄男性的精子基因会减少吗？

◎李　杨　李春义

女性年龄大了，生育力就会随之下降，但男性年龄对生育力的影响却不够重视，甚至还有男性因为 60、70 岁还能生育而"沾沾自喜"。但男性 40 岁以后，精液质量逐渐下降，精子活力减弱、精子浓度减少和畸形精子增加等一系列改变，引致精子质量降低。高龄男性会使妻子成功怀孕所需的时间明显延长，会增加妻子不良妊娠的风险，增加子代患病甚至死亡的风险，上述一系列不良结果可能与高龄男性精子基因的突变有关。这些不良结局，令很多男性发问：什么是精子基因突变？精子基因突变是精子基因减少了吗？精子基因突变和精子基因减少是什么关系？也有的高龄男性会担心，随着高龄，精子基因是不是就减少了？

基因是人的遗传物质 DNA 上的一个结构和功能的片段，具有特定的碱基排列顺序，从而蕴含着遗传信息。每个基因决定着一定的遗传性状，比如头发的颜色、眼睛的大小等。基因突变，简单来说，就是基因的碱基排列顺序发生了改变，从而引起基因结构改变，相应引起遗传性状改变。通常基因还在那里，不会消失，但此时的基因是有突变的异常基因。也就是说基因突变只是基因结构（质量）发生了改变，基因数量不改变。因此，高龄男性精子基因数量通常并没有减少，只是在众多精子里携带有突变基因精子的数量或比例增加了。

每个宝宝都是拥有父亲和母亲各自一半的基因，经过一系列排列组合后产生新的生命，是父母遗传物质的再生和延续。这是个高度精密和复杂的程序，一旦某个环节出现了错误，就可能会造成受精障碍、胚胎停育、流产或出生缺陷等严重的后果。跟卵子相比，精子进行更新的速度更快。就像一个人的记忆和皮肤弹性会随着年龄的增长而逐渐变差，男性精子的质量也是如此。睾丸生精细胞每时每刻都在增殖，并且每个细胞的 DNA 就会复制，用于制造新的精子。尽管人体可以进行高准确度的复制，但不可避免地有时也会出错，这就是所谓的基因突变。当男性上了年纪时，复制过程变得疲乏而低效，他们的精子就会含有更多的突变。这就决定了男性基因突变的概率要远远大于女性，并且，随着男性年龄的增长，这种概率逐渐增加。后代的基因突变，大部分来自父方，但这并不意味着男性精子基因就会随之减少。

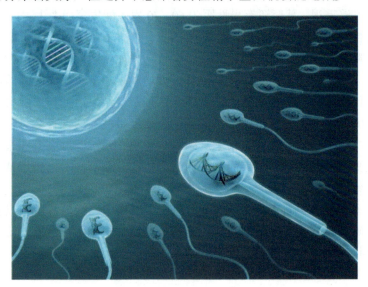

04

高龄男性检出肝炎，生育下一代会遗传吗？

◎李　杨　李春义

　　肝炎是肝脏炎症的统称。多种致病因素均可导致肝炎，例如细菌、病毒、化学毒物、寄生虫、酒精、药物或自身免疫系统受损等。如果肝功能受损，则会引起肝功能指标异常，以及身体的不适。应注意的是，通常所说的肝炎是指病毒性肝炎，按引起病毒性肝炎的病原不同，可分为 7 类：甲型肝炎、乙型肝炎、丙型肝炎、丁型肝炎、戊型肝炎、己型肝炎、庚型肝炎，其中乙型肝炎患病率最高。目前，我国约有 1 亿左右的人群为乙型肝炎病毒携带者，约占我国总人口数的 8%～10%，慢性乙型肝炎患者（肝脏已出现炎性病变）约 2000 万人。

　　高龄男性一旦检出是病毒性肝炎，生育时是否会遗传给后代呢？这是混淆了遗传病与传染病的概念。病毒性肝炎不属于遗传病，不会遗传给后代，但有传染给后代的风险。所谓遗传病，是

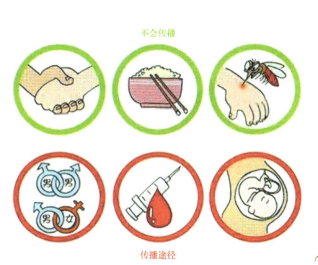

不会传播

传播途径

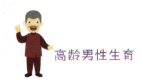

指遗传物质（DNA）发生改变所引起的疾病。生育过程中，随着精卵结合，父母会将各自一半的遗传物质传递给后代。如果父母有致病的遗传信息，可能一并遗传给后代，引起后代发病。病毒性肝炎属于传染病，所谓传染病是由病原微生物在人群中传播引起的。人群中，乙型肝炎最为常见，它的传播途径主要包括血液传播、母婴传播、性传播。

婴儿患有乙型肝炎主要是由女性通过母婴途径传播的。高龄男性如果患有乙型肝炎，妻子如果进行了科学规范的干预和阻断，一般情况下，传染给后代的可能性比较小。高龄男性患有乙型肝炎可能通过精液、唾液等把病毒传染给女性，女性又通过母婴途径把乙型肝炎病毒传染给婴儿，从而导致婴儿感染乙型肝炎病毒。但如果女性已经注射过或及时注射乙型肝炎疫苗，使自身具有免疫力，能够避免乙型肝炎病毒感染，就会切断母婴传播途径，避免胎儿感染。此外，出生后高龄父亲可能传染给孩子的途径主要是血液和唾液，日常接触加以注意可以避免。另外，孩子出生后接种乙型肝炎疫苗也会大大降低感染的风险。

高龄男性如果患有乙型肝炎，还应尽早医治。如果不慎在患乙型肝炎期间使女方也感染了病毒，要注意避孕。一旦怀孕也不要惊慌，可以从阻断乙型肝炎的感染方式来防止乙型肝炎病毒感染胎儿，胎儿出生后要注射乙型肝炎疫苗及乙型肝炎免疫球蛋白，第一针越早打越好，这样可以避免感染。

乙型肝炎不是一种遗传病，不会由高龄男性遗传给后代。尽管机会小，但存在传染给后代的可能。一旦高龄男性不慎感染乙型肝炎，首先要到医院找专业医师咨询、就诊，待乙型肝炎疾病痊愈后再考虑生育。

05

高龄男性与子代神经认知功能障碍发生有关系吗？

◎李春义

　　有人说，年龄越大的父母生出来的孩子越聪明，其实这是没有科学依据的。孩子是否聪明与很多因素有关，不应该一概而论。实际上，父母年龄越大，在一定程度上对孩子有负面的影响。高龄父母，卵子和精子的质量肯定大不如前，受精卵出现的问题也会增多。

　　自 20 世纪 70 年代中期以来，教育、就业和辅助生殖技术的发展，使得许多工业化国家男性和女性的平均生育年龄不断上升，高龄父亲生育的孩子患自闭症、精神分裂症等精神疾病的风险有不同程度的增

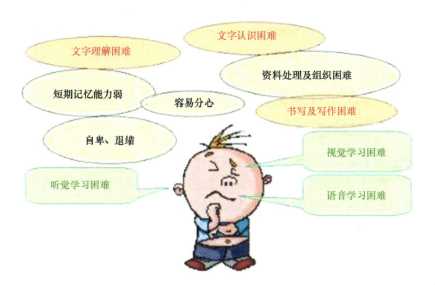

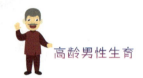
高。同时父亲的生育年龄也会影响后代的认知能力（一般表现为智力方面），高龄男性所生子代在智商测试中普遍得分相对较低。

认知是机体认识和获取知识的智能加工过程，涉及学习、记忆、语言、思维、精神、情感等一系列的心理和社会行为，认知障碍指与学习、记忆及思维判断等有关的大脑高级智能加工过程出现异常，从而引起严重的学习、记忆功能障碍，同时伴有失语、失用、失认、失行等非正常改变的过程。

高龄晚育父亲的后代其神经认知能力会有所下降。在婴幼儿时期，生育年龄较大的父亲其子代在一系列神经认知行为中表现欠佳甚至有明显缺陷。与年轻男性相比较，40岁以上男性所生后代的神经认知功能相对受损。在过去的几十年中，有多项研究结果表明，父亲的生育年龄会对子代的智力发育产生重大影响，随着父亲生育年龄的增长，孩子的智力测试成绩普遍会随之下降，而在父亲生育年龄超过50岁时测试成绩最差，并且其后代的语言智力和非语言智力都会受到一定的影响，其中非语言智力要比语言智力得分更低。在高龄父亲影响子代行为的研究中发现，父亲的生育年龄与子代不良的"外化"行为有关（外化行为也被称为破坏性行为障碍，包括多动、违抗、攻击性行为、破坏性行为和违纪行为）。父亲的年龄每增加5岁，所生子代不良的外化行为增加率是12%。男性高龄晚育造成的子代神经认知功能障碍，可能是由于参与神经功能、神经发育的任何一个基因发生了新的突变，或者调控基因表达的表观遗传学修饰在大脑发育中发生了改变所引起的。

高龄男性与子代神经认知功能障碍发生有一定关系，但高龄男性也不必过于担心，在备孕期间还应坚持戒烟戒酒，避免有毒有害物质接触，保持健康的生活习惯与规律作息，科学合理的饮食，提升自身身体机能，做好相关检查，降低宝宝的发病风险。

06

高龄男性与子代自闭症发生有关系吗？

◎李春义

自闭症患者的人数不断增加。儿童自闭症又被称为儿童孤独症，是一类以严重孤独、缺乏情感反应、社交障碍、语言发育障碍、刻板重复动作等反应为特征的神经发育障碍疾病，是一种在 3 岁以前就会发病的慢性疾病。经过对自闭症儿童长期的临床观察之后，人们习惯将自闭症儿童称之为"星星的孩子"，他们仿佛将自己隔绝在遥远而冰冷的星球，有视力却不愿与人对视，有语言却很难与人交流，有听力却总是对周遭充耳不闻，有行为能力却总与人们的期望大相径庭，会感到痛但不会哭。犹如天上的星星，一人一世界，孤星自闪亮。患有自闭症的儿童，通常情况下很难与他人正常交流和日常互动，并时常伴有限制兴趣，以及重复的行为和症状，这些病症都会严重影响到他们在学校、工作和其他生活领域中的正常人际交往，且对患者本人及其家庭都会造成 定的负面影响。

高龄夫妇比年轻夫妇更容易生育患有自闭症的后代，该现象对于高龄男性更加明显。也就是说高龄男性生育的后代患有自闭症的风险会增加。与生育年龄小于 29 岁的父亲相比，生育年龄为 30 ～ 39 岁的父亲所

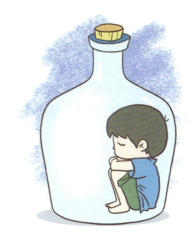

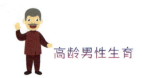

生后代自闭症的患病率会增加 1.22 倍；40 ～ 49 岁的父亲所生后代自闭症的患病率会增加 1.78 倍；超过 50 岁的父亲所生后代自闭症的患病率会增加 2.46 倍；超过 55 岁的父亲所生后代自闭症的患病率会激增 4.4 倍！此外，与生育年龄为 20 ～ 24 岁的父亲相比，年龄超过 50 岁的男性，他的孙辈更加容易患上自闭症。由此不难看出，后代自闭症的患病概率会随着父亲，甚至爷爷的生育年龄的增加而升高，男性高龄晚育给子代带来的精神健康风险不容忽视。当然，该结论并不是说高龄男性就不应该生育，因为尽管后代患自闭症的概率会升高，但幅度"不大"。

为什么男性高龄生育后代患自闭症的风险会增加呢？从自闭症本身来看，它是一种病因极其复杂的心理紊乱性疾病，其病因主要有：遗传因素、围生期因素、免疫系统异常因素、神经内分泌和神经递质因素等。在众多病因之中，遗传是非常重要的一个因素。随着男性年龄的增长，其精子发生基因突变的概率会随之升高，这些基因突变传递给后代的概率相应也会增加，从而使得其后代患上精神和行为障碍疾病的可能性也大幅增加，自闭症就是其中之一。目前我国有近 1000 万的自闭症人群，患病率约为 1%，其中 0 ～ 14 岁自闭症儿童的数量可能已经超过 200 万人，并以每年新增 20 万患者的速度持续增长，由此看来自闭症已经成为危害中国儿童精神健康的第一大"凶手"。

鉴于此原因，一方面应该提倡男性适龄生育，尽量不要等到高龄再生育；另一方面，对于不可避免的高龄男性生育，建议他们准备生育前进行遗传咨询及相关医学检测，了解子代可能存在的健康风险。此外，建议由于各种原因 35 岁之前不想生育的年轻男性可以考虑采取生育力保存，即到人类精子库将现在年轻健康的精子进行冷冻保存，以备将来生育时使用，这样可以避免由于男性高龄引起的子代健康风险。

07

高龄男性与子代精神分裂症发生有关系吗？

◎李春义

　　男性应在最合适生育的年龄生育小孩。错过这一时期，精液质量下降，高龄男性生育子代患精神分裂症的风险也会增加。

　　精神分裂症是一组病因未明的常见的精神性疾病，多在青壮年缓慢或亚急性起病，临床上往往表现为特殊的感知、思维、情感和行为等多方面的障碍和精神活动与环境的不协调。患者一般意识清楚，智能基本正常，但部分患者在疾病过程中会出现认知功能的损害，病程多迁延。

　　精神分裂症属于典型的复杂性疾病，目前该病的病因尚未阐明。精神分裂症与其他人类重大疾病一样，遗传因素在其发生中具有重要

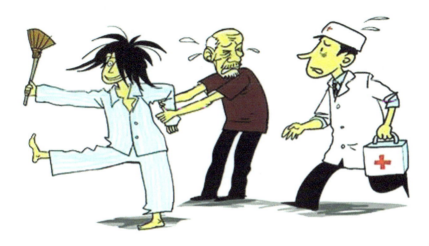

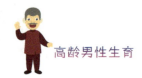

影响，近八成患者是由遗传因素导致患病。但精神分裂症的遗传又不符合经典的孟德尔遗传方式，既无显性又无隐性遗传特征。除遗传因素外，环境因素在精神分裂症的发病中也起到一定作用，也就是说精神分裂症是在遗传与环境因素相互作用的基础上发生的。

据世界卫生组织（WHO）1992 年公布的资料显示，精神分裂症患病率大约为 1.4‰～ 4.6‰。我国 1993 年进行的全国精神疾病流行病学调查结果表明：15 岁以上的人口中精神分裂症的总患病率为 6.65‰。男性的生育年龄是预测其子代患精神分裂症风险的一个重要因素。高龄男性 45 岁之后所生育的孩子患有精神分裂症的风险就会增加，与生育年龄在 20 ～ 24 岁的男性所生后代相比，精神分裂症的患病率增高了 2.8 倍。但目前认为母亲年龄与子代患精神分裂症没有关系。与普通的精神分裂症患者相比，高龄男性所生育的精神分裂症患者没有性别差异，对常规治疗反应也没有明显差异。但高龄男性生育的子代患精神分裂症发病年龄较早，甚至有可能会导致后代的智力和语言能力低下或抑郁症反复发作。

男性高龄被认为是子代患精神分裂症的一个危险因素，这主要是由于高龄男性生殖细胞中积累的新生基因突变增加，导致后代患精神分裂症的风险增加。男性生育年龄大于 35 岁是后代患精神分裂症风险增加的一个临界值。男性最好适龄生育，而高龄男性生育时，也一定要考虑年龄可能带来的不利影响。

08

高龄男性与子代肿瘤发生有关系吗？

◎李春义

目前普遍认为，高龄男性生育时，其子代患白血病、中枢神经系统肿瘤、乳腺癌、视网膜母细胞瘤等风险会增高。近年来，西方工业化国家的儿童，尤其是 5 岁以下的儿童的肿瘤发病率增加。儿童肿瘤流行病学研究已经将若干出生特征作为假定的危险因素进行评估，其中父母的年龄是造成子代肿瘤发病率增加的危险因素之一。

白血病和中枢神经系统肿瘤是儿童中最常见的两种肿瘤。男性生育年龄对 5 ～ 14 岁的儿童患白血病和中枢神经系统肿瘤的风险没有

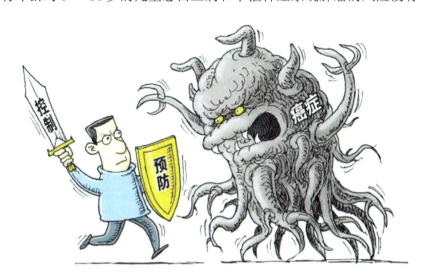

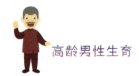
显著影响，但对于 5 岁以下的儿童来说，男性年龄增加会使子代发生白血病和中枢神经系统肿瘤的风险增加。视网膜母细胞瘤是婴幼儿最常见的眼内恶性肿瘤，是由于肿瘤抑制基因 *RB1* 的双等位基因缺失或突变引起一种视网膜恶性肿瘤，通常发生于 6 岁以下儿童。当父亲年龄超过 35 岁时，子代患双侧视网膜母细胞瘤的风险增加。此外男性高龄与子代 40 岁前发生乳腺癌显著相关，男性生育年龄越大，其子代 40 岁前发生乳腺癌的风险越高。

男性精子中的基因突变频率，以及女性卵子中的染色体畸变频率，随着年龄的增加而升高，这些可能是增加子代患肿瘤风险的原因之一。在环境因素和时间因素共同作用下，高龄男性的精子在 DNA 水平、染色体水平、表观遗传学水平上均有变化。男性精子生成过程与女性卵子生成过程的不同，在于精子生成是在整个生殖周期不间断发生的，精子在生成中会面临更多次数的细胞分裂。精子染色体的频繁复制大大增加了精原干细胞分化成精子过程中染色体复制错误的概率，也使其 DNA 突变的概率增加。同时，高龄男性精子发生过程中，DNA 突变后的修复能力减弱，也是导致新突变发生的原因之一。

男性朋友应该尽量适龄生育，不要等到高龄再生育，而高龄男性朋友也不要过于惊慌。全球 0～14 岁儿童恶性肿瘤发病率为140.6 例/（百万人/年），我国儿童恶性肿瘤的发病率明显低于世界平均水平。因此，高龄男性在备孕期间不要过于因为担心子代存在患病风险而害怕，要在医生指导下合理饮食作息，戒烟戒酒，减少或避免有毒有害物质接触，做好相关检查，降低宝宝的发病风险。

09

高龄男性与子代染色体病发生有关系吗？

◎李春义

　　高龄女性生育，子代患染色体病的风险增加。但高龄男性生育对子代染色体病发生的影响目前还存在一定争议。

　　染色体病是指由于染色体数目异常（非 46 条、非整倍体），或者结构异常引起的疾病。染色体是遗传物质的载体，具有特定的结构，各种基因就分布在染色体上。人类共有 46 条 23 对染色体，其中22 对是常染色体，另外一对是性染色体，决定个体性别，女性为两条X 染色体，男性为一条 X 染色体和一条 Y 染色体。由于染色体上基因数量众多，加上基因具有多效性，因此，染色体病通常涉及多个器官和系统的形态与功能异常，严重者胚胎可在发育早期死亡并自然流产，少数染色体病患者能存活至出生，但常造成身体多发畸形、生长发育迟缓、智力低下和多系统功能障碍，甚至夭折。现已发现人类染色体数目和结构异常有 10 000 多种，已确定或描述过的染色体综合征有100 多种。较常见的综合征为 21 号、13 号和 18 号染色体三体综合征及性染色体数目异常综合征。

　　21 三体综合征也称唐氏综合征。典型的唐氏综合征

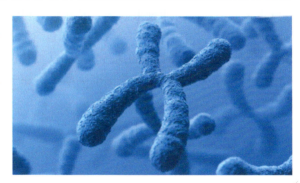

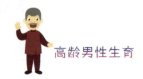
是由于多了一条 21 号染色体而导致的，是最早被确定的染色体病，新生儿中发病率约为 1：500～1：1000。母亲年龄是影响其发病率的重要原因，随母亲年龄增加，分娩患儿的风险逐渐增高，40～45 岁甚至可以增高到 1/50。多出的一条染色体，大约 90% 的概率来自于母亲，来自于父亲的概率不到 10%。

18 三体综合征是由于多了一条 18 号染色体而导致的，是仅次于 21 三体综合征的第二种较常见的常染色体三体综合征。新生儿中发病率约 1/7500。

还较常见的常染色体三体综合征为 13 三体综合征。新生儿中发病率约 1/19 000。

高龄男性与这三种常染色体病发生之间的关系未获共识，可能与统计方法、人群或样本量等因素有关。但对于一些性染色体数目异常综合征，随着男性高龄，子代发病风险会增高。例如：先天性睾丸发育不全，也称克氏综合征，男性中发病率为 1/1000，患者比正常男性多了一条 X 染色体，青春期后患者临床表现为睾丸小而硬，生精障碍，97% 患者不育。XYY 综合征，男婴中发生率为 1/900，患者比正常男性多了一条 Y 染色体，临床表现为身材高大，常超过 180cm，大多数可以生育，智力正常。

染色体病尚无有效的治疗方法，高龄男性配偶如果也为高龄，子代患染色体病风险增高。因此，高龄男性的妻子在备孕期间，还应进行产前筛查，产前诊断，以降低子代染色体异常发生的概率。目前无创 DNA 产前检测，通过采取孕妇静脉血，利用新一代 DNA 测序技术对母体外周血浆中的游离 DNA 片段（包含胎儿游离 DNA）进行测序分析，可以从中得到胎儿的遗传信息，从而检测胎儿是否患有 21 号、13 号和 18 号三体综合征，检出准确率可达 99%。

10

高龄男性得过性病，生育下一代会遗传吗？

◎李彩虹　许　蓬

　　有些男性以前生育过一个宝宝，当时以为已经完成了生育任务，随后放松自律，染上性病。随着国家开放二孩政策，现在想再生育，担心性病会遗传给下一代。高龄男性即使得过性病，只要治愈，生育的下一代不会有性病。很多人误认为性病可以"遗传"给下一代，其实这种认识是混淆了遗传病和传染病的概念。传染病是由各种病原体引起的能在人与人、动物与动物或人与动物之间相互传播的一类疾病。性病属于传染病，常见的性病有艾滋病、梅毒、淋病、软性下疳和性病性淋巴肉芽肿等，病毒性乙型肝炎也被列为性传播疾病。

　　性病，是生殖系统受到细菌、病毒、衣原体、支原体、真菌等致病微生物感染的总称。遗传病是从父母亲那里接受的已发生突变的遗传物质而引起相应的疾病或缺陷，因此，遗传是由于生殖细胞的遗传物质病变，传递给下一代。性病是一种感染性疾病，并不改变人体的遗传物质，因而

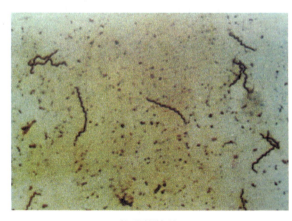

梅毒螺旋体

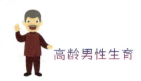

性病没有遗传性，但是，性病可以传染给下一代。

近年来，随着性病蔓延，胎传梅毒、新生儿淋菌感染时有发生，有人误以为是父母"遗传"给胎儿的。其实不然，男性得了性病，在传染期内可以通过性接触传染给女性，女性又可以通过胎盘传播给胎儿。例如，胎儿感染梅毒是因为梅毒螺旋体可自母体血经胎盘传染胎儿，怀孕后血液中的梅毒螺旋体就会引起胎儿出现先天性的梅毒感染。早期先天性梅毒，传染性非常强，并且也可能会危及到生命。本身宝宝的发育不成熟，再加上早产，可能会出现溶血性贫血、身体的水肿。严重的先天性梅毒会导致宝宝出现耳聋，骨骼、牙齿的畸形，皮肤的损害，心脑血管畸形，以及小脑症。感染淋菌或乳头瘤病毒等性病病原体是因为胎儿在通过感染的产道时眼部、咽部接触了含有病原体的分泌物的缘故。因此，胎儿、新生儿感染性病并非遗传造成，这些患有胎传梅毒或淋病的婴儿，在治愈并成年后怀孕生育，不会使下一代染有梅毒、淋病等性病。

虽然性病不遗传，但是会损伤男性生育力。性病病原体进入男性生殖道后，会引起局部炎症反应，炎症因子会侵害生殖细胞，损伤精子结构，造成精子活动能力低下，还会造成输精管道狭窄，甚至堵塞，导致无精子症。

在日常生活中一定要避免不洁的性生活，尽量不要去消毒不彻底的游泳池游泳，减少去公共淋浴场所，不能和其他人共用洗漱用品。当一方的生殖器出现破损时，避免进行性生活。性病不仅会危害自己的身体，而且也会直接传染给下一代，导致胎儿畸形。患上性病时一定要做到及时、彻底的治疗，这样才可以防止性病病原体传染给后代。

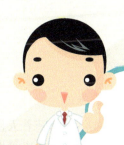

第 8 章

年龄愈大，哪些疾病
容易影响男性生殖

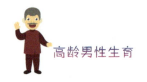

01

高血压影响男性生殖吗？

◎姜　涛

　　多数人认为高血压是老年人的专属病，其实不然。随着人们生活方式的变化，高血压患者低龄化趋势明显，很多 30～50 岁男性也悄悄加入到高血压患者大军中。由于年轻人结婚年龄逐渐推后，及国家新生育政策的全面放开，中、高年龄生育成为越来越多家庭需要面对的一个问题。高血压正在逐渐成为影响男性生育能力的一个重要因素。对男性生殖能力的影响主要有如下几个方面。

　　勃起功能障碍患者对血管的改变相较于高血压患者更为敏感，当患者未出现高血压症状时，可能已经出现了勃起功能障碍。对于此类现象，很多专家称勃起功能障碍为心血管疾病的"前哨站"。勃起功能障碍是高血压患者的一个早期临床表现。高血压对男性勃起功能的直接影响表现在对阴茎血管顺应性和血管内皮的改变，使阴茎在勃起时不能获得足够的力度。同时部分降压药物的副反应也会诱发勃起功能障碍。目前临床上高血压患者常用的药物可分为利尿剂、β 受体阻滞剂、钙通道拮抗剂、血管紧张素转化酶抑制

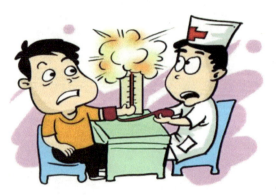

剂、血管紧张素 II 受体拮抗药、α- 肾上腺素能受体拮抗剂。噻嗪类利尿剂的一个公认不良反应就是勃起功能障碍，发生率 3% ～ 32%；螺内酯影响勃起功能的机制是减少双氢睾酮与雄激素受体的结合，引起性欲和勃起功能的降低。非选择性的 β 受体阻滞剂影响勃起功能的原因与 β2 受体直接作用于阴茎血管平滑肌细胞，导致血管收缩和减少阴茎海绵体的血流灌注有关。随着第三代 β1 肾上腺素能受体拮抗剂在临床中广泛应用，其不良反应减少，并且兼有一定的改善勃起功能效果。其机制在于高选择性 β1 肾上腺素能受体拮抗剂特异性拮抗心肌 β1 受体，对存在于阴茎海绵体内 β2 受体影响较小。而且高选择性 β1 肾上腺素能受体拮抗剂具有一定调节内皮一氧化氮信号传导系统的能力，可以增加内皮系统一氧化氮的释放，从而改善患者勃起功能。从短期来看，血管紧张素转化酶抑制剂可通过释放一氧化氮、舒张血管来改善阴茎海绵体灌注。但从长期效应来说，血管紧张素转化酶抑制剂可以通过阻断血管紧张素 II 促进阴茎血管胶原组织增殖、使血管腔变窄，导致勃起功能障碍。

高血压可以降低精子质量。除了高血压本身对精子质量的影响，部分降压药物也会影响精子的数量和质量。螺内酯、普纳洛尔等药物可导致精子活力和浓度下降，α 受体阻滞剂（如坦索罗辛等）可能导致患者产生逆行射精（精液逆行流入膀胱内，不能从尿道射出）和不射精症。钙离子通道阻滞剂可逆转地损害正常精子顶体反应的某些受体。

男性性腺激素水平也是影响男性生殖功能的一个重要因素。高血压患者性激素的异常，多是由于降压药物副反应造成。例如，螺内酯具有抗雄激素的作用，通过抑制 C17 羟基化减少睾酮生成，促使体内血清睾酮转化为雌二醇的速度加快，长期服用螺内酯会增加雄激素睾酮在肝脏中的清除率，使睾酮在血液中的浓度降低。美托洛尔、阿替洛尔及普萘洛尔等 β 受体阻滞剂可以降低睾酮水平。

对于备孕阶段的高血压患者，应针对其具体情况，实施个体化治疗。同时，改善生活方式，调整饮食，加强锻炼也很重要。

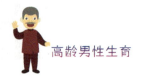

02

高血脂影响男性生殖吗？

◎姜　涛

　　高脂血症指的是由于血脂水平过高引起的一系列严重危害人体健康的疾病，如动脉粥样硬化、冠心病、胰腺炎等。高脂血症也与男性生殖功能存在一定的关系。我国的流行病学调查显示，成年男性的高脂血症的患病率为22.2%，并且发病率呈逐年上升趋势。因此，高脂血症和男性生殖功能影响的研究将有助于对男性生殖健康疾病的预防和治疗。高脂血症对男性生殖功能有如下几个方面的影响。

　　（1）高脂血症可以影响生精功能，降低精液的质量。高脂血症可以影响睾丸间质细胞的分泌功能，导致雄激素结合蛋白的合成减少，曲细精管内睾酮的含量不足，从而使精子的产生受阻。高脂血症也对精子在附睾的成熟过程等方面存在不良影响。在高脂肪饮食喂养导致其发生高脂血症的动物模型中，可以观察到精子的体积、数量、形态及活力发生有害变化，从而使生育能力受到影响。

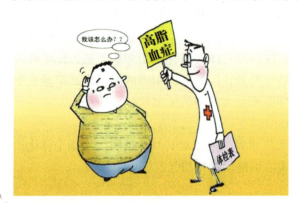

　　（2）高脂血症可以损害睾丸及附睾组织结构。正常的睾丸及附睾组织结构和功能是维持男性生殖功能的关键条件。在形

态学研究中，显示高脂血症对人及动物的睾丸和附睾组织结构都存在一定的影响，其中包括睾丸曲细精管直径减小、生精上皮周期改变、生精上皮变薄及生精细胞数量减少，严重者还可能发生精子阻滞。同时，附睾组织结构也可能发生改变，如附睾小管柱状上皮细胞形态变小，管腔增大。

（3）男性性腺激素水平也是影响男性生殖功能的一个重要因素。高脂血症可以引起雄激素合成减少，诱发男性勃起功能障碍、射精障碍，也可导致精子发生障碍，从而降低男性生育能力甚至引起不育。高脂血症可影响下丘脑 - 垂体 - 睾丸轴的功能，表现为睾酮、血卵泡刺激素、黄体生成素水平显著降低，从而造成睾丸发育障碍。另外，高脂血症也可导致勃起功能障碍，其机制为通过抑制血管内皮细胞功能和使血管平滑肌对于一氧化氮的反应能力下降，导致血管扩张不足，海绵体的血量减少。另一方面，高脂血症可以影响支配阴茎勃起的外周海绵体神经，从而影响阴茎勃起。到高脂血症病变晚期，可以使海绵体动脉发生动脉粥样硬化，导致管腔狭窄影响血流。

高脂血症对男性生殖功能存在一定的不良影响。改善高脂饮食的生活方式，以及对高脂血症的及早干预，可能有助于男性生殖系统的健康。而对于合并高脂血症的男性生殖功能障碍患者，应积极治疗高脂血症，将血脂水平控制在理想状态。

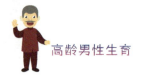
03

慢性前列腺炎影响男性生殖吗？

◎姜　涛

慢性前列腺炎是临床上较为常见的一种疾病，在门诊经常会听到患者咨询："大夫，我得了慢性前列腺炎，会不会对我要孩子有影响啊？"确实，慢性前列腺炎对男性生育能力的影响近年来受到人们广泛的关注。目前，一般认为慢性前列腺炎是不会直接影响到睾丸内的精子发生和附睾内精子成熟过程的。但前列腺作为男性生殖系统十分重要的附属性腺，其分泌的前列腺液是精液重要组成成分，与精液的质量和精子的活力密切相关。慢性前列腺炎常常导致精液质量的改变，从而降低男性的生育能力而导致不育。慢性前列腺炎造成男性生育力下降的因素主要有以下几点。

（1）当你确诊为慢性前列腺炎后，首先，精液的pH（正常精液 pH 为 7.2～8.0）发生变化，精浆中酸性物质增加，酸碱度下降，当精液 pH 降低（pH＜7.0）时，精子就会失去活力；其次，慢性前列腺炎的病程迁延不愈，使得前列腺产生的液化酶活性大幅下降，精液不液化，增加了

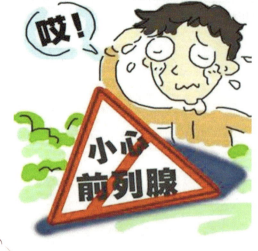

精液的黏稠度，限制了精子的活动；再次，慢性前列腺炎还会减少体内的锌、钙、柠檬酸、蛋白质等物质，使得精子的代谢和运动受到限制，进而影响精子的活动能力。

(2) 慢性前列腺炎多为病原体感染引发，致病菌多为革兰氏阴性菌、支原体、衣原体等，这些细菌入侵前列腺后，可引起精浆中白细胞增多，可大幅降低精子活力，降低精子数量，使精子发生畸形改变等。大量的白细胞也可通过蛋白酶、活性氧族、细胞因子介导等损害精子，造成不育。

(3) 慢性前列腺炎引起男性内分泌的变化，导致睾酮水平降低，亦可引起精液质量的改变。此外，慢性前列腺炎迁延不愈也可波及其他生殖器官，如睾丸、附睾、输精管、射精管等，使机体的输精管道发生瘢痕粘连、闭锁、狭窄，造成精子输送发生障碍。

(4) 慢性前列腺炎可能对男性性功能、精神心理等造成负面影响。尤其是慢性前列腺炎久治不愈的患者，可能会出现勃起功能障碍、早泄、焦虑、抑郁、精力减退、失眠多梦等症状，都会对生育造成影响。

由此可见，慢性前列腺炎虽不能直接导致男性不育，但其可通过多方面因素对生育造成间接影响，造成不育。但是得了慢性前列腺炎，经过正规、系统的治疗后，精液质量大多可恢复正常，孕育后代。

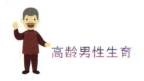
04

甲状腺疾病影响男性生殖吗？

◎姜　涛

　　要想知道甲状腺疾病是否影响男性生育，就要首先了解甲状腺的功能及作用。甲状腺位于颈部甲状软骨下方，气管两旁，是人体最大的内分泌器官。甲状腺的主要功能是合成、贮存、分泌甲状腺激素，调节人体代谢、产生热量、促进生长发育。甲状腺疾病是临床较为常见的疾病，主要包括甲状腺瘤、甲状腺功能亢进（简称甲亢）、甲状腺功能减退（简称甲减）、甲状腺癌等几大类。其中与男性生殖相关的主要为甲亢和甲减两类疾病。

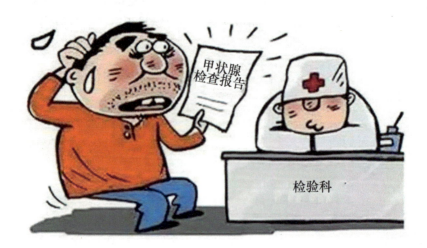

甲亢是由于体内多种原因引起的甲状腺激素分泌过多，导致机体的神经、循环、消化各系统的兴奋性增高和代谢亢进，从而引发的一系列内分泌疾病的统称。甲亢对男性生殖系统的影响主要为性欲减退、勃起功能障碍、精液质量异常，这 3 种现象均与男性生育密切相关。原因可能是甲亢引起男性下丘脑 - 垂体 - 睾丸轴系平衡紊乱。临床上男性甲亢患者血液中黄体生成素 (LH)、卵泡刺激素 (FSH)、睾酮 (T)、雌二醇 (E2) 均增高，可导致精液参数变差。但是，当甲亢病情经过治疗稳定后，很多的精液异常患者会恢复正常。

甲减是由于不同原因引起的甲状腺激素降低，机体代谢各系统功能减低而引起的临床综合征。可有脂代谢异常、糖代谢异常、心血管病变及性激素异常等合并症。甲状腺功能低下，可能造成睾丸合成睾酮减少，精子的生成与睾酮水平密切相关，当人体睾酮合成减少时精子生成就会受到抑制，造成精液浓度下降、活力减弱。同时甲减还可以引起勃起功能障碍，也会对男性生育造成负面影响。甲减患者在补充甲状腺素纠正病情后，76% 的患者精液质量恢复正常。

甲状腺疾病可以影响男性精液质量及性功能，造成不育，但是及早诊治，病情恢复后大部分患者的精液质量可以恢复正常，孕育后代。

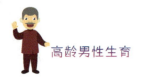

05

男性癌症患者还能生育吗？

◎姜　涛

随着社会的发展及现代诊疗技术的进步，对于癌症患者来说，延长寿命和提高生活质量已成为癌症诊疗的首要目的。而对于有生育要求的男性癌症患者来说，能做父亲就成为其提高生活质量的一项重要因素，保存男性癌症患者的生育能力就显得尤为重要。那么，癌症对男性生育能力到底有哪些影响呢？得了癌症还能生育吗？具体选择哪种生育方式？如能生育，癌症会对后代造成不良后果吗？这些都是男性癌症患者所关心，也是医生亟待解决的问题。

(1) **肿瘤的直接影响**。部分肿瘤可能对男性的精液质量造成影响，癌症患者的生殖细胞缺陷、局部肿瘤效应、内分泌紊乱、肿瘤的自身及全身免疫反应等方面可能都是导致其精液质量差的因素。但并非所

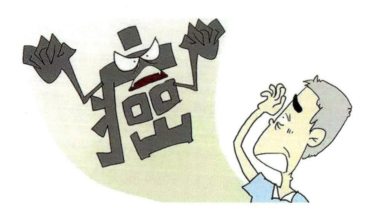

有癌症都会导致精液质量异常，目前已明确睾丸癌、淋巴瘤、血液系统肿瘤患者的精液质量显著低于正常男性。

(2) 针对肿瘤的治疗对生殖的影响。 肿瘤的治疗方式包括外科手术、化疗、放疗等措施都会对男性生育能力造成暂时性或永久性损害。例如，泌尿生殖系统肿瘤的外科手术可能会导致生殖管道及生殖神经的完整遭到破坏，引起逆行射精或不射精；化疗药物可直接干扰生精干细胞，造成生育能力下降，如常用的化疗药物：烷化剂、铂类制剂等，均影响男性生育能力，甚至产生不育；放疗时睾丸受到直接照射或散射线的影响后，其生精能力可明显下降。同时，放疗剂量的选择也直接影响了睾丸的生精功能，如 0.35 Gy 照射量可引起可逆性无精子症，20 Gy 照射量可引起持久性无精子症，大于 20 Gy 照射量可引起睾丸致死性损伤。放疗时睾丸的铅挡可有效保护睾丸的生殖能力、降低生殖毒性。因此，癌症本身及其治疗方式都是男性生育能力的潜在威胁。

(3) 有生育要求的肿瘤患者注意事项。 癌症会影响男性生育，那么得了癌症的男性患者就不能有自己的后代了吗？答案是否定的！现代癌症诊疗技术的改进及辅助生殖技术的飞速发展，已经可以帮助越来越多的男性癌症患者实现做父亲的愿望。对于生育能力受损并且有生育要求的男性癌症患者，如果癌症本身或治疗方式将会对精液质量造成不良影响，那么治疗之前可选择精子冷冻技术；如果治疗前未行精子冷冻，并且治疗后出现无精子症的癌症患者，睾丸穿刺活检取精或显微外科睾丸取精均有希望获得精子，联合辅助生殖技术，均可使其实现生育梦想。

除了某些已知的遗传性疾病，男性癌症患者的后代罹患癌症的风险较正常男性并无任何增加。但是癌症的放疗、化疗可能导致精子染色体异常，会对生育的后代造成不良影响，而这种影响会随着时间的推移而减少。因此，建议有生育要求的男性癌症患者在癌症治疗前到正规医院咨询生育力保护及生殖毒性治疗的不良后果，为今后的生育需求提前做好准备。

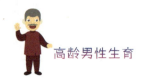
06

尿道狭窄影响男性生殖吗？

◎姜　涛

从膀胱通向体外的管道称为尿道。男性尿道细长，长约 18 cm，起自膀胱的尿道内口，止于尿道外口，行程中通过前列腺部、膜部和阴茎海绵体部。男性尿道同时也是排精的通道，精子射入阴道的最后一段是在尿道中完成的。

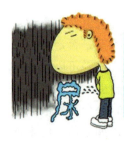

尿道狭窄多为机械性狭窄，可由于炎症、外伤、器械操作等引起尿道器质性病变造成。患有尿道狭窄，起初排尿费力、排尿等待、排尿时间延长、尿液分叉，后逐渐尿线变细、排尿中断、射程变短甚至呈滴沥状，有的患者一夜需要起床数次排尿。尤其在高龄时往往合并前列腺增生，所以排尿更费劲，当逼尿肌收缩不能克服尿道阻力时，会造成残余尿增多，甚至出现充溢性尿失禁及尿潴留。残余尿滞留会并发感染，同时费力的排尿会造成尿液在前列腺逆流，会引起反复尿路感染、前列腺炎和附睾炎，以及精道感染，引起输精管道堵塞，精子无法排出，引起男性不育。

尿道狭窄同时可引起排精不畅，甚至逆行射精，如果尿道狭窄，引起排精困难，精液就无法通过尿道排出，有可能逆流回膀胱，造成无精液症。

对尿道狭窄要及时治疗，避免引起男性不育。

07

血精影响男性生殖吗？

◎姜　涛

　　血精是指精液中混入了血液，外观呈红色或褐色，是部分男科疾病的临床表现。这个问题与其说血精影响男性生殖，不如说是造成血精的这些疾病会影响男性生殖。那么造成血精的疾病有哪些呢？与精液生成有关的所有器官病变都有可能造成血精。首先是感染性疾病，如精囊炎和前列腺炎。还有梗阻性疾病，如苗勒管囊肿、午菲管囊肿、射精管囊肿等先天性梗阻，以及射精管炎性狭窄等后天性梗阻。除此之外还有其他少见的原因如肿瘤性疾病：前列腺癌、精囊肿瘤、睾丸肿瘤等，以及后尿道血管畸形、凝血功能障碍等。

　　临床所见的血精绝大多数为精囊疾病所致。精囊的分泌液占精浆的 60% ～ 70%，其中所含的果糖、凝胶蛋白和纤维联合蛋白、抗氧化剂、免疫抑制剂等成分为精子提供了能量、免疫学保护等，保证了受精的顺利进行。炎症与梗阻是常见的精囊疾病，二者可同时出现，互为因果，形成恶性循环，影响精囊的分泌功能，导致精液量少、精液 pH 偏酸性、精液果糖水平低下，以致严重少弱精子症，甚至无精子，严重损害男性的生育力。精囊的血液循环较差，所以单纯的抗生素治疗难以达到有

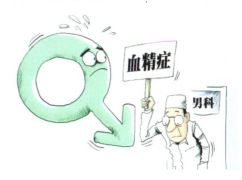

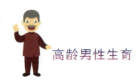

效的治疗浓度，效果欠佳。而且精囊的排泄依赖于射精，无法及时引流，这也使得精囊内的出血及炎症渗出物积存于囊内，造成炎症及血精迁延不愈。

精囊疾病的治疗关键在于打破炎症 - 梗阻的恶性循环。传统的经尿道射精管切开术可以有效解除梗阻，但这种术式破坏了射精管开口处的组织结构，会造成尿液反流、水样精液、逆行性附睾炎等并发症，现在已较少应用。精囊镜是近年来出现的技术，这种技术既可以扩张狭窄，解除梗阻，还保留了射精管开口处的组织结构，不存在传统术式的缺点，并且可以在术中全面探查精囊腔，彻底冲洗积存的血块和炎症渗出物，有效打破梗阻 - 炎症的恶性循环。经过治疗不仅血精可以治愈，精囊的分泌功能也会逐渐恢复，精液质量随之好转。

高龄男性常存在前列腺增生等尿路梗阻并且机体抵抗力下降，所以较年轻人容易出现尿路感染。并且高龄男性射精频率较年轻人明显下降，精囊不易排空，所以精囊炎症在高龄男性中并不少见。除此之外，高龄男性中肿瘤性疾病更加多见，比如前列腺癌可侵犯精囊造成血精，有些高龄男性日常口服阿司匹林等抗凝药物也可造成血精；高血压造成血管脆性，也可以引起血精。所以高龄男性一旦出现血精应及时就诊完善检查，排除肿瘤性疾病及凝血障碍等疾病，确诊精囊炎后经过保守治疗半年后仍无好转的可以考虑进行精囊镜手术。

08

高泌乳素血症影响男性生殖吗？

◎姜　涛

　　泌乳素是垂体分泌的一种球状蛋白，属于性激素的一种，受下丘脑的双重调节。生理状态下，下丘脑分泌多巴胺抑制泌乳素的分泌，而下丘脑分泌的促甲状腺素释放素、五羟色胺等则可以刺激泌乳素的分泌。泌乳素的分泌在正常情况下也可以有波动，比如剧烈运动、刺激乳头、性交都会使泌乳素升高。有些药物可以影响多巴胺的分泌从而影响泌乳素的水平，比如吩噻嗪类、三环类抗抑郁药、单胺氧化酶抑制剂等抗精神病药物，还有甲氧氯普胺、多潘立酮等胃肠道药物。此外，常用的降血压药物如维拉帕米、利血平，以及血管紧张素转化酶抑制剂如依那普利也能促进泌乳素的释放。还有一些病理性因素可以产生高泌乳素血症，如垂体泌乳素瘤。同时垂体的非泌乳素肿瘤也可以刺激垂体泌乳细胞分泌泌乳素，如有些肢端肥大症的患者同时伴发高泌乳素血症。在甲状腺功能减退时，促甲状腺激素分泌过多也可导致高泌乳素血症。还有一些肝病的患者因为泌乳素的灭活和代谢障碍导致泌乳素水平偏高。

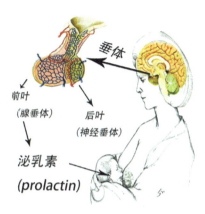

　　泌乳素在男性体内可以影响男性的性欲和性功能。此外，对

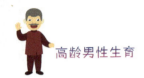

睾丸生精过程也有调控作用。所以，高泌乳素血症是可以影响男性生殖的，这与泌乳素的病因、升高的程度、持续的时间有关。此种影响的机制可能是干扰继发性低促性腺激素的脉冲式释放，减少促性腺激素和性激素的合成。高泌乳素还可以直接抑制性腺合成性激素。高泌乳素血症的临床表现主要是性功能障碍，比如性欲低下、勃起功能障碍及逆行射精等，导致男性无法将精子送入女性生殖道。除此之外，部分患者表现为生精障碍，少精子甚至无精子，睾丸质地变软或出现轻度萎缩，这部分患者行睾丸活检可表现为曲细精管界膜增厚或纤维化，生精功能减退或阻滞。

　　高泌乳素血症的治疗首先应明确病因，停用影响泌乳素水平的药物，生理性刺激下出现的泌乳素增高无须处理。没有症状的高泌乳素血症患者可定期监测血激素水平，对于有症状的患者应使用药物治疗。常用的药物是多巴胺受体激动剂，溴隐亭是临床用药首选。溴隐亭可以抑制泌乳素的分泌，不影响垂体分泌其他激素。由于溴隐亭可引起低血压，所以应从小剂量（每天 1.25 mg）开始用药，晚上睡前给药，逐渐增加剂量并于早晨和中午加药，直至血泌乳素稳定于正常水平。在达到满意疗效后，可逐渐减小溴隐亭的剂量，直至最小有效剂量长期维持治疗。存在垂体肿瘤的患者可于神经外科就诊行手术治疗，由于手术效果存在个体差异，部分患者应用药物治疗效果优于手术。男性垂体泌乳素瘤应采用手术 - 药物综合治疗。经过手术治疗或药物治疗后患者的性激素水平及性功能多于 2 个月左右恢复正常。

09

男性性腺功能减退影响男性生殖吗？

◎姜 涛

雄激素是男性体内的重要激素，作用于全身多个器官，维持男性各方面的特征，比如增加肌肉的强度，促进骨髓造血，以及肾脏分泌促红细胞生成素，促进肝脏合成白蛋白，促进男性性器官发育和精子生成，维持男性性欲和性功能，维持男性积极进取的心态等。男性性腺功能减退症是由于机体缺乏雄激素导致的一系列临床表现。本病有很多种类型，包括原发性、继发性和年龄相关性的睾酮水平下降。中老年人的男性性腺功能减退，即年龄相关性性腺功能减退。

男性体内睾酮水平随年龄增长而逐渐下降，在中年男性中性腺功能减退的发生率可达 2.1% ～ 12.8%。患者表现出性欲降低、性活动减少、勃起功能障碍、情绪不稳定、睡眠障碍和体力下降等症状，症状的严重程度取决于发病年龄、病程长短及睾酮缺乏的严重程度。本病在肥胖人群、糖尿病患者、高血压病患者、高脂血症病患者及其他体弱多病的人群中发病更加普遍。其中糖尿病患者中性腺功能减退高发，常见的症状是性功能障碍，经睾酮替代治疗后糖尿病症状也可得到改善。

本病从两方面影响男性生殖。一方面，睾酮不足可以直接作用于睾丸导致生精障碍甚至无精子，一些睾酮依赖的附属性腺比如精囊腺和前列腺也会退化，影响精子能量供应、免疫学保护及精液液化；另一方面，睾酮不足导致了男性性功能障碍和性欲下降，无法将精子送入女性阴道内完成生殖活动。

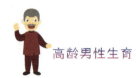

　　本病的治疗一般为睾酮补充治疗，旨在恢复睾酮至男性生理范围内，从而改善生活质量，比如精神状态、记忆力、性功能、肌肉力量及骨密度等。但直接补充外源性睾酮对精子的发生有抑制作用，大剂量应用还有发生永久性无精子症的风险，小剂量补充外源性睾酮可能对生精有帮助，但目前研究尚不充分，所以对有生育需求的男性不建议使用外源性睾酮治疗。对于这部分患者可以采用药物提高内源性睾酮水平，比如绒毛膜促性腺激素可以短期应用促进精子生成，此外还可应用雌激素拮抗剂如他莫昔芬、氯米芬等，还有芳香化酶抑制剂如来曲唑可以减少睾酮转化为雌激素，适用于血液中睾酮/雌激素比例降低的患者。在完成生育要求后患者仍可应用睾酮补充治疗。除药物治疗外，减肥、改善生活方式及治疗原有疾病对于治疗性腺功能减退同样重要。

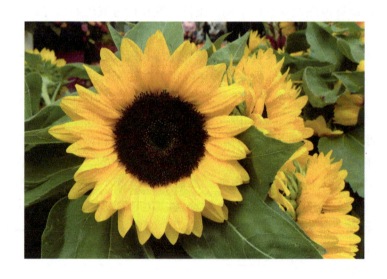

10

高龄男性雌激素水平较高有什么危害？

◎李宏军　赵　唤

雌激素主要由卵巢分泌，肾上腺皮质、胎盘、睾丸也分泌少许，属于胆固醇的衍生物，又叫类固醇激素。所以，男性也是存在雌激素的。男性体内的雌激素有两个来源，三分之一来源于睾丸，三分之二是在睾丸以外由雄激素转化而来。此外，环境及饮食中的白色污染，主要就是雌激素样物质，进一步加剧了人体的雌激素水平增高。很多男性体内雌激素水平越来越高，有的甚至比正常值高出好几倍，而这些高水平的雌激素正好成为男性不育和性功能障碍的危险因素。

一般情况下，男性体内雄激素和雌激素维持一种平衡状态，均对生殖系统发挥着重要作用。一旦体内这种平衡被打破，雌激素水平异军突起，就会给不同年龄层的男性带来极大危害。首先，对儿童来说，现在隐匿性阴茎（阴茎短小）比以前明显增加。这固然与"小胖墩"的增加有关，但不能排除一部分原因是体内雌激素增加

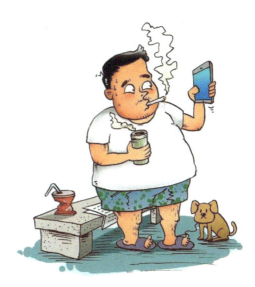

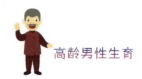

的结果。其次，雌激素水平上升，会影响到男性青春期发育、第二性征不明显、阳刚之气不足等。对中青年来说，到了婚育期，男性可能会因雌激素水平过高，出现性功能障碍和精液质量异常。此外，雌激素与雄激素的比例变化，必然会导致睾丸组织结构变化，可能诱发其他疾病。

正常男性体内，睾酮（雄激素）在芳香化酶作用下，可转化成雌二醇（雌激素）。男性体内的雌激素增加如此之多，除了与部分内分泌疾病有关外，多数还是与环境污染、非法食品添加剂和不良的生活方式有关。

如果身体雌激素过高，雌激素与雄激素的平衡失调，容易诱发肥胖、生精障碍或癌症，严重者还会导致不育症，高龄男性们更是如此。

（1）肥胖者脂肪过多，会增加雌激素的储存，或让雄激素更多地转化为雌激素，从而导致体内雌激素水平变高，作用时间延长。

（2）雌激素可刺激男性乳腺发育，水平过高易诱发乳腺癌。乳腺疾病大多是由雌激素水平过高、内分泌紊乱引起的。

（3）雌激素和雄激素一起作用于睾丸生精功能，如果雌激素相对增多，生精环境就会改变，易诱发精子生成障碍。

当生活节奏较快、精神压力大，人体抵抗力较差，会促进内分泌紊乱。如今的社会，男性的工作压力和生活方式都有了很大变化。缺乏运动和劳动的锻炼，出门就坐车，进门乘电梯，工作用电脑。这种生活方式很容易导致体重增加或肥胖，出现脂代谢的异常，进而影响雌 - 雄激素代谢紊乱（雄激素水平降低，雌激素水平升高）。

虽然男性体内雌激素水平异常会导致一系列的问题，但问题的严重性还有待流行病学进一步的研究。因此，存在雌激素偏高的男性也不必恐慌，部分人群可以通过健康的生活方式加以改善，调理到正常生理水平。对于不育的患者，尤其是病情比较严重的患者，可以通过芳香化酶抑制剂（芙瑞等）来降低雌激素、增加雄激素，一旦激素的水平恢复正常，生精的环境得到改善，还是有可能恢复生育能力的。

11

长期服用安眠药会影响男性生殖吗？

◎袁长巍

　　睡不着觉是困扰中老年人的常见现象，对于严重的失眠，有些人不得不借助安眠药来解决这个问题。安眠药的副作用因人而异，偶尔或者适量服用，副作用不明显，但长期服用安眠药的潜在风险不容忽视。

　　安眠药对整个大脑皮脂具有弥散的抑制作用，其药理机制主要是减轻焦虑、镇静及催眠，主要用于治疗失眠和轻度的神经症。安眠药的种类较多，不同的安眠药其作用部位各有侧重。治疗失眠使用频率最高的药物属于苯二氮卓类，比较熟知的安定（地西泮）就是其中一种，长期使用安定可导致认知损害、谵妄、呼吸困难、共济失调、肌肉松弛、反常反应、记忆力减退等症状，亦与阿尔茨海默病的发病有一定关系。长期单一服药易对药物产生耐受，并形成依赖性，服用一段时间后常常需要加大剂量才能达到原来的效果，一旦突然停药会引发难以忍受的戒断症状。一个人如果长期处于恍惚、压抑的状态下，其生殖功能和性功能将会

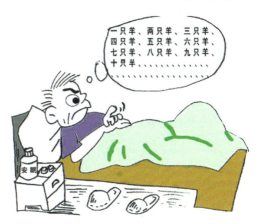

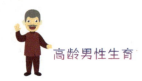

受到影响。

年龄是评估男性生殖功能和性功能的一个相对独立因素，年龄愈大，功能越差。特别对于长期服用安眠药的人群，将大大增加患病的风险。在我国男科门诊中，近 1/4 的勃起功能障碍（ED）患者是由药物引起的，包括降压药、心脏病类药物、糖尿病药物，还有安眠药和抗抑郁药，其多数为中老年患者。

长期服用安眠药会渐进地出现性欲低下和性功能减弱，严重时易引发阴茎勃起功能障碍甚至不射精等。阴茎勃起涉及血管、神经和内分泌系统复杂的相互作用。长期服用安眠药会影响大脑中枢神经系统，性兴奋受到抑制，令反应变得迟钝。阴茎勃起需要血管平滑肌的松弛，引发阴茎海绵体充血，血管平滑肌的松弛需要一氧化氮的作用，而安眠药对大脑皮质的抑制可以阻碍一氧化氮的产生，从而造成性功能障碍。同时，长期服药还会影响下丘脑 - 垂体 - 睾丸轴的功能，导致雄激素分泌降低。

长期服用安眠药是否会影响精液质量并未见报道，但安眠药的长期使用，以及失眠所带来的健康隐患将会引起神经、内分泌、代谢的异常及免疫力下降，多因素的综合作用将可能影响睾丸的生殖功能，进而影响精液质量。

别一睡不着就想着吃药，安眠药并不是治疗失眠的"万能药"。至于为什么睡不着，每个人的病因、病情是不一样的，应查明原因，对症下药。比如说男性过了 40 岁，会经常出现失眠的现象，这也可能与男性更年期有关，如果盲目地去吃安眠药并不能解决根本问题。安眠药要在专业医生指导下做到合理、有效使用，尽量避免长期、单一用药，积极采用药物治疗以外的方法配合治疗，如心理疗法、穴位刺激疗法及行为疗法等。坚持综合治疗，重建正常的睡眠规律。

12

男性过度消瘦影响生殖功能吗？

◎袁长巍

　　有些人审美观的转变，令社会上"以瘦为美"的现象似愈演愈烈。一系列与瘦有关的新名词层出不穷，例如反手摸肚脐、锁骨放硬币、A4 腰、iphone 6 腿……在这些"引以为傲"的名词下，审美的评判标准也愈发扭曲、愈走畸形。"闪电瘦""追骨感"也顺应形成了一种潮流。

　　过度消瘦是指体内脂肪储备显著减少，肌肉消耗所致的体重下降（较正常人标准体重下降 10% 以上），如果按体质指数（BMI），是未达到 BMI=18 的标准。对于女性而言，过度消瘦会使下丘脑和垂体分泌的激素生成减少、瘦素分泌降低，导致卵泡发育障碍，生殖功能会

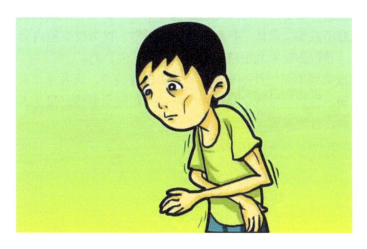

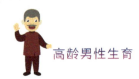

受到影响。过于骨感的女性易造成营养不良，子宫内膜就像一片贫瘠的土壤，受精卵也很难着床。医学专家指出，女性的体脂百分比至少要达到17%，才能维持正常的月经周期和性欲水平，这也是将来能够健康怀孕、分娩及哺乳的最低脂肪标准。另外，盲目减肥还会造成的神经性厌食症，出现排卵异常和闭经的现象。

男性过度消瘦也会降低生育力。精子的发生和成熟是复杂的生理过程，要合成很多蛋白质才能形成具有功能的成熟精子，这就与男性机体的营养状况，以及饮食的营养水平密切相关。营养不良易造成体内维生素和微量元素的缺乏，而这些都是精子生成和成熟所需要的原料。特别是需要从饮食中获取的锌、钙、磷、铁、硒、维生素E、维生素A、精氨酸等物质。这些重要的生化成分对精子的发生和发育环境及生物学功能有着重要影响。如果缺少这些物质，精子的生成将会受阻，导致精子数量减少、活力及功能下降。动物实验也表明，营养不良会降低动物的精液量和精液中为精子活动供能的果糖含量，动物的繁殖力降低。胆固醇是体内合成类固醇激素的重要原料，过低的胆固醇将会影响雄激素的合成与代谢，从而造成男性生殖功能下降。另一方面，男性过度消瘦会降低自身的免疫力，从而增加患病的概率。从病理学角度上说，消化系统疾病、糖尿病、甲状腺功能亢进、肿瘤、肝炎、精神异常等疾病都可能引起身体消瘦。而某些疾病的发生、发展会引致下丘脑 - 垂体 - 睾丸轴的功能异常，使男性生殖内分泌紊乱或异常，导致影响睾丸生精功能，降低男性生育力。

过度消瘦不是一件小事，应积极去医院检查，查看是否有潜在的慢性疾病，做到早发现、早诊断、早治疗。对于胖瘦，每个人都有不同的观点，合理减肥，健康生活。

13

高龄男性乳房增大影响生殖吗？

◎欧建平　朱洁茹

堂堂八尺男儿竟然长出了隆起的双乳，不应该吧！众所周知，乳房是女性的第二性征，男性为什么会出现乳房增大呢？原来，这叫"男性乳腺发育症"，又称为"男性乳腺增生症"或"男性乳房女性化"，约占男性乳腺疾病的 60% ～ 80%，是由于生理或病理原因，体内雌雄激素比例失调，雌激素水平相对或绝对升高，导致男性乳腺组织异常增生的一类疾病。临床上认为腺体组织大于 0.5 cm 即可诊断，可表现为单侧或双侧乳腺增生，但最终均发展为双侧。分为①弥漫型，即双侧弥漫性增生；②腺瘤型，即呈孤立性结节，边界清楚；③女性型，

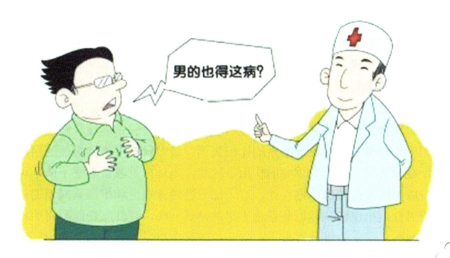

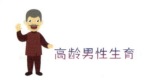

即形似女性乳房，双侧对称，挤压乳头可有白色乳汁样溢出。

乳房增大在中年男子中并不少见。那么，是什么原因导致男性乳房增大呢？男性乳腺发育症的病因可分为生理性、病理性、药物性和特发性。生理性的男性乳腺发育常见于新生儿期、青春期和中年后期，中年后期常发生在 50 岁以后，发生率约为 40%，主要是由于体内雄激素的下降引起。病理性可因循环中性激素水平紊乱，造成雌激素水平升高，或雌雄激素比值升高；乳腺组织对性激素的反应性改变，对雄激素反应降低，而对雌激素反应相对增高；性激素代谢障碍；生殖内分泌轴功能异常；肥胖等因素。常见的可能引起高龄男性乳腺发育的疾病有睾丸功能减退、垂体功能下降、肝肾疾病、甲亢、甲减等。值得注意的是，高龄男性肥胖的人群特别多，他们常常因为工作压力大，活动量少，饮食习惯不良，饮酒过多等原因导致肥胖，而肥胖除了增加脂肪在乳房部位的沉积形成假性乳房增大外，还可使脂肪组织中更多的胆固醇转化成雌激素，导致男性乳腺发育症的发生。长期服用某些药物如增加血清泌乳素水平的抗精神分裂药物（利培酮、多潘立酮）、抑制雄激素作用的降脂药物（辛伐他汀）、降压药物（螺内酯）、干扰内分泌的抗抑郁症药物（氯丙米嗪）、影响性功能的药物（碳酸锂、利血平）等也是病因之一。还有一类患者因为不明原因，临床上称为"特发性"，可能是环境中的雌激素类似物如烷基苯酚类、双酚类、有机氯农药等引起，它们可模拟雌激素的作用，干扰人体的内分泌。

男性乳腺发育症会影响高龄男性的生殖功能吗？男性正常的生殖功能需要具备正常的性功能和良好的精液质量两个条件，那么，男性乳腺发育症会影响高龄男性的性功能和精液质量吗？男性乳腺发育症的中心环节是体内雌雄激素的比例失调。雄激素对于维持男性的第二性征和性欲具有至关重要的作用，因此，当体内雄激素水平下降，可造成男性性欲减退。据统计，对于部分性激素缺乏和雄激素减退的高龄男性，出现性欲减退和精力不足的高达 90%，有勃起功能障碍的将近 80%。适量的雌激素水平在阴茎的勃起中也发挥着有利的作用，它可促进受损血管的修复，维持血管的舒缩功能，增加阴茎勃起的关键因子一氧化氮的活性。但是，当体内雌激素水平超过一定量时，却会损害男性正常的性功能，造成勃起功能障碍，其原因不十分明了，可能和雌激素受体受损，以及一氧化氮的减少有关。

适量的雌激素水平，以及雌激素和雌激素受体的相互作用同样对精子生成信号通路的调控、精子的激活、精子细胞凋亡的调控、排精等具有关键的作用，但是，过量的雌激素却可干扰精子生成的过程，增加生殖细胞的凋亡，可造成精子数目减少和排精困难。部分男性乳腺发育症的患者为特发性，可能由于环境中的雌激素样分子蓄积引起。同样环境中的雌激素也会对高龄男性生殖造成不良影响，降低精子数量、活力和成熟度，影响精子参数。

此外，部分高龄男性乳腺发育症患者为肥胖人群，常合并高脂血症、高血压、糖尿病等全身代谢性疾病，都会对男性生殖造成不良影响。

因此，患有男性乳腺发育症的患者，应该积极就诊，配合治疗，建立良好的生活方式，适当锻炼，多摄入富含蛋白质、维生素的食物，清淡、低盐、低脂饮食，少摄入烟酒，保持乐观的心态，科学备孕。

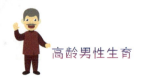
14

高血糖影响男性生殖吗？

◎欧建平　朱洁茹

　　人到中年，日子过得甜甜蜜蜜，身体也变得"甜甜蜜蜜"。身体为什么变甜了呢？原来是高血糖了！由于遗传、年龄、生活方式、肥胖等因素，男性在 40 岁以后常伴有血糖升高。糖尿病是一种以高血糖为主要表现的全身慢性代谢性综合征，其发病率逐年上升，且有年轻化趋势。世界卫生组织曾预测，至 2030 年，全球将有 3.66 亿人患糖尿病。糖尿病可导致高龄男性生育力下降，糖尿病所致的不育发生率约为 35%。血液变甜了，性功能和精液质量却下降了。

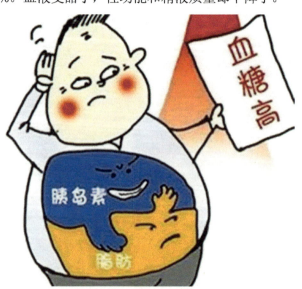

(1) 性功能下降。高龄男性糖尿病患者可能伴有性欲减退、勃起功能障碍、逆行射精、早泄等。

睾酮是男性体内重要的雄激素，与性欲有关。睾酮生成是由下丘脑 - 垂体 - 睾丸轴调控，在垂体分泌的两种促性腺激素卵泡刺激素 (FSH) 和黄体生成素 (LH) 的作用下，刺激睾丸的间质细胞产生。因此，内分泌紊乱和睾丸结构或功能异常都可使睾酮分泌降低。糖尿病患者的高血糖状态往往可致生殖内分泌的异常，使垂体分泌的 FSH 和 LH 水平降低，导致高龄男性的睾酮分泌下降；同时，男性糖尿病患者往往存在睾丸间质细胞数量的减少和结构改变，导致睾酮合成能力下降。睾酮水平的降低导致性欲减退的发生。

在男性糖尿病患者中，1/3 ～ 1/2 的患者会发生勃起功能障碍；而在勃起功能障碍患者中，40% 是糖尿病患者。血管因素、神经因素和内分泌因素共同导致了高龄男性糖尿病患者勃起功能障碍的发生。阴茎勃起的实质是阴茎局部的血流动力学变化，阴茎的血管充血，静脉受压闭锁，使阴茎充血肿胀。这一过程的发生依赖于神经体液调节和健全的血管舒缩功能。而糖尿病所致的体内糖、脂代谢紊乱常常并发血管病变，阴茎局部血管的微结构发生改变，海绵体平滑肌数量减少，影响了正常的勃起功能。此外，勃起过程的调控需要躯体感觉、中枢神经系统和周围神经系统的共同参与，糖尿病持续的高血糖状态使神经功能紊乱和结构改变，导致勃起的神经调控异常，发生勃起功能障碍。高龄糖尿病患者的睾酮水平降低、焦虑和抑郁情绪等也会引起勃起功能障碍。

有部分高龄男性糖尿病患者会并发逆行射精。正常射精发生时，盆底交感神经系统控制膀胱扩约肌关闭，避免精液逆流进入膀胱。而糖尿病患者由于病理性改变累及相关神经，导致自主神经功能失调，则会引起逆行射精。

而高龄男性糖尿病患者的早泄可能和心理因素有关，亦有可能是勃起功能障碍的早期症状。

(2) 精液质量下降。糖尿病患者体内的葡萄糖被过度氧化，产生

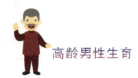

了大量的活性氧（ROS），氧化应激的作用使精子受损；糖尿病患者持续的高血糖状态破坏了高龄男性体内的生殖内分泌轴，使睾酮分泌下降，影响了精子的生成；糖尿病亦会导致高龄男性生精细胞凋亡增加，造成生精细胞数量减少。以上原因都可影响精子的发生，最终表现为精子浓度和活力的下降，畸形率增高。通过对精子的超微结构分析可观察到糖尿病患者的精子缺陷增加，包括精子顶体改变、DNA 碎片增加等，这些缺陷都会影响精卵结合，导致女性受孕率下降。而且，男性糖尿病患者的年龄越大，精液量越少；糖尿病的病程越长，精子活率越低。

精浆中含有果糖、锌等精子的营养物质，而葡萄糖是果糖生成的前体，因此糖尿病患者体内异常的葡萄糖含量也会使患者精浆内果糖含量异常，造成精浆中成分比例的变化。

因此，高龄男性的高血糖状态对生殖功能的影响不容忽视。严格控制好血糖，才有可能恢复正常的生育能力。

15

高尿酸影响男性生殖吗？

◎欧建平　朱洁茹

男性步入 40 岁后，除了容易成为"三高"人群外，还可能合并"第四高"——高尿酸！由于人类缺乏尿酸氧化酶基因，无法将嘌呤代谢而成的尿酸最终分解成可溶性的尿囊素排出体外，因此尿酸是嘌呤代谢的终产物。当体内尿酸产生过多或排泄减少，尿酸水平超过一定数值时，便是高尿酸血症。据统计，美国成人高尿酸血症的患病率约为 21.4%，某些亚洲国家的高尿酸血症患病率为 13% ～ 26%。而且，性别和年龄与高尿酸血症的发生发展有着密切的关系，男性的发病率明显高于女性，可能原因为男性饮酒、吸烟较多；雄激素可能抑制尿酸的排泄，而雌激素正好相反。

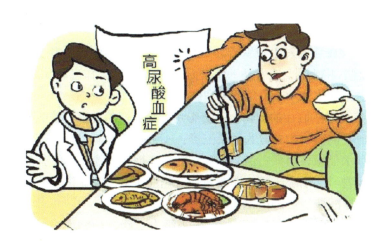

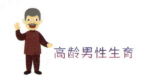
　　高龄男性备孕已经极其不易，要是患有高尿酸，岂不是雪上加霜？高尿酸血症究竟会不会影响男性的生殖功能呢？近年来，有专家认为高尿酸血症和血精症有关，主要的原因是尿液中高浓度的尿酸盐在男性生殖道中形成尿酸盐结晶，引起前列腺的无菌性炎症反应，导致血精症的发生。不过，主流的观点还是认为高尿酸基本不会影响生殖内分泌轴和性腺的功能，因此单纯的高尿酸血症对高龄男性的性功能、精液质量的影响极其微弱，不会直接影响高龄男性的生育力。而且，精浆中一定水平的尿酸还可以发挥抗氧化作用，可以说是精子的"保护伞"。

　　然而，在临床中，不少男性高尿酸患者常合并性功能障碍，主要表现为勃起功能障碍，亦有早泄、性欲减退的表现，这是为什么呢？实际上，高尿酸血症是一种全身代谢性疾病，它常常和肥胖症、高血压、高脂血症、糖尿病、冠心病等疾病互为因果关系，而上述疾病往往对性功能有不良影响。此外，部分高尿酸血症男性患者的性功能障碍可能为使用降压、减脂的药物引起，长期服用某些药物可对性功能有抑制作用。另外，严重的高尿酸血症会在关节处形成痛风石，造成性生活过程的不便，减少性生活的愉悦感；或是在泌尿道形成尿酸盐结晶，易形成尿路堵塞，造成反复感染，而性生活本身是此类感染的诱发因素之一。这些原因都会降低高龄男性患者性生活过程中的舒适感，导致性欲的减退。

　　高尿酸血症的发生和生活习惯有很大的关系。此类患者多为喜好饮酒、吸烟、喝咖啡，或者是工作压力大、生活疲劳、作息紊乱的人群，而这些也是导致性功能障碍的不利因素。

　　治疗高尿酸血症的药物会不会影响高龄男性的生殖功能呢？治疗高尿酸血症的药物主要分为以下三类：①治疗急性痛风性关节炎的药物，如秋水仙碱、阿那白滞素、利纳西普、糖皮质激素；②抑制尿酸生成的药物，如别嘌呤醇、非布司他、托匹司他；③促进尿酸排泄的药物，如尿酸酶、lesinurad（RDEA-594）。

　　(1) 秋水仙碱。秋水仙碱的妊娠等级为 C 级，药物说明书上说明其不良反应为胃肠道症状、肌肉和周围神经病变、骨髓抑制、休克、致畸,其他如脱发、发热等,但未提及对男性生育力的影响。尽管在体外秋水仙碱可抑制细胞纺锤体微管形成,阻止染色体分离,诱导多倍体的产生,但是人体内治疗剂量的秋水仙碱不会影响精子的发生过程,治疗后精子染色体绝大部分仍然正常,异常的极小部分符合自然发生规律。因此秋水仙碱的治疗对男性生殖不足以造成显著的不良影响。

(2) **别嘌呤醇**。别嘌呤醇的妊娠等级为 C 级,药物说明书上说明其不良反应为皮疹、胃肠道反应、白细胞或血小板减少,其他如脱发、发热、过敏性血管炎等,但未提及对男性生育力的影响。在大鼠中别嘌呤醇可抑制生殖细胞凋亡,促进精子的发生,但是对人类男性生殖的影响尚不十分明了。

(3) **糖皮质激素**。如甲泼尼龙、泼尼松等,其非治疗高血酸血症的常用药,主要在痛风急性发作时秋水仙碱无效时使用。曾经有研究表明糖皮质激素对男性的生育力没有直接不良影响,但需要更有力的证据支持。

患有高尿酸血症的高龄男性在备孕时,应咨询专科医生,了解药物的安全剂量及对生育力和胎儿安全的不良影响,合理用药。必要时停用相关治疗药物 3 个月后再计划怀孕,将药物影响降至最低,同时加强生活方式的调整,待妻子怀孕后再恢复抗尿酸治疗。当然,如在备孕期间遇痛风急性发作,应及时向专科医生就诊。

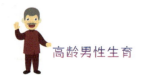
16

高龄男性还会逆行射精吗？

◎张欣宗

　　逆行射精也叫逆向射精，是由于膀胱颈部括约肌或膀胱颈神经损伤，膀胱或尿道外伤，直肠或前列腺手术，尿道炎症性狭窄，糖尿病等全身性疾病，长期使用抗高血压、抗精神病药物等综合因素所造成的膀胱颈部或尿道内括约肌功能异常，使得男性在有性高潮且有射精感的时候，精液进入膀胱或前列腺而不从尿道口射出。这类患者常常在有性高潮及射精感后的尿液中找到精子。高龄男性由于年龄的改变，机体存在更多诱发逆行射精的相关因素，射精时候所能激发的肌肉潜能和神经功能都比年轻男性低。

　　高龄男性出现逆行射精的概率比年轻男性更高，目前对于逆行射精的治疗主要有心理疏导、行为矫正、药物治疗、手术治疗等综合疗法，但疗效不明确，有生育要求的逆行射精患者往往会选择人工授精、试管婴儿等辅助生殖技术。

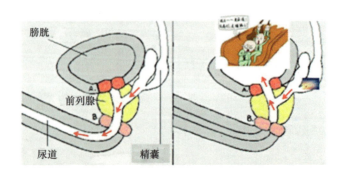

17

睾丸微石症影响男性生殖吗？

◎江　欢　朱伟杰

睾丸微石症是一种较常见的男性生殖系统良性疾病，这类患者的睾丸曲细精管内有局部或弥散性钙化灶形成，这些钙化灶犹如微石。

睾丸微石症的患者没有特异性临床症状，多数患者是在不育检查、阴囊 B 超检查或因为其他疾病就诊时才被检出。在一般的男性人群中，睾丸微石症的发病率约为 2.4%。随着高分辨率超声的广泛使用，睾丸微石症的检出率有逐年上升的趋势。

睾丸微石症形成的具体原因仍不清楚，普遍认为是睾丸曲细精管的组成细胞功能丧失，导致曲细精管的管壁变性坏死，而坏死的细胞未能被及时清除，堆积在曲细精管的管腔内，最终引起钙盐沉积形成微小结石。睾丸微石症经常与多种病变同时存在，例如精索静脉曲张、睾丸萎缩、隐睾和睾丸生殖细胞肿瘤等。不育男性中睾丸微石症的检出率可高达 6%～19.3%。睾丸内微小结石的存在可以损伤男性生育力，甚至导致男性不育。

精子质量的高低是决定男性生育力的主要因素。睾丸微石症患者的曲细精管受微小结石长期挤压、堵塞管腔，可以引起睾丸生精细胞的坏死、脱落，破坏精子发生的环境，从而造成精液质量下降，损伤男性生育力。睾

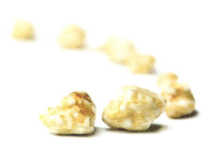

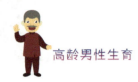
丸微石症的患者，超声检查下所见的钙化灶数量较多，钙化程度越严重，他们的精子浓度与精子活力往往就越差。其次，小结石的存在可以刺激睾丸内活性氧的生成，增强氧化应激反应，使睾丸微石症患者的精子凋亡增加，精子核的成熟度异常，DNA碎片率明显升高。对睾丸微石症的睾丸组织切片观察，可见微石凸入曲细精管的管腔，生精上皮的精子发生明显减少。

随着年龄的增加，睾丸曲细精管内生精上皮逐渐受到影响。高龄男性的生精上皮对外界损伤因素的敏感性会有所增高。相比一般的年轻男性人群，在同样损伤因子的干扰下，高龄男性的生精上皮更易受损。睾丸微石症的发展是进行性的，年轻时若有微石症，年龄增大后，睾丸钙化灶会增加和程度加重，导致曲细精管的损伤更严重。

目前对睾丸微石症还缺乏有效的预防和治疗手段。睾丸微石症患者应尽早生育。由于睾丸微石症患者不会察觉到自己的睾丸内有"微小石头"，往往容易被忽视，甚至错过了最佳生育时期。现在有生育要求的高龄男性日益增多，有条件者应该做睾丸超声检查，及早发现睾丸内的微小病变。

18

糖尿病影响男性生殖吗？

◎江　欢　朱伟杰

糖尿病是以慢性血糖增高为特征的代谢紊乱性疾病。糖尿病的发生是源于人体内重要的内分泌器官胰腺组织的功能失调，使得胰岛素分泌不足。人体各组织细胞正常功能的维持都有赖于细胞内的糖代谢供给能量。胰岛素的生理作用是促进身体各组织对葡萄糖的利用，降低体内血糖浓度。因此，糖尿病所引起的损害可见于身体各器官。糖尿病患者身体各组织对葡萄糖的利用率降低，细胞的生理功能发生障碍；其次，高血糖可损伤血管内皮，使血管壁增厚，管腔狭窄，影响组织的正常血供。

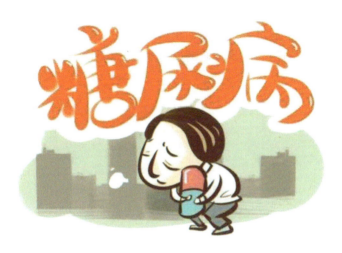

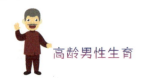

男性是糖尿病的易患因素，男性患糖尿病的风险比女性高26％。糖尿病可影响男性生育能力，主要原因在于以下几个方面：第一，糖尿病可影响睾丸内性激素合成细胞对葡萄糖的利用过程，导致男性的性激素合成不足，血中激素水平降低，生殖内分泌功能发生紊乱；第二，高血糖可降低睾丸生精细胞的增殖活性，减少精子数量，同时影响精子功能，降低精子活动度；第三，血管病变是糖尿病患者的常见并发症，糖尿病患者的血管病变若涉及睾丸动脉或附属性腺的血管，如前列腺、精囊腺等，就可能引起男性生殖器官供血不足，损伤精子质量；第四，糖尿病还是影响男性性功能的重要因素之一，糖尿病如果损伤了支配性活动的动、静脉或神经的生理功能，可引起男性勃起或射精功能障碍，损伤男性生育力。

随着年龄的增长，身体各器官的功能都无可避免地发生进行性减退，这其中也包括胰腺组织。因此，年龄是糖尿病发病的独立危险因素。每增加10岁，糖尿病的患病率提高68％，60岁以上的老年人糖尿病患病率比20～30岁人群的患病率高10倍。

随着高龄人群糖尿病患病率的显著增加，糖尿病俨然已成为影响高龄男性生育力的重要因素之一。饮食、运动、药物是防治糖尿病的三大法宝，其中饮食控制和运动疗法是最基本和基础的治疗。高龄糖尿病男性若能通过合理饮食、积极运动等方式控制血糖，减少糖尿病对生殖器官的损害，是降低糖尿病对高龄男性生育功能影响的简单而有效的方法。

19

肾脏疾病影响男性生殖吗？

◎江　欢　朱伟杰

肾脏是人体泌尿系统的重要器官，它的基本功能是生成尿液。通过尿的生成和排放，肾脏起到了排出机内代谢产物及进入机体过剩的物质和某些废物、毒物的作用，同时经重吸收功能保留水分及其他有用物质，如葡萄糖、氨基酸、蛋白质、钠离子、钾离子、碳酸氢根离子等，以调节水和电解质平衡，以及调节酸碱平衡。肾脏还具有内分泌功能，生成肾素、促红细

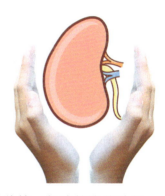

胞生成素、活性维生素 D3、前列腺素、激肽等。肾脏的这些功能，保证了机体内环境的稳定，使新陈代谢得以正常进行。另一方面，肾脏繁杂的生理功能及其特有的组织结构特点，令其容易受到损害。常见的肾脏疾病主要包括不同类型的肾炎、急性肾衰竭、肾结石、肾囊肿等，严重危害身体健康。我国男性人群中，慢性肾病的发病率约为 4.2% ～ 16.2%。高龄是慢性肾病发生的独立危险因素，40 岁以上高龄人群慢性肾病的发病率约是 40 岁以下人群的 2 倍。

身体健康与生殖健康密切联系。随着年龄的增长，男性的生殖功能出现生理性衰退，高龄男性一旦并发慢性肾脏疾病，对于他们的生殖功能而言，无疑更是雪上加霜。肾功能衰竭的男性患者的下丘脑促性腺激素释放激素的脉冲性分泌不足，血中多种性激素水平失调，例

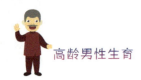

如卵泡刺激素（FSH）、黄体生成素（LH）和泌乳素水平升高，抗苗勒管激素（AMH）却显著降低。这些性激素水平的异常，可进一步引起男性睾丸内支持细胞和间质细胞的功能紊乱，导致睾酮分泌不足，雌激素水平升高，继而作用于精子发生过程，使精子生成减少，同时使患者出现性欲减退、性功能下降、睾丸体积缩小等临床症状。即使经过有效的腹膜透析或血液透析，大部分肾功能衰竭男性患者的精子质量和性功能也难以得到明显改善，损伤因素仍然可能持续作用于睾丸。睾丸组织的活检显示，这些慢性肾功能衰竭患者的曲细精管纤维化，管腔直径变小，精子发生过程受到抑制。而慢性肾功能衰竭的患者在进行了成功的肾脏移植后，睾丸的精子发生过程却可以得到明显改善，睾丸内细胞合成雄激素的能力也有所增强。可见，正常的肾脏结构和生理功能有助于维持男性良好的生殖功能。

高龄男性的精子质量下降，性功能减退，呈现出一定程度的男性生殖亚健康状态，这是机体正常的生理现状。但是，高龄男性合并有肾脏疾病可能会加重损伤生殖功能。有生育需求的高龄男性，应当在日常生活中以预防为主，例如定期体检，及时发现和治疗对肾脏有损害的感染性疾病，控制高血压、糖尿病等原发疾病，合理低盐低脂优蛋白饮食，多喝水、不憋尿，适当进行体育锻炼，增强体质等，通过这些手段积极保护肾功能，亦维护好生育力。

20

消化系统疾病影响男性生殖吗？

◎黄奕平　朱伟杰

　　随着现代社会的发展，人们的家庭生活及工作压力不断上升，对饮食健康及生活规律的忽视导致消化道疾病越来越高发。而消化系统疾病并非仅局限于胃肠损害，它也常引起其他系统全身性症状。那么，它是否会引起男性生殖功能的下降？答案是肯定的，多种消化系统疾病都可以通过直接或间接作用损害男性的生殖功能。特别对于高龄男性，消化系统机能下降，更易于受到外界不良因素的损伤作用。

　　肝硬化失代偿期在高龄男性中更为多见，它可以影响其他脏器功能引起系统性症状，还可直接损害男性生殖功能。肝是类固醇激素代谢的重要脏器，是多种性激素转化、降解、排泄的器官。肝硬化可直接通过损伤肝细胞而直接影响到血清的性激素水平。肝硬化时雌二醇水平增加，睾酮水平降低。雌二醇水平的升高可直接对睾丸起到抑制作用，或间接地通过对下丘脑-垂体-睾丸轴的反馈抑制导致睾丸间质细胞功能损害。睾酮的减少可引起男性性功能低下及睾丸萎缩。慢性病毒性肝炎及肝硬化可增加血清中活性氧的产生，导致机体氧化应激加强进而损害精子质量。

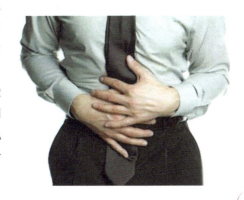

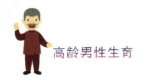

　　胃溃疡也是多发生于高龄男性的疾病，而高龄溃疡患者更容易出现活动出血、穿孔及癌变。溃疡活动期可直接引起血清睾酮水平降低，可能原因是溃疡出血引起下丘脑 - 垂体 - 睾丸轴活动减弱，使睾酮分泌减少所致，当溃疡愈合后血清睾酮水平可逐渐恢复正常。而治疗消化性溃疡的部分药物也可对男性生殖功能造成影响，如长期应用西咪替丁可影响男性性激素水平，引起阳痿、性欲减退、精子浓度减少等，但及时停药后可逐渐恢复正常。

　　所有消化系统疾病均可引起胃肠营养吸收的减少，从而间接地影响男性生殖功能。精子的生成需要正常的营养供给，胃肠吸收营养中的胆固醇、精氨酸、锌、维生素 B12 等尤其与男性生殖功能关系密切。胆固醇是合成性激素的重要原料，精氨酸是精子生成的重要原料，而锌的缺乏则会导致性欲降低和睾丸精子发生减少。维生素 B12 参与人体很多甲基生成、转移反应，而精子 DNA 甲基化的异常可引起男性不育。维生素 B12 的缺乏还可以引起高同型半胱氨酸血症。高同型半胱氨酸通过细胞毒性损伤精子，还可以使睾丸血管发生动脉硬化，影响睾丸血供进而损害生精功能。高龄男性常常因合并有心脑血管疾病不得不限制饮食或采用低脂饮食，且胃肠消化、吸收功能本来就随着年龄增长不断下降，故这种因胃肠营养的减少对生殖功能的损伤在高龄男性中更常见。

　　有生育计划的男性，应重视消化系统疾病对生殖系统的可能负面影响，养成良好的饮食卫生习惯，注意营养补给均衡，对消化系统疾病做到早预防、早发现及早治疗，才能减少和避免消化系统疾病对生殖功能的损害。

21

神经系统哪些疾病会影响男性生殖？

◎黄奕平　朱伟杰

　　男性随着年龄增长，精液质量呈下降趋势，同时伴随性功能的减弱。性功能是决定男性生殖功能的重要因素之一。男性的正常性功能有赖于复杂的神经系统网络的调控，期间涉及大脑、脊髓及周围神经系统的参与。相应的神经系统部位一旦发生病变，都有可能影响男性性功能，损伤男性生育力。尤其对于高龄男性，对外界多种不利因素的易感性增高，更易于发生性功能障碍。

　　缺血性脑卒中是在高龄男性高发的神经系统疾病之一。在脑血管事件后，大部分高龄男性的性冲动及满足感都会出现下降，这可能跟大脑的额叶和边缘系统在卒中后的抑郁状态有关。还有不少高龄男性患者脑卒中后遗留肢体运动、感觉障碍，从而限制了他们的性姿势活动及性感受，若症状长时间得不到改善，还可能继发勃起和射精功能障碍。

　　帕金森病同样好发于高龄人群。帕金森病晚期发生白主神经功能障碍时可直接导致高龄男性患者的性功能障碍。帕金森病的主要病理改变是黑质纹状体及交感神经节的多巴胺能神经元大量缺失，而多巴胺是大脑中枢中控制性唤起的重要神经递质，

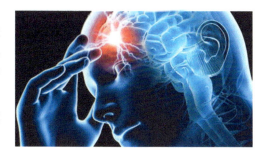

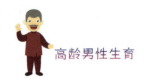

在性活动过程中起着重要调节作用。多巴胺的分泌减少，可抑制大脑的性反射中枢，进而导致性勃起功能障碍。此外，帕金森病晚期的高龄男性患者常出现抑郁焦虑状态，使得他们对正常性生活缺乏自信、丧失热情，性冲动产生减少。最后，临床上常用的某些抗帕金森病和抗抑郁药物都会对男性生殖功能产生一定程度的负面影响，引起性功能障碍。

垂体是神经系统重要的内分泌腺体，可分泌催乳素、卵泡刺激素、黄体生成素等多种激素。垂体病变以垂体腺瘤多见，垂体腺瘤常可引起性功能障碍，如催乳素腺瘤在男性中可表现为阳痿、性功能减退等，而促性腺激素腺瘤多发于高龄男性，也可引起男性生殖内分泌紊乱从而抑制性腺功能。

多发性硬化是一种可累及大脑、脊髓及周围神经等多部位的神经系统脱髓鞘性疾病。当病变累及支配男性性活动的神经时就会出现男性勃起功能障碍。患多发性硬化的人群中体内的雄激素水平比正常男性有所下降，这可能是脱髓鞘性病变累及下丘脑时下丘脑 - 垂体 - 睾丸轴受到影响，分泌的雄激素减少，导致男性性冲动减弱和勃起功能障碍。

还有一些少见的神经系统疾病如肯尼迪病、吉兰巴雷综合征也可能导致男性的勃起功能及射精障碍，损伤男性生育力。高龄男性是大部分神经系统疾病的高发人群。因为神经细胞损伤后具有不可再生的特殊性，有生育需求的高龄男性应加强对神经系统高发病的正确认识，注意做好疾病预防，保护自己的身体健康和生殖功能。

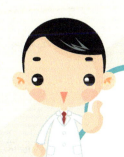

第 9 章

年龄愈大，哪些饮食容易影响男性生殖

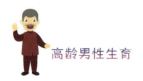

01

什么是"最佳营养学"？有利于高龄男性生育的最佳营养是什么？

◎毕焕洲　彭　超

　　随着年龄的增大，男士们开始注重营养的摄入，尤其是营养学的追随者，日复一日，盯着食品的说明"……推荐日摄食量……""每包可提供蛋白质、脂肪、维生素 B_1、维生素 B_2、维生素 B_3……"等。这些说明书往往信誓旦旦地保证，合理、均衡的饮食可以为我们提供所需要的一切营养。然而，这些说明书所列的种种成分并不是每个人的实际营养需求。

　　最佳营养学就是为你提供最好的营养物质，使你的身体尽可能地保持健康，并尽可能好地进行工作。这并不是一套固定的规则。例如，

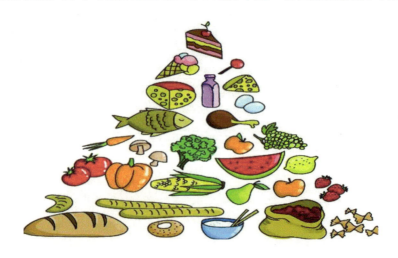

尽管确实有人需要吃素食、服用增补剂或禁食某些食品，但是你并不一定也要如此。每个人的需求是完全不同的，它取决于许多因素，包括从先天优势和不足，到现在所处环境对于自身的影响。就像我们看待每个人的才能和人格那样，你只有用这种方法看待众多不同的情况才能认识到，我们的营养是不可能完全相同的。尽管有一些对我们普遍适用的指导方法，但是没有一种饮食方案是能够适合所有人的。

高龄男性的最佳营养学方案中包括的营养物质，应当有如下的作用：能够促进你具有最佳的脑力工作状况和最佳的情绪，能够促进你具有最佳的体力进行工作；能够带来最低的发病率，能够带来最长的健康寿命，能够带来最强的生育能力。到目前为止，已知的健康必需的营养物质已有 50 种。通过最佳营养学方案，你可以使头脑更清晰，精神更集中，提高智商，改善体力工作状况，增进睡眠质量，提高对传染病的抵御能力，保护自身免受疾病侵袭，提高生育能力，延长健康寿命。

高龄男性生育的最佳营养方案，可以从目前已知的营养物质中提炼出来，比如蛋白质是生成精子的重要原料。富含优质蛋白质的食物有三文鱼、牡蛎、深海鱼虾、瘦肉、动物肝脏、乳类、蛋类等。维生素能提高精子的成活率，提升精子质量。富含维生素的食物有新鲜的蔬菜瓜果（特别是深色的蔬菜）等。矿物质微量元素锌、硒、锰等也参与男性睾酮的合成。动物内脏、蛋类、海鱼等属于具有增强性功能的胆固醇食物。此外，精氨酸亦为精子形成的必要物质，我们熟知的花生、核桃、芝麻等干果类食物含有丰富的精氨酸。

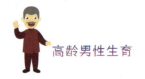

02

"独一无二的您"，高龄男性生育需要制定怎样的个性化营养？

◎毕焕洲　彭　超

　　没有人能够和你完全相同，作为人类，有很多原理对我们大家都适用，例如我们都需要维生素，但是为了达到最佳的工作状态，每个人的实际需要量又是各不相同的。这取决于你从你的父母那里继承的进化动力、基因遗传的优劣，以及在胎儿发育和婴儿早期，你的基因和你所处的环境相互作用的结果。这些因素之间复杂的相互作用，使得每个人一出生在生物化学方面就是独一无二的，尽管与其他人显然还是有相似之处。

　　当今高龄男性对自身的健康情况愈加关注，想让自己活得更加健康，那么了解个人的最佳营养需要则成了一个至关重要的因素。目前世界上公认的至少有8项因素会影响个人的最佳营养需要。年龄、性别和运动量当然包含其中。但是，污染的影响、面对的压力、健康状况历史、基因遗传，以及饮食中所含的营养物质（抗营养物质）的含量却不是很容易便能得知的。有以下四种方法可以获知这些细节：饮食分析、生化分析、症状分析和生活方式分析。

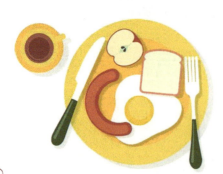

　　饮食分析的作用是评估对人体营养需求产生影响的食物，如

糖分、盐、茶、酒精、食物添加剂及防腐剂。其他诸如脂肪、碳水化合物、蛋白质和卡路里的摄入等因素也可通过分析饮食而得知。生化分析有很多测试内容，涉及血液、尿液、毛发、汗液甚至味觉测试。这些测试主要用于生理调节，提示体内是否缺乏相关元素及疾病倾向。症状分析是确定营养物质需要时最被低估的方法，它的优势在于可以直接衡量你的健康状况，分析结果主要取决于个人的主观感受。生活方式分析方法是帮助营养师了解人体需要什么营养物质的第四种方法，它能分析出你特定的生活方式所需要的营养是否已经被足量包含在内。

对于高龄男性来说，没有固定的营养食谱，应该根据身高、体重、工作强度的不同有所区别，但是有一些基本的原则还是应该遵守的。如主食应该多吃粗粮，增加含膳食纤维多的食物的摄入量，多吃蔬菜和水果，这样的食品可以增加肠蠕动，减少便秘和减少肠癌的患病率。要多吃鱼，因为鱼不但饱和脂肪酸含量少，而且蛋白质含量高。多吃豆制品，少吃猪、牛、羊肉，因为动物的肉里面含有大量饱和脂肪酸。如果老年男性经常受空腹之苦，或吃劣质食物，那么他的生殖系统就会严重受损；同样，如果营养过于丰富，身体超重，他的生育力也会受到影响，精子产量就会减少。因此，为保障精子成熟以及能安全到达与卵子相会的目的地，男性宜吃些有利于精子、精液的食物。男性不育症食疗常用食物有韭菜、韭菜籽、山药、胡桃肉、虾肉、海参、鱼鳔等。

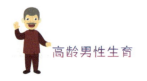

03

该吃的营养都吃了还营养缺乏？影响高龄男性生育的"抗营养物质"负载有多少？

◎毕焕洲　彭　超

最佳营养学不仅仅是关注您吃什么，同样重要的是还关注您不能吃什么。自从 20 世纪 50 年代以来，已有 3500 多种人造的化学制品被应用于加工食品，包括杀虫剂、抗生素，以及主食如谷物和肉类中的激素残留。这些化学制品中有很多是"抗营养物质"，因为它们会阻碍营养物质的吸收和利用，或者增加其排泄，导致营养物质的流失。

健康的饮食就是从你的食物中获得平衡的营养物质。而现在健康等式中同样重要的一部分是避免摄入有害的化学制品，并防止不可避免摄入的化学制品对健康的有害影响。现在，由于摄入过多抗营养物质引起的疾病已经赶上了由于营养缺乏引起的疾病。以癌症为例，四分之三的癌症和摄入过多的抗营养物质有关，其中可能是致癌的化学制品，也可能是由于吸烟而摄入大量的自由基。包括从关节炎到慢性疲劳的许多健康问题，都可能是由于摄入过多的抗营养物质，从而超过了身体自身的解毒能力而造成的。一旦超过了这个限度，毒素如杀虫剂残余就会在脂肪组织中堆积。酒精和普通的药物如止

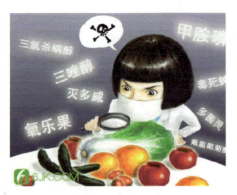

痛片的毒性已经变得越来越大，甚至在正常情况下，人体制造能量过程中无害的副作用也会逐渐积累，造成肌肉疼痛及疲劳。

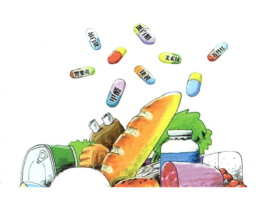

令人惊愕的是，如今仅在英国，每年就要消耗 25 万吨的化学制品，260 亿瓶酒精饮品，830 亿支香烟，8000 片止痛片和 5000 万片抗生素。此外，工业还会向环境排放 5 万种化学制品，并有 4 亿升的杀虫剂和除草剂喷洒于食物和牧场上。这一切都形成了人造化学制品和污染物对人类的冲击，并对全球健康和环境造成了不可否认的后果。

抗营养物质过多可以导致营养缺乏。对于高龄男性而言，影响男性生育的抗营养物质负载有多少呢？环境污染、饮食习惯、生活方式、不良生活嗜好、疾病、抗生素等诸多原因都包含于我们的抗营养物质的负载范畴之内。对于抗营养物质，有学者给出了部分衡量指标：饮用自来水、食用食物中有机物的比例小于一半、每天在路上（开车）花费的时间超过 1 小时、在城市居住、吸烟或经常吸二手烟、每年服用止痛片超过 20 片、平均每年服用一个疗程的抗生素、食用的食品和饮料中大部分是用软塑料或食品薄膜包装、经常性饮酒等。每个指标代表 1 个积分，最理想的是 0 分，如果得分超过 5 分，那么有可能你正在摄入大量的抗营养物质。任何答案为肯定的地方都是你的饮食和生活方式需要注意的地方。

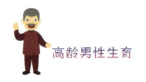
04

四季不同，饮食有变，如何让四季食品有益于高龄男性生育？

◎毕焕洲　彭　超

随四时不同，调整相应的饮食，才能保障机体所需的营养。而丰富的营养，对高龄男性的生育意义重大。

中医学认为，春季为肝旺之时，肝气旺则会影响到脾，所以春季容易出现脾胃虚弱的病症，宜选辛、甘之品，忌酸涩。多吃酸味的食物，会使肝功能偏亢；也不宜多进大辛大热之品，以免助热生火。故春季饮食调养，高龄男性日常饮食宜清淡可口，忌滋腻、生冷及刺激性食物，还应注意不可过早贪吃冷饮等食品，以免伤胃损阳。高龄男性患者，宜用食疗进行调理，为安全地度过一个炎热的夏天做好准备。春季又是气候由寒转暖的季节，气温变化较大，细菌、病毒等微生物开始繁殖，容易侵犯人体致病，因此在饮食上应摄取足够的维生素和无

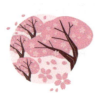

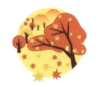

机盐，油菜、青椒、西红柿等新鲜蔬菜和柑橘、柠檬等水果富含维生素 C，具有抗病毒、提高免疫力的作用；胡萝卜、苋菜等黄绿色蔬菜，富含维生素 A，具有保护和增强上呼吸道抗病能力。

以暑热为主的炎热夏季，是人体体能消耗最大的季节。在高温环境下生活和工作，人体生理功能和

营养代谢必然会受到影响。此时，尤其是对蛋白质、水、无机盐、维生素及微量元素的需求量有较大的增加。首先，夏季炎热汗出较多，氮的损失、失水及体温升高，均可引起蛋白质分解代谢加快，从汗液中可丢失大量无机盐、微量元素，以及水溶性维生素 C、维生素 B_1、维生素 B_2 等，从而增加了人体的能量消耗，使机体的抵抗力和对环境的耐力降低。在饮食调配上，更要注意食物的色、香、味应俱全，以提高食欲，可适当多吃些凉拌菜、咸蛋、松花蛋、豆制品、绿豆、水果、蔬菜等。对体弱高龄男性，应避免食用冷饮及生冷瓜果，以免引起消化系统的功能障碍，从而使抵抗力下降而致病，很多疾病可以影响男性生育。

秋天气温由热转凉，人体能量的消耗也逐渐减少，食欲开始增加。因此高龄男性可根据秋天季节的特点，科学地摄取营养和调节饮食，循序渐进，切勿骤进大鱼大肉，以免伤害肠胃。根据"秋则润之"的原则，秋季当以养阴清热、润燥止渴、清心安神为主，可选用芝麻、蜂蜜、银耳、乳品等具有滋润作用的食物进行调养。秋季容易出现口干唇燥等"秋燥"证候，应选用滋养润燥、益中补气的食品，如银耳、百合等。秋季是老年人进行滋补食疗的好季节，尤其针对高龄男性调养更是如此。通过食补可以保持高龄男性健康体魄、精力旺盛，从而达到减少疾病，增强性及生育能力，推迟衰老的目的。

冬季气候寒冷，阴盛阳衰，此时阴气在上，阳气在下，是高龄男性保养阳气的好季节。首先应保证热能的供给，可适当地多摄入富含糖类和脂肪的食物。中医学认为，冬季人体"精气"呈"封闭"状态，对于高龄男性来说，进食滋补食物或药物，能够改善机体营养状况，增强身体素质，提高脏器功能，促进慢性病康复。老年人由于机体功能减退（包括性腺功能减退），抵抗力低下等，在寒冷季节更宜进行食补。冬季进补应是顺应自然，注意养阳，应多吃温性、热性食物，特别是温补肾阳的食物，可以提高性功能及生殖功能。同时，也可提高机体整体功能和耐寒能力，对于保养元气、防止疾病的发生，具有重要意义。

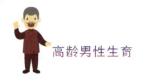

05

为了高龄男性健康生育，是"细嚼慢咽"还是"狼吞虎咽"？

◎毕焕洲　彭　超

　　进食时应细嚼慢咽，这种习惯对健康大有裨益。尤其是高龄男性对疾病抵抗力低，加之胃酸分泌不足，常易发生胃肠道的细菌感染，更应该"细嚼慢咽"。唾液中有一种溶菌酶具有杀菌作用，细嚼慢咽有利于溶菌酶发挥作用，可免于罹患消化系统的感染。

　　细嚼慢咽本身也是一种运动，可促进面部肌肉的活动，改善局部的血液循环，加速肌肉和皮肤的新陈代谢，从而延缓皮肤的老化，防止皱纹和老年斑的增长，使老年人面色红润，精神焕发。如果就餐狼吞虎咽，食物在口腔中停留的时间必然会缩短许多，不能充分地与唾液进行混匀和消化，大块食物也得不到仔细的加工。这样，既影响了唾液对食物的消化，又加重了胃的负担。长此下去，除了可能易患胃肠疾病以外，还可能因为消化吸收不佳而损害身体健康。良好的消化功能对于人体吸收营养来说尤为重要，首先第一关就是咀嚼过程。因为它能够将食物信息传送到消化道，而消化道则根据传来的食物信息准备好不同种类的消化酶。接下来食物

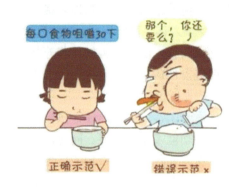

进入胃部进行下一步的分解。进食过快或狼吞虎咽会使得进入胃部的食物不能充分被胃酸分解成蛋白质，造成消化不良。

按照中医理论，肾为先天之本，脾胃为后天之本，二者相互滋养、相互为用。脾胃消化吸收功能不佳直接影响机体微循环及血液生化，长此以往肾精将得不到充分滋养，生精功能受限，从而影响男性生育。对于有生育要求的高龄男性来说，性腺功能生理性减退、生殖功能降低，假使消化功能受到影响，那么这必将不利于"肾主生殖"功能的恢复。咀嚼是食物消化的第一步骤，显而易见，我们必然要选择一种有利于身心的方式，那就是细嚼慢咽。

细嚼慢咽不仅可以充分磨碎食物，而且可刺激涎腺分泌唾液，并促使唾液和食物充分接触，有助于食物的初步消化。这样既减轻胃的消化负担，有能使肠的吸收更为顺利；食糜又可充分黏附在胃壁，有助于增加饱腹感，减少摄食量，防止肥胖。

细嚼慢咽有助于解毒，预防癌症。最近，日本的生化学家发现，唾液是自身的一种防癌良药，可以把食物中的致癌物质从有害转为无害；并认为每口饭咀嚼 30 次（约半分钟），基本上可以消除食物中的致癌物质。细嚼慢咽能增加大脑的血流量，有助于增强大脑皮质的活力，防止大脑老化。据测定，人在咀嚼硬物时大脑血流量会增加 20.7%，咀嚼软物时增加 16.5%；牙齿缺损的老年人如装上义齿进行咀嚼，大脑血流量可增加 25.5%。由此可见细嚼慢咽对于高龄男性的重要性，不仅能够更好地使食物充分被分解吸收，而且有益于身心延缓衰老，对于高龄男性生殖功能也有着重要的意义。

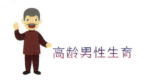

06

为了高龄男性健康生育，如何用食物改善男性的消化？

◎毕焕洲　彭　超

　　和其他所有动物一样，我们一生都在处理有机物质并产生废物。这个过程的好坏决定着我们的精力水平、寿命，以及身体和精神状况。营养物质的缺乏，或者是不适宜的食物都会引起消化不良，吸收欠佳及不正常的肠道反应，包括胀气和发炎、肠道感染及排泄不畅。由此引发的一连串反应会影响整个人体系统、免疫力、大脑及神经系统，荷尔蒙的均衡和生育能力。

　　食物进入胃部，在那里较大的蛋白质被分解成较小的氨基酸的组合。蛋白质消化的第一步由盐酸来进行。盐酸从胃壁释放出来，它的含量依赖于体内的含锌量。通常体内的含锌量随年纪增长而减少，因此，盐酸的产量也随之降低。其结果就是消化不良，这种情况在蛋白

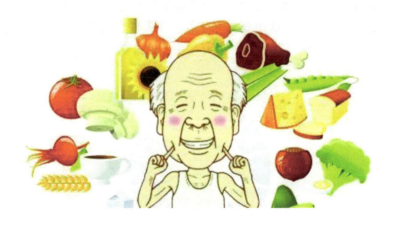

质含量较高的餐饮之后尤为突出。解决胃酸过少的营养学办法是服用含有盐酸甜菜碱的消化增补剂，再配合至少 15 mg 易吸收的锌，如柠檬酸锌。然而有些人体内会产生过多的胃酸，产生烧灼感，此时应避免食用刺激性、酸性食物和饮料，如酒精、咖啡、肉类、蛋类、鱼类等。可服用含有钙、镁的矿物质，由于碱性很强，可以减轻胃酸酸度过强患者的痛苦。

最容易引起肠道感染的原因包括食用大量的糖分、患有消化不良或者长期服用抗生素。人的肠道内人约有 300 多种细菌，大多为人体所必需。它们保护我们不受有害细菌、病毒及其他危险有机体的侵害。抗生素会杀死体内所有细菌，不论好坏，所以不是必须服用的时候，最好不要选用抗生素。如果肠道里有对身体无益的菌，如生长了过多的白色念珠菌——一种类似酵母的有机体，那么，包括水果在内的高糖分饮食就会恶化这种状况。食用糖类后感觉中毒、昏沉、胀气，这些都预示着可能出现机体失衡。很多自然疗法对治疗肠道感染很有效。从可可豆提炼出来的羊脂酸是一种可以抵抗真菌的物质；柚子提取汁不仅可以抵御真菌，还能抵御病毒及细菌。但这些并不推荐在进餐时服用。

引起便秘的原因很多，最常见的一个原因是硬的食物残渣。肉类、蛋类、干酪、精制谷物及小麦（麸质成分）都会引起便秘。对于老年人来说，燕麦纤维对身体是有益的。它已被证明可以帮助清除胆固醇并减缓人体对碳水化合物的吸收速度。另外，它还可以预防便秘。燕麦中含有燕麦纤维，食用前先浸泡，烹制后冷却食用。

改善消化是身体健康的关键。消化好，体力增强，人的皮肤就会变得柔软光洁，身体的异味会减小，人的抵抗力也会增强。一切都是自上而下发生的：首先保证消化好，然后是吸收充分，最后则是排泄通畅。

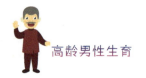
07

怎样服用维生素才能有益于高龄男性生育？

◎毕焕洲　彭　超

　　目前大多数高龄男性无法获得保持健康必需的营养物质，这是由于维生素和矿物质的摄入量不足造成的，而这些营养物质不足会影响生育。自 20 世纪 80 年代以来，营养学家发现，适当补充多种营养物质可以增强免疫力、提高智商、降低感冒发病率、增加骨密度、稳定情绪、增强精力并降低患癌症和心脏病的风险，总之它不仅有益于健康长寿，而且还有益于生育。大多数人都认为"感觉还好"就可以了——认为偶尔的感冒、头痛、口腔溃疡、肌肉痉挛、情绪波动、注意力不集中和精力缺乏是可以接受的。某营养学研究院对 76 名志愿者进行了 6 个月的营养补充，之后发现，79% 的人认为精力在一定程度上得到了增强，60% 的人认为记忆力得到了改善，66% 的人感到情绪更加稳定，另外还有 57% 的人感冒发病率降低，以及 55% 的人认为皮肤状况得到了改善。

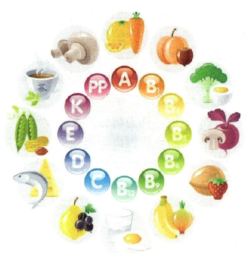

　　一些专家推荐的日摄食量一般不足以实现最佳

健康状态。要实现最佳健康状态需要摄入的各种营养物质数量大概是推荐日摄食量的 10 倍甚至更多。服用超过推荐日摄食量的维生素可以增强对感染的抵抗力、提高学习成绩、降低出生缺陷，以及降低癌症和心脏病的发病率。尤其是多元化地服用维生素已经成为提高男性生育力必不可少的条件之一。

维生素 A 对于男性生育非常重要，同时它还有助于维持身体内部和外部皮肤的上皮组织，如肺部、胃肠道等处皮肤的上皮组织。β 胡萝卜素是维生素 A 最活跃的前体。大剂量服用维生素 A 可能会引起中毒，但是大剂量服用 β 胡萝卜素则不会出现这种问题。维生素 A 有助于预防癌症，还可以用于癌症前期的治疗，β 胡萝卜素摄入量较低的老年男性患肺癌的概率要比常人高。维生素 A 的最佳摄入量至少要达到推荐日摄食量的 2 倍。如果更多可能会带来更多的裨益。

维生素 B 合成物包括 8 种必需的营养物质。其中经常锻炼的高龄男性对维生素 B_2（核黄素）的需要量会很大。血胆固醇偏高的老年人，服用维生素 B_3（烟酸）是必要的，它可以帮助机体去除无用的胆固醇，但是大剂量服用可能会引起血管扩张和面色潮红的反应。最健康的人每天摄入 115 mg 维生素 B_3，这个数量是推荐日摄食量的 9 倍。

维生素 C 对于强健免疫系统、促进胶原质和骨骼生长及能量制造是必需的，还可以作为抗氧化剂。它的推荐日摄食量只有 60 mg，即相当于每天 1 个橙子，维生素 C 的抗病作用需要至少 10 倍日摄食量才能够体现。维生素 E 被认为是最重要的抗氧化剂之一，它有助于身体合理地利用氧气。缺乏维生素 E 可能导致较高的癌症发病率。它的最佳摄入量是推荐量的 100 倍，50 岁以上的高龄男性则需要加倍补充。而抗氧化剂对男性（尤其是高龄男性）生育有益。

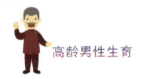
08

怎样服用矿物质才能有益于高龄男性生育？

◎毕焕洲　彭　超

  人体的 96% 由碳、氢、氧和氮元素构成,这些元素形成碳水化合物、蛋白质和脂肪，以及维生素。剩余的 4% 由矿物质构成。这些矿物质具有调节和平衡人体的作用。钙、磷和镁是例外，这些元素是骨骼的主要组成元素。这三种元素加上控制人体水分平衡的纳和钾，统称为常量矿物质，因为人体每天需要相对大量（300 ～ 3000 mg）的这些元素。剩余的元素称为微量元素，因人体每天仅需要少量（30 μg ～ 30 mg）的这些元素。和碳、氢、氧元素相比，所有上述矿物质需要数量都是极少的。

  矿物质首先由植物从土壤中吸收。与维生素一样，我们可以直接从这些植物中获得矿物质，也可以通过食用肉类间接获得。人类的现代饮食中不仅缺乏维生素，也普遍缺乏矿物质，其原因主要有以下三点：①天然食物所含的矿物质正在减少；②精制的过程去除了食物中的必需矿物质；③人体对矿物质的需求在增加。

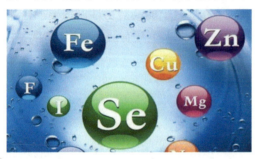

常量矿物质在人体中的含量相对较大，包括钙、镁、磷、钾及钠元素。人体的重量中有 31 磅（1 磅 =0.454 kg）是钙元素，其中 99% 存在于骨骼和牙齿中。钙可以使人体的骨架坚固。对于高龄男性来说，钙元素尤为重要，因为钙的吸收能力随着年龄的增长会减弱。钙元素缺乏会导致肌肉抽筋、颤搐或痉挛、失眠、神经过敏、骨关节炎、高血压，严重缺乏还会导致骨质疏松症。镁与钙一起作用，共同维护骨密度与神经和肌肉的

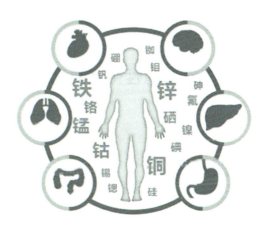

活动。心血管病与镁元素缺乏有很大关系，死于该病患者的心脏中镁元素的含量极低。日常饮食中通常有较高的钙元素，但缺乏镁元素，多食用绿叶蔬菜、坚果及植物种子可以补充镁元素。钠元素主要以氯化钠（食盐）的形态摄入。它在神经传导及保持血液和体液浓度方面发挥关键作用。缺乏钠元素十分罕见，因为人们在食物中往往添加过多的钠，而摄入过高会导致血压升高或者造成水肿、体液储留。钾的平均日摄量仅为 4 g，比较容易缺乏。钾与钠共同维护水分平衡和适当的神经、肌肉活动，摄入相同的这两种元素有助于保持身体健康。水果、蔬菜及粗粮中都含有大量的钾。对于男性来说，一半老年人的锌摄入量不足推荐量的一半，很少有人能够从饮食中获得足够的锌元素。锌缺乏症不仅可以导致男性不育（尤其是对高龄男性生育的影响尤为明显），还会引起食欲不振、免疫力低下、面色苍白和皮炎，甚至会造成精神及情绪问题。锌的主要作用是保护和修复 DNA，因此动物及鱼类体内锌含量要高于植物，因为动物的 DNA 含量更高。有很多高龄男性以素食为主，这样会导致自身体内锌含量可能很低。压力、吸烟、饮酒，以及经常地性行为会消耗体内的锌元素。牡蛎被公认是含锌量丰富的壮阳食品，也是锌的最主要来源。

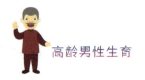

09

有益于高龄男性生育的抗氧化食物有哪些？

◎毕焕洲　彭　超

　　自 20 世纪 80 年代以来，越来越多的实验证实，很多 20 世纪常见疾病，包括男性不育症，与人体缺乏抗氧化物质有关，而补充抗氧化物质有助于对这些疾病的治疗。抗氧化剂是如此重要，以至于医学界已经开始考虑阿尔茨海默病、癌症、心血管疾病、白内障、糖尿病、高血压、视网膜功能退化，以及男性不育症等疾病是否都与缺乏抗氧化剂有关，就像坏血病是缺乏维生素 C 的表现一样。在未来，我们不仅需要测试血糖、胆固醇及血压，可能还要测试血液中抗氧化剂的水平。体内抗氧化剂的营养物质的含量能够预测生理年龄和预期寿命，从而成为人体最重要的生命力数值。

　　衰老过程的常见标志及其相关疾病被称为"氧化损伤"，这就使人们关注使用抗氧化剂来预防和治疗这些疾病，使人体免受氧化损伤。每年，人类都会在自然界中找到更多的抗氧化剂，包括浆果、葡萄、番茄、芥末和花椰菜，以及姜黄、银杏等中药。这些物质中有很多成分，如生物类黄酮、番茄红素和花色素，并非是必需的营养物质，

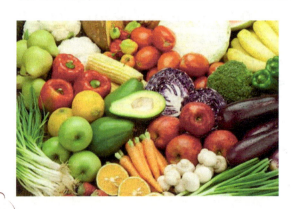

但是对人体却很有好处。这些物质被归类为植物化学类物质。

对于高龄男性来讲，最主要的必需抗氧化维生素包括维生素 A、维生素 C 和维生素 E，以及 β 胡萝卜素（维生素 A 的前体）。β 胡萝卜素存在于红色 / 橙色 / 黄色的蔬菜和水果之中。维生素 C 还大量存在于生食的蔬菜及水果中，但是加热过后会被迅速破坏。维生素 E 存在于"种子"类食物中，包括坚果和植物油，以及豌豆、蚕豆、玉米和粗谷之类等。另一种很有益的食物是西瓜。西瓜果肉中的 β 胡萝卜素和维生素 C 含量很高，而且西瓜子含有大量的维生素 E 及锌和硒等抗氧化矿物质。将果肉和西瓜子混入好喝的饮料中就可以得到一杯上好的抗氧化鸡尾酒。植物种子和海鲜是最好的、最全面的硒和锌的食物来源。

高龄男性经常食用这些食品，可以帮助身体增加抗氧化能力，也可以增强男性生育能力。当然，前提是不要对这些食物进行煎炸烹制。

氨基酸中的半胱氨酸和谷氨酸也有抗氧化作用。它们能够生成一种人体中主要的抗氧化酶——谷胱甘肽过氧化物酶，而这种酶本身依赖于硒元素。这种酶有解毒功能，可以保护人体免受汽车废气、抗癌物质、感染源、过多酒精，以及有毒金属的侵害。半胱氨酸和谷氨酸在白肉、金枪鱼、小扁豆、蚕豆、坚果、植物种子、洋葱及大蒜中含量最多，它们不仅能够增强免疫系统还可以加强抗氧化能力，而且还可以增强男性生育能力。

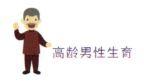

10

有益于高龄男性生育的海洋食物有哪些？

◎毕焕洲　彭　超

　　男人想要提高生育能力，就要注意饮食。年龄较大的男性精子DNA较易碎裂，染色体也较易出现异常，因此产生不孕的概率相对较高，即使有孩子，孩子也可能会出现出生缺陷。均衡摄取鱼类、蔬菜及坚果等食物的男性，与不常吃这些食物的男性相比，精子较不易老化。如果男性的饮食富含维生素 C、维生素 E、锌与叶酸，就能帮助保护精子中的DNA，特别是对于40岁以上的男性，这一效果更明显。

　　很多高龄男性感觉体力不支、精力不济，常借助补药养生。其实，不少海鲜就有很好的滋补功效。海参有壮阳、益气、通肠润燥、止血消炎等功效，经常食用，对肾虚引起的遗尿、性功能减退等颇有益处。海参精囊提取物具有一定的睾酮替代作用，能够改善睾丸曲细精管的结构，显著提高生精细胞和精子的数量及精子的运动率，降低精子的畸形率，提高睾丸指数和附睾指数，对受损生殖系统具有一定的保护作用。

　　海藻类食品的含碘量为食品之冠，缺碘不仅会造成神经系

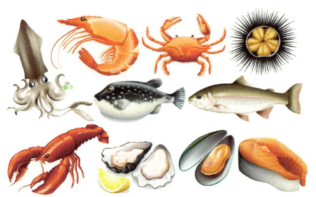

统、听觉器官、甲状腺发育的缺陷或畸形，还可导致性腺功能衰退，性欲降低。因此，高龄男人应经常食用一些海藻类食物，如海带、裙带菜、紫菜等。

矿物质锌有益于男性生育。而众多海洋食物中富含大量的锌元素，比如鱼类和贝类。带鱼有壮阳益精、补益五脏之功效，对气血不足、食少乏力、皮肤干燥、阳痿等均有调治作用。我们熟悉的鲜鲍鱼中维 A 和维 E 的含量较高，但 B 族维生素含量不高；钙、铁、锌、硒的含量较高，但锌含量不如田螺，硒含量不如人黄鱼；蛋白质含量不比黄鱼多；脂肪含量较低，但胆固醇含量较高，是大黄鱼的 2.8 倍。因此，鲍鱼的营养价值并不像人们所认为的那么高。

虾有补肾壮阳的功效，尤以淡水活虾的壮阳益精作用最强。虾红素，也称虾青素、虾黄素，深粉红色，是一种来源于虾蟹外壳、鲑鱼、酵母、藻类及蛋黄等的类胡萝卜素酮式含氧衍生物。虾红素的抗氧化能力是其他类胡萝卜素的 10 倍以上，维生素 E 的 500 倍以上。氧化损伤可影响精子的顶体反应，并且降低精卵细胞的融合能力，最终导致男性不育。虾红素可通过增强各种抗氧化酶的活性、诱导基因表达等多种途径，间接降低活性氧的产生，调节生殖系统氧化 - 抗氧化动态平衡，对男性生育有益。

如果男性想要小孩，千万不要低估饮食的重要性，饮食好坏会对男性生育能力产生不同的效果，有些食物容易造成自由基横行，而自由基会损害细胞。有的营养素会预防精子受到损害，或让精子更加健康。因此，男性吃东西时要特别注意，海产品虽然对男性健康有益，但是随着海洋污染加剧，环境雌激素对海产品的影响愈加严重，这种含有环境激素或类似雌激素的物质，可能会损害精子的形成，建议适度摄取为妙。

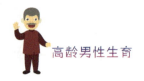

11

脂肪是营养物质，但为什么"大鱼大肉"影响高龄男性生育？

◎毕焕洲　彭　超

脂肪是有益于男性健康的物质，要实现最佳健康状态，选择食用合适种类的脂肪绝对至关重要。必需的脂肪可以降低癌症、心脏病、过敏症、关节炎、湿疹、抑郁、疲劳、感染等病的发病率，这些列举的症状和疾病都与脂肪缺乏有关，且发病数量在逐年上升。如果你是因为担心体重增加而避免摄入脂肪，那么你就失去了身体必不可少的有益健康的营养物质，并增加了自身健康状态不良的可能性。如果你食用的是固体脂肪，即乳制品、肉类和大多数人造奶油中的脂肪，那么结果是相同的。营养缺乏可以影响男性生育。

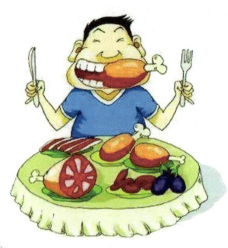

营养学家认为摄入的总热量中来自脂肪的部分应该不超过20%，这个比例有益于男性健康。目前英国人的热量摄入中，平均有40%以上来自脂肪。在日本、泰国及菲律宾，与脂肪相关的疾病发生率相对较低，那里的居民只从脂肪中摄取总热量的15%。例如，日本人平均每天摄入40 g脂肪，而英国人每天摄入 142 g。

　　饱和脂肪和单不饱和脂肪并不是营养物质：尽管人体可以利用它们产生能量，但是我们并不需要它们。相反，多不饱和脂肪或油脂则是身体不可缺少的。几乎所有含有脂肪的食物中都含有不同数量的上述三种脂肪。一块肉中主要含有的是饱和脂肪与单不饱和脂肪，多不饱和脂肪的含量却很低。橄榄油中的成分主要是单不饱和脂肪，而向日葵子中则主要含有多不饱和脂肪。现在大多数机构都同意，我们摄入的脂肪中，饱和（固体）脂肪的数量个应超过总量的 1/3，而多不饱和脂肪的数量则不少于 1/3，它主要提供两种必需脂肪：亚油酸族和亚麻酸族。大多数高龄男性都缺乏亚油酸和亚麻酸。此外，大量摄入饱和脂肪和已被破坏的多不饱和脂肪，即逆脂肪，会妨碍身体利用每天所摄入的数量极少的必需脂肪，影响血液循环及内脏器官（如心、脑、肾等）的正常营养代谢从而对身体产生影响。

　　所谓的大鱼大肉并非都对机体产生不良影响，在这里我们要分开谈。常食用的牛、羊、猪肉中含有的多不饱和脂肪很少，它们在人体所摄入脂肪标准中更加趋近于有害脂肪，而鱼类却不同。Ω-3 系列脂肪（亚麻酸系列）家族的原型是 α 亚麻酸，它的代谢产物是作用活跃的二十碳五烯酸（EPA）和二十二碳六烯酸（DHA），进一步转化为 3 型前列腺素。如果你食用肉食性鱼类，如鲭鱼、鲱鱼、金枪鱼、大马哈鱼或者它们的鱼油，你就可以越过 α 亚麻酸的前两个转化阶段，而直接获得 EPA 和 DHA。因此，经常食用鱼类的日本人体内的 Ω-3 系列脂肪含量比美国人高 3 倍。大鱼大肉亦含有过量之意，即便对人体有益的食物，也需要控制每日摄入量。否则过多摄取不止造成营养浪费，还会增加机体对该物质的代谢负担，对身体造成不利影响。会造成肥胖，雌激素增高，睾酮降低，可以影响男性生育，而高龄男性的腹型肥胖更容易如此。

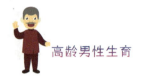
12

糖分是营养物质，高糖饮食影响高龄男性生育吗？

◎毕焕洲　彭　超

各种形式浓缩的糖分——白糖、红糖、麦芽糖、葡萄糖、蜂蜜及果糖，都是快速释放能量的糖分，并会引起血糖水平的迅速上升。如果身体不需要这些能量，它们就会被储存起来，最终形成脂肪。与自然形式的糖分来源（如苹果）不同，大多数浓缩形式的糖分还缺乏维生素和矿物质，白糖中 90% 的维生素和矿物质已经被去除。缺少了维生素和矿物质，机体新陈代谢的效率就会降低，导致精力缺乏且无法更好地控制体重。

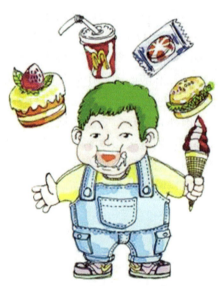

精制的碳水化合物如精白面包、精白稻米和精制谷物的作用与精制的糖分类似。精制的过程，甚至是烹制都会将合成碳水化合物分解成为简单碳水化合物，即实际上预先进行了消化的过程。当你食用简单的碳水化合物，你的血糖水平就会迅速升高，并相应出现精力高峰，但是这种高峰很快就会被低落所代替，因为身体正匆忙地平衡你的血糖水平。

长期的高糖饮食会使血

糖持续在一个较高的水平状态，但是通常胰岛素可以帮助将葡萄糖从血液中传送到细胞中来平衡血糖浓度。如果胰岛素数量不够，就会有大量的葡萄糖停留在血液中，而细胞中的葡萄糖数量却不足。早期的报警症状类似于轻微的葡萄糖失衡。当身体无法制造出足够的胰岛素、血糖失衡的极端表现就会显现——糖尿病。无论高糖饮食的男性或者患有糖尿病的男性患者，若血糖长期处于较高水平，对精子发生可能确有一定的影响，但影响机制尚不明确。精子发生主要由性腺激素调控。因此不少学者推测，高糖饮食所致下丘脑 - 垂体 - 睾丸轴功能和性腺激素水平的改变，可能是高糖饮食或糖尿病致精子发生损害的主要机制。

男性要对高糖饮食保持足够的警惕，虽然没有足够的证据证明高糖饮食会直接导致男性不育，但是高糖饮食的确会影响细胞营养代谢障碍，而且高血糖诱发的氧化应激也可能直接破坏与精子发生相关细胞的结构与功能，而这些亦是可以导致男性不育的潜在因素和重要因素。

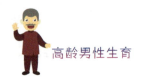

13

**蛋白质是营养物质，怎样的蛋白质摄入
有益于高龄男性生育？**

◎毕焕洲　彭　超

    蛋白质是所有生物细胞的基本构成物质。例如，人体中含有 65%
的水和 25% 的蛋白质。蛋白质是由含氮的分子构成的，称为氨基酸。
大约 25 种氨基酸以不同的组合方式结合在一起，构成不同种类的蛋
白质，以建造我们的细胞和器官。

    通过 8 种基本的氨基酸就可以制造出剩下的 17 种氨基酸。每一
种必需氨基酸都应该有各自的推荐日摄入量，但是目前尚未制定出来。
如果你问不同的人，他们对蛋白质需要量的估计会各不相同。数量比

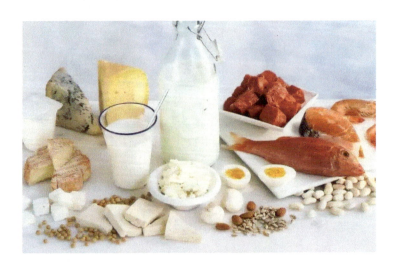

较低的说法是，蛋白质充足的标准是占总卡路里摄入量的 2.5%。世界卫生组织建议人们蛋白质摄入量为总热量的大约 10%，即每天 35 g 左右。根据英国健康部的估算，蛋白质的平均日需要量为女性 36 g，男性 44 g。如果蛋白质的质量很好，则可以少摄入一些。

对于男性生育来讲，精液中含有大量的水、果糖、蛋白质和多肽，以及无机盐等，蛋白质是精液构成的重要组成部分。男性应该如何更为合理地摄取高质量的蛋白质呢？最好的蛋白质食物并非来自动物蛋白，而是一种产于北美洲的高蛋白谷物——奎奴亚藜，即藜麦，其曾经是印加人和阿兹特克人的主食。在大多数蔬菜中，氨基酸蛋氨酸和赖氨酸的含量都相对较低；但是蚕豆和小扁豆却富含蛋氨酸。大豆和奎奴亚藜都是赖氨酸和蛋氨酸的优质食物来源。最合适食用的蛋白质食物不一定是那些蛋白质含量最高的食物，因为还要考虑到该种食物中其他营养物质的含量。例如，一块羊排中，蛋白质提供的热量占 25%，其余的 75% 来自脂肪，且多数是饱和脂肪。而在大豆中，蛋白质提供的热量为总热量的 1/2，因此它事实上是一种优于羊肉的蛋白质食物来源，但是它真正的价值在于其余的热量都来自对身体有益的合成碳水化合物，且不含任何饱和脂肪。这使得大豆制品成为一种理想的食物，对素食者而言更是如此。

传统观点认为肉类中含有大量的蛋白质和铁元素，对身体是有益的。但最近的观点表明，在食品安全性方面，抗生素、生长激素及杀虫剂的使用，人们对从肉类获取蛋白质的方式已经越来越担心了。

对于大多数尚有生育需求的高龄男性来说，危险的不是摄入的蛋白质太少而是太多。过多的蛋白质会导致骨质疏松症、胃酸过多，以及其他常见问题。

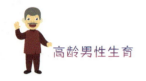
14

含有"环境雌激素"的食物对高龄男性生育有什么影响？

◎毕焕洲 彭 超

什么是"环境雌激素"？近年来，外源性化学物质干扰人类和动物的内分泌系统，影响健康和生殖的研究日益增多。这些外源性物质中有一类化学物质具有雌激素样活性，可模拟内源性雌激素的生理、生化作用，或具有拮抗雄激素的效应称为环境雌激素。

环境雌激素种类繁多，结构迥异，广泛存在于自然界中，其来源总的可分为天然和人工合成两大类。目前已报道的环境雌激素主要有以下几种。①人工合成的药用雌激素：如已烯雌酚；②植物性雌激素：广泛分布于包括豆类植物、茶叶、三叶草等400多种植物中，如异类黄酮、香豆雌酚等；③真菌性雌激素：如玉米赤霉烯酮；④农药：主要为有机氯化合物；⑤工业化学物质：包括多氯联苯、二噁英、烷基酚类、某些金属（铅、汞、有机锡等）。

随着人类社会的进步，工业的快速发展，环境雌激素已广泛存在于日常生活中。并且环境雌激素同地球变暖、臭氧层遭到破坏一样，称为当今全球三大难题。已有大量的动物实验证明，环境雌激素的暴露对动物生殖系统与胚胎发育造成严重影响。这种危害将随着社会及工业的不断发展有进一步扩大的趋势，将成为新世纪威胁人类繁衍生息的潜在危险因素之一。目前研究人员发现环境存在的许多化学污染物都有一定的雌激素活性，它们来源于工农业生产所用原材料、中间产物和成品，以及日常生活中使用的化学物质包括工业化学物质、杀虫剂、农药及其代谢产物等。另外，与我们餐桌息息相关的农业、畜牧业、海产品养殖等领域也在大量使用雌激素来用于产品产量的增产。那么通过饮食渠道摄取了这些含有雌激素的食物，我们体内的雌激素含量超标也变得不足为奇了。

人类食物中的天然（植物性）雌激素主要存在于豆科植物中；如人参中的人参皂苷；茶叶中约占干重7%～8%的去甲二氧愈创木酸。其生物半衰期短，活性相对较低，目前认为日常摄入量对成人可能尚不至于造成机体内蓄积，某些可能还有一些有益的保健作用。但对于某些特殊人群如孕妇和婴幼儿，若大量食用，其安全性值得深入研究。

环境雌激素主要通过食物、水和空气作用于人体，当环境雌激素进入机体后，可干扰机体的内分泌物质的正常功能，破坏机体内环境的稳定。由于这类化合物在结构和功能上与内源性雌激素极其相似，它们可以模拟或干扰内源性雌激素与下丘脑、垂体和睾丸等器官中的雌激素受体结合，不仅影响机体的生殖系统发育，可导致生育障碍。环境雌激素对男性生殖系统影响，主要表现为精子数量和质量降低。

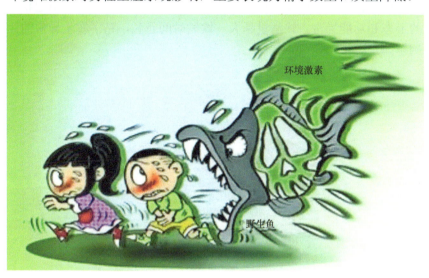

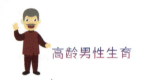

15

饮酒影响男性生殖吗？

◎毕焕洲　彭　超

　　饮酒可以引起全身多种器官功能损害，其中对肝脏、大脑的毒性作用尤为突出。最近，饮酒对男性生殖系统的毒性作用也引起了人们的关注。

　　睾丸除了合成并分泌雄激素外，其主要功能是产生精子，正常的睾丸结构和功能是维持生殖能力的前提条件，而过量饮酒可以损伤睾丸结构和功能。不仅如此，饮酒还可以引起人体内生殖激素水平的改变，也可使睾丸结构发生病理变化，从而影响精子的发生，引起精子的形态和功能异常。饮酒量越大，饮酒时间越长，精子发生异常的比例越高。

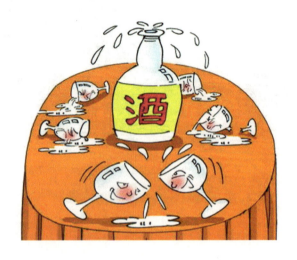

对于一个健康高龄男性来讲，少量饮酒，特别是饮一些低浓度的优质酒，有提神、助消化、御风寒、疏通脉络、活血化瘀、消除疲劳的作用。葡萄酒中有 12 种维生素、32 种氨基酸，适量饮用可以预防心血管病的发生，还具有防癌、抗衰老的作用。国内研究证实，饮酒对精子的生成和成熟有一定的负面影响，但要造成不育则需要较长饮酒时间量的积累，而这种积累量，往往需要大量饮酒 10 年以上。因此科学家告诫人们，大量、长期饮酒对人的思维、推理、判断能力乃至男性生育功能有不良的影响。而患有高血压、动脉硬化、冠心病、糖尿病、慢性胃肠病的老年男性，最好不要饮酒。如果偶尔在节日里饮少量酒，以酒助乐也不是不可以的。每日饮 1 小杯葡萄酒也有益健康，重要的是不要酗酒。

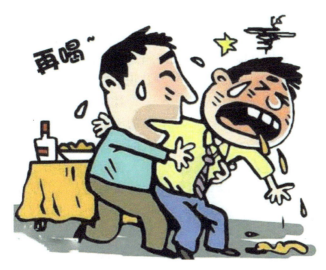

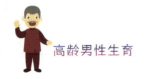

16

为了高龄男性健康生育，如何做好食后保健？

◎毕焕洲　彭　超

　　《黄帝内经·素问》中说："毒药攻邪，五谷为养，五果为助，五畜为益，五菜为充，气味合而服之，以补精益气"。由此可见，均衡合理的饮食有助于精气充盈、机体康健，当然也有助于男性生育。

　　饮食因素固然重要，但饮食之后的时间亦需要我们来认真对待，如揉腹、适当地运动（慢步走）等，以此合理地健脾护胃、调养身心。按中医理论，脾胃功能正常则气血生化有源、运化有常、精力充沛，对有生育要求的高龄男性来说，亦当认识到食后保健的重要性。

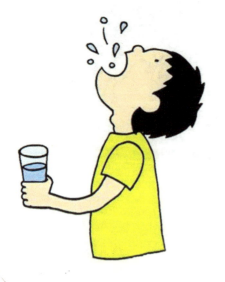

揉腹养生法在我国已有几千年的历史，是一种比较适合老年人的自我保健方法。尤其对于老年人食后保健有着不可忽视的作用。腹部是人体的重要部位，其内有胃、肠、肝、脾、肾和膀胱等重要脏器，这些器官功能正常与否直接影响人体健康与寿命。因此古人非常重视对腹部的保健，并认为揉腹能够通和上下，分理阴阳，去旧生新，充实五脏，驱外感诸邪，消内生百症。现代医学也认为，揉腹能使胃肠机腹部肌肉强健，能促进血液和淋巴液的循环，促进胃肠的蠕动和消化液的分泌，使吃进去的食物充分消化吸收，有益健康长寿，也有益于生育。

糖尿病会影响男性生育，而饭后行走可以治疗糖尿病。步行能够提高机体代谢率，老年人以每小时 3 km 的速度步行 1.5 小时，代谢率增加 50%，如速度快 1 倍，新陈代谢率则增加到 4 倍，糖的代谢也就随之改善。

注意食后保健能有效地增强老年人的消化功能，减少或者避免消化不良及慢性胃炎等疾病的产生，从而促进身体健康。以下介绍几个对高龄男性食后保健的建议，简单易行。①食后漱口：可以及时清除口腔内食物残渣，有助于防治口臭和龋齿等疾病。②食后揉腹：揉腹的方法很简单，先两手掌对搓，待手掌温热后，掌心着腹，以脐周为中心，从小到大，按顺时针方向和缓地摩动 20 ～ 30 圈。食后揉腹，能促进腹腔内血液循环和胃肠的蠕动，增强胃肠功能，对老年人健康长寿大有裨益。③食后慢步走：有助于胃内食物的排空，防治胃脘部饱胀和消化不良，但不可急步快走或登高跳跃。④食后忌急于吸烟：饭后 1 支烟的中毒量大于平时吸 10 支烟的总和。⑤食后忌立即吃水果：食后立即吃水果，容易引起腹胀。水果最好在饭后 2 小时或饭前 1 小时吃。⑥食后忌立刻喝茶：茶叶中含有鞣酸，能使食物中的蛋白质变成不容易消化的凝固物质，从而引起腹痛、腹胀等不适。⑦食后忌马上洗澡：饭后洗澡可使体表的血流量增加，而胃肠道的血流量减少，从而引起消化不良，并可诱发心绞痛、心肌梗死等，甚至造成猝死。⑧食后忌马上入睡：食后立刻睡卧，会造成进食的饭菜留在胃中，不能很好地消化，久而久之会诱发胃病、肠炎等。

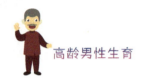
17

高龄男性如何饮食可以提高睾酮激素水平？

◎李宏军　赵　唤

高龄男性想要补充雄激素，可以在饮食中适当多吃一些动物的内脏，比如猪心、猪肝等。但是要注意这些内脏含有很高的胆固醇，所以也不能吃太多。另外还可以多吃一些含锌元素的食物，比如牛奶、牡蛎、牛肉等，这些食物对于男性的生殖系统具有很好的维护作用。平时要注意多吃一些新鲜的水果和蔬菜。备孕中的高龄男性要特别注意性生活有所节制，这样才能产出优质的精子，这是孕育出健康胎儿的基础和保障。

饮食对雄激素的合成与分泌有很重要的作用。比如韭菜、葱、鸡蛋、虾、羊肉等食物，除了众所周知的滋补壮阳作用外，也可促进人体所必需的雄激素的产生。特别是鸡蛋，是一种高蛋白食物，其所含的14.7% 的蛋白质中，主要为卵蛋白和卵球蛋白，包括人体必需的八种氨基酸，与人体蛋白质组成相近。鸡蛋白的人体吸收率高达 99.7%，这些优质蛋白是制造雄激素必不可少的一种营养物质。

那么，具体饮食发挥着什么作用呢？我们来详细看一看。

(1) **动物内脏**。含有较多的胆固醇，胆固醇是合成性激素的重要成分。此外，还含有肾上腺素和性激素，能促进精原细胞的分裂和成熟。

(2) **含锌的食物**。含锌量最高的食物是牡蛎肉，其他如牛肉、牛奶、鸡肉、鸡肝、蛋黄、贝类、花生、谷类、豆类、马铃薯、蔬菜、红糖等都含有一定量的锌。

(3) **含精氨酸的食物**。富含精氨酸的食物有鳝鱼、鲇鱼、泥鳅、海参、

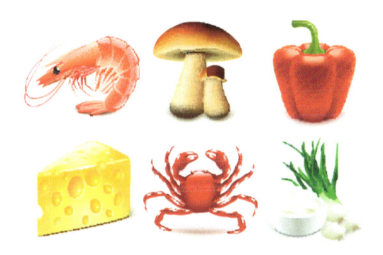

墨鱼、章鱼、蚕蛹、鸡肉、冻豆腐、紫菜、豌豆等。

(4) **含钙食物。**含钙丰富的食物有虾皮、咸蛋、蛋黄、乳制品、大豆、海带、芝麻酱等。

(5) **富含维生素的食物。**维生素 A、维生素 E 和维生素 C 都有助于延缓衰老和避免性功能衰退，它们大多存在于新鲜蔬菜、水果中。如洋葱、枸杞等。

当然，除了饮食的补充，另一项研究向我们揭示了"运动"的重要性，高强度训练无疑会提高血液中的雄激素水平。有研究证明，仅一组大重量练习即可使男性体内激素增加 25%。适度举重一段时间后能够显著提高血液中雄激素的水平。大型力量训练和肌肉锻炼，对提高雄激素水平效果最显著。因此，运动和饮食的结合是除了药物补充以外的另一利器，但一定要适度。

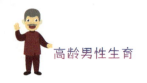

18

抗氧化剂对男性生殖的利与弊？

◎袁长巍

　　铁器在空气中暴露日久会生锈，洁白的银器也会由于氧化而变黑。人体与金属一样也会受到氧化损伤而导致"生锈"，其罪魁祸首就是自由基。自由基属于不成对的电子，具有高度化学活性，人体一些疾病的发生与它有关。

　　自由基可以说是无处不在，严重的污染、辐射、紫外线、食品添加物、烧烤、吸烟、药物中都会寻找到它们的身影。正常人体中，自由基的产生与消除处于动态平衡状态，一旦这种平衡被内、外因素所打破，人体内的细胞、组织及器官将会受到不同程度的氧化攻击，导致人体衰老并可诱发多种疾病。其实，人体的生命过程就是抗氧化力量与自由基的搏斗过程，抗氧化力量的"输"与"赢"将决定着人体的健康与疾病。那么，为什么年龄愈大，就越容易生病呢？其实，人体内每个细胞每天都要遭受自由基成千上万次

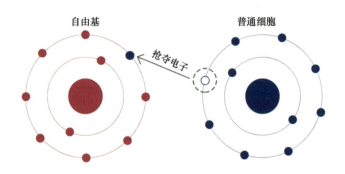

自由基　　　　　　　　　　　普通细胞　　　抢夺电子

的攻击和破坏，随着年龄的增长，体内自由基产量在不断增加，而抗氧化力量却在逐渐减弱，这也是导致疾病悄然而至的重要原因之一。

自由基可引发 100 多种疾病，常见的包括动脉硬化、中风、心脏病、白内障、糖尿病、癌症等。过多的自由基可直接氧化损伤生殖细胞及精子，造成精液质量下降，导致不育。对于男性而言，年龄愈大，精液质量越差，抗氧化剂的使用可减缓睾丸生殖功能的损伤，并有改善精液质量的作用。那么，常用的抗氧化剂都有哪些呢？

(1) **维生素 C、E**。维生素 C 是常用的抗氧化剂之一，血液和精液中维生素 C 浓度与精子质量有着密切关系，每日摄入足量的维生素 C 可有效改善精子质量，并减少精子 DNA 的断裂。但如果每日摄入量超过 2000 mg，将可能出现消化不良、头疼及增加发生结石的风险。维生素 E 又称为生育酚，在男性不育治疗上应用广泛。维生素 E 作为脂溶性抗氧化剂和自由基清除剂，主要对抗生物膜上脂质过氧化所产生的自由基，并保护生物膜的结构和功能。补充维生素 E 可提高精子的浓度、活力，以及形态正常精子的百分率，并可减少精子 DNA 的损伤。天然维生素 E 的生物活性较合成的强，其抗氧化性能数十倍于合成维生素 E。但长期过量服用维生素 E 可出现恶心、眩晕、视力模糊、口角炎、腹泻、乳房肿大、乏力等症状。对于过敏体质、缺铁性贫血及维生素 K 缺乏的人群应慎用。维生素 C、E 与其他抗氧化剂联用具有协同作用，对男性精液质量的改善效果更佳。

(2) **辅酶 Q10**。辅酶 Q10 具有很强抗氧化能力和特异性免疫增强作用，在自由基攻击线粒体膜的时候起保护作用。精浆中辅酶 Q10 浓度与精子活力呈正相关，高浓度的辅酶 Q10 可有效抑制活性氧对精子膜的损伤，从而提高精子活力。人体内辅酶 Q10 浓度随着年龄的增长而减少，摄入适量的辅酶 Q10 可有效改善精子质量，特别是对于高龄男性不育的防治具有一定作用。

(3) **肉毒碱**。附睾是人体含肉毒碱最高的器官。肉毒碱在精子的运送过程中增加了精子能量，并保护精子免受氧化损伤。肉毒碱的使

321

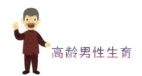

用可提高精液自由基的清除能力，并可显著提升精子的活力。

(4) **番茄红素**。番茄红素是强力抗氧化剂之一，被称为人类增强免疫力的"天然红果"。番茄红素可以清除单线态氧及氧自由基，具有抗氧化并预防各种疾病的作用。不育症患者血浆、精浆内番茄红素浓度明显低于正常人群，浓度降低可影响精子活力，但对精液体积、浓度参数的影响有限。番茄红素可帮助预防及改善前列腺增生、前列腺炎等泌尿系统疾病，并有助于提高精子质量，降低不育风险。

(5) **微量元素锌、硒**。前列腺是体内含锌量最多的器官之一，为血浆中含量的 100 倍。锌具有抗氧化、抗感染等作用，是精浆中多种酶的激活剂。缺锌容易患前列腺炎、附睾炎，并影响促性腺激素的分泌，还可以抑制机体对有害金属铅的排泄。补充锌可提高机体的免疫能力，对精液液化、精子活力及精子形态的改善都具有重要作用。

谷胱甘肽过氧化物酶需要在硒的协助下才能发挥最大功效，硒缺乏可使体内过氧化物浓度增加，易造成男性生殖系统和睾丸的伤害。适当补硒还可以抵抗金属镉、铅和铜对睾丸的破坏。

(6) **抗氧化中药**。中医药是中华民族的瑰宝，在治疗男性不育中获得了一定的疗效。近年来，抗氧化中药的研究也得到了重视，比如枸杞子、菟丝子、淫羊藿、巴戟天、黄芪等中药都有着抗氧化作用。特别是抗氧化中药复方研究，对改善精子质量和生育力有着积极意义。

抗氧化剂在某些疾病的预防和治疗方面确实发挥着积极的作用。但大量摄入外源性抗氧化剂，将会抑制内源的抗氧化酶，导致影响细胞自身对于氧化损伤的保护反应。有研究认为，服用抗氧化剂存在破坏人体免疫平衡的风险，甚至认为有些抗氧化剂对于常见的心血管疾病、癌症并没有防护作用，而且还会增加患病风险和死亡率。

总之，抗氧化剂虽好，但也不可轻易乱用。确定氧化应激的诱因及作用机制，做到合理、有效的使用才能更好地改善男性的生殖能力。平时多食用水果、蔬菜，少吃高脂、高盐、高糖食物，戒烟限酒，合理饮食，细胞只有得到充足均衡的营养，才可能更好地保持身体健康。

19

咖啡影响男性生殖吗？

◎江　欢　朱伟杰

咖啡中含有咖啡因，对大脑中枢神经系统具有兴奋作用，并能扩张血管，促进全身血液循环。因此，饮用咖啡具有提神醒脑、充沛体力的作用。随着饮用咖啡的群体日益增大，咖啡对人体健康和生殖功能的影响也受到了广泛的关注。资料显示，咖啡对男性生殖功能的影响比女性更大。

咖啡因的化学本质是一种环核苷酸磷酸二酯酶的抑制剂。既往认为，咖啡因可使精子内钙离子内流和活性氧产生增加，激活胞内腺苷酸环化酶，导致胞内环腺苷酸（cAMP）浓度升高，从而增强精子活力，促进精子获能。简单说来，就是精子细胞内的 cAMP 与精子活力关系密切，而咖啡因可以增加精子内 cAMP 的浓度。因此，咖啡因曾被用作体外精子的促活剂，用于人工授精和体外受精治疗过程中的精液优化处理环节。但是现在的观点认为，咖啡的摄入对于精子的浓度和活力等参数无明显的改善作用，相反，长期摄入咖啡因还可能破坏精子 DNA 的完整性，使精子染色

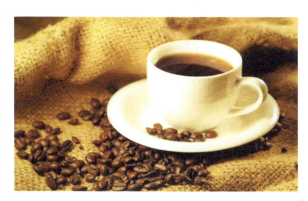

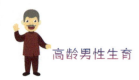
体非整倍体的发生率升高，导致男性生育力下降。与没有饮用咖啡习惯的男性相比，长期饮用咖啡的男性，他们妻子的平均受孕时间明显延长。

人体调节内脏功能的植物性神经系统分为交感神经系统和副交感神经系统两部分，两者的作用相反，相互制约。当机体处于紧张状态时，交感神经系统起主要作用，因此，交感神经系统掌管着人体的日间活动。安静状态和夜间生理活动则更多由副交感神经系统所掌控。咖啡因主要刺激我们体内的交感神经系统，可能在一定程度上抑制了副交感神经系统的作用。副交感神经系统掌管着男性的勃起功能，一旦受到抑制，男性的勃起功能可能会受到一定程度的影响。因此，对于有生育要求的男性，特别是性功能相对低下的高龄男性人群，夜间最好尽量避免饮用咖啡，以防降低性欲。

尽管浓郁香醇的咖啡具有美味、提神醒脑、恢复体力等好处，但对于有生育需求的男性，特别是高龄男性来说，还是应该尽量避免过量饮用。除了对生育力的不良影响，咖啡因的过量摄入，还可能增加高龄男性患心脏病、骨质疏松、脑中风等疾病的风险。因此，对于高龄男性的咖啡爱好者，应适当控制每日咖啡的饮用量，适量有益，过量则有害。

20

常吃快餐影响男性生殖吗？

◎江　欢　朱伟杰

自从1987年快餐进入中国市场，近30年来发展迅速，快餐现已成为餐饮业市场的主力军。如今的年轻人，甚至很多中年人都是吃着快餐长大的"快餐一代"。长期食用快餐，可导致肥胖、脂质和糖代谢异常、诱发性早熟等生殖内分泌紊乱疾病。研究显示长期食用快餐对男性生育力的影响更甚于女性。"快餐一代"下的高龄男性，生育功能会发生怎样的变化？

资料显示，在1996～2013年，快餐食品营养组成几乎没有变化，饱和脂肪酸和盐分含量一直处于高水平，膳食纤维含量偏低。饱和脂肪酸摄入量过高是导致血胆固醇、三酰甘油、低密度脂蛋白升高的主要原因。胆固醇是性激素合成的前体物质，因此，身体长期摄入过多的饱和脂肪酸会刺激雌激素分泌增加。高水平雌激素对男性生殖系统影响明显，可引起睾丸萎缩，精子数量减少甚至无精子症。其次，快餐中的油炸和烧烤淀粉类食品中含有超标的丙烯酰胺和反式脂肪酸。动物实验已证实丙烯酰胺不影响女性生育力，却可使男性精子数量减少，畸形率增加。反式脂肪酸的摄入可使精子

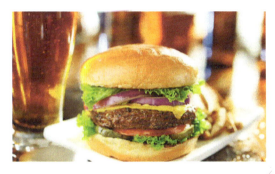

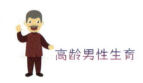

活力减弱、精子浓度降低、精子畸形率增加和精子总数减少，还可能引起哺乳动物体细胞和生殖细胞的基因突变和染色体异常。再者，长期食用快餐者体内热量堆积，肥胖发生率高。肥胖可抑制男性睾酮分泌，从而降低精子的数量和质量，导致少弱精子症。此外，肥胖还可引起男性性欲减退和勃起功能障碍，通过多种途径损伤男性生育力。

邻苯二甲酸酯和双酚 A 是快餐食品包装材料的常用化学添加物，这些化学物质均与男性生育功能有关。邻苯二甲酸酯可通过抑制精子生成而影响男性生殖功能。长期进食较多快餐的人，尿液内的邻苯二甲酸酯的水平比其他不吃快餐的人高出 40%，精液标本中也可检测到较高水平的邻苯二甲酸酯。双酚 A 水平也与男性生育力存在直接关联，双酚 A 会降低精子活力和数量，进而导致男性不育。尿液中双酚 A 水平较高的男性，与尿液中没有双酚 A 的男性相比，发生少弱精症的风险增加 2～4 倍。

随着年龄的增长，高龄男性的精子数量和质量呈现下降趋势。年轻男性若长期进食快餐，快餐的毒性效应在体内累积，协同年龄因素对男性生殖功能的潜在影响，这部分男性在中年后的生育力将面临严重危机。男性要想保持良好生育状态，应从年轻时做起，选择健康的生活方式和膳食结构，鼓励少食快餐，提倡"慢餐"。

21

豆类食物影响男性生殖吗？

◎江　欢　朱伟杰

大豆及其制品富含异黄酮类植物雌激素。植物雌激素与人体内天然雌激素的结构相似，被人体摄入后具有雌激素样作用。因此，既往观点认为，男性应少喝豆浆，豆浆中的雌激素会使男性出现乳房发育、体毛分布女性化等特征，甚至影响精子质量的可能。现在观点认为，男性也应该多进食豆制品，豆类食物中的植物雌激素对男女两性的身体健康均有利。豆类中的异黄酮能有效地降低血中胆固醇和低密度脂蛋白浓度，增加高密度脂蛋白浓度，从而预防心血管疾病，防止骨质疏松。其次，豆类食品还含有丰富的植物蛋白和可溶性纤维，可预防结肠癌的发生。日常食用大豆中的雌激素含量并不会让男性出现女性化改变或睾丸萎缩等现象。由于植物雌激素的防癌作用，多食用豆类食物还可以保护男性的前列腺，降低男性患前列腺癌的风险。高龄是男性患前列腺癌、心血管疾病和骨质疏松的危险因素，比起拒绝豆类食品以规避风险，高龄男性似乎能从豆类食品的摄入中获取更大的益处。

精液质量下降和性功能障碍是引起男

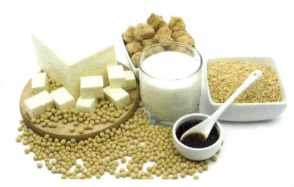

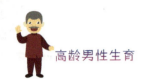

性生育力下降的主要因素。高龄是男性精液质量下降和性功能障碍的危险因素。改善高龄男性的生育力不仅在于精液参数的提高，他们的性功能也需要得到更多的关注。大豆及其制品的长期摄入是男性勃起功能障碍的独立危险因素，经常食用大豆及其制品的男性患勃起功能障碍的风险比不经常食用的男性增高近4倍。动物实验结果显示，大豆黄酮可使雄性大鼠阴茎海绵体的组织结构发生改变，海绵体内平滑肌细胞和弹力纤维减少，弹力纤维束断裂、变薄。因此，长期摄入大豆黄酮可显著减弱大鼠阴茎勃起功能。

现代社会的压力使得许多男性的生育年龄推迟，加上我国"全面二孩"政策的实施，有生育需求的高龄男性越来越多。目前大豆异黄酮植物雌激素在预防和治疗心血管疾病、肿瘤、骨质疏松等一系列慢性疾病中的作用已备受肯定，但豆类食品对男性勃起功能的影响仍需重视。高龄男性在努力改善生育力的同时，也应保证性生活的质量。有生育要求的高龄男性进食豆类食品或需适量。

22

高盐饮食影响男性生殖吗？

◎江　欢　朱伟杰

随着年龄增加，人的味觉自然退化，高龄人群口味加重，摄盐量有所增加。尚无证据表明高盐饮食与男性生殖功能存在直接关系，但长期高盐饮食会诱发高血压、糖尿病、胃病和肾功能损害等，为高龄人群的身体健康带来巨大的隐患，会间接损害生殖系统。

长期高盐饮食是诱发高血压的主要原因，并可能导致心血管疾病。一项纳入 4000 余例血压正常的受试者研究表明，日常膳食中摄盐量最多的受试者在研究结束时最有可能出现高血压，即使是逐步增加摄盐量也会引起血压升高。此外，高血压的发病率随年龄增长而逐

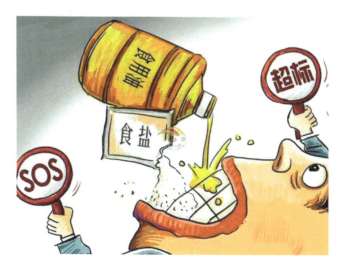

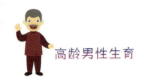

渐增高，高龄男性如果长期摄入高盐饮食，可进一步增加患高血压的风险。患有高血压的大鼠睾丸生精细胞和支持细胞中内皮型一氧化氮合酶（eNOS）的表达均高于正常睾丸组织，但睾酮水平却随着血压的升高而下降。eNOS 可催化合成一氧化氮（NO）。NO 是内皮源性舒张因子，具有舒张血管调节机体血压的重要作用。低浓度的 NO 有助于增加精子活力，降低脂质过氧化反应，提高精子受精能力，而高浓度 NO 则对精子有损伤作用。男性高血压患者睾丸内高水平的 eNOS 可催化生成高浓度的 NO，损伤精子功能；其次，低水平的睾酮也可能通过影响生殖内分泌轴进而损伤男性生育力。

高盐摄入与肥胖也具有相关性。每天增加 1 g 的盐摄入可使成人肥胖的风险升高约 26%。肥胖与体内胰岛素抵抗、血脂代谢紊乱密切相关。高胰岛素血症可引起精子获能障碍及能量失衡，高血脂常导致精子结构及形态异常，降低精子数量及活力。其次，肥胖还可使男性体内睾酮水平降低，雌激素水平增高，促炎因子增加，最终造成精子数量减少、活力下降和形态改变，从而损伤男性生育力，甚至导致不育。高龄男性若长期摄入高盐饮食可诱发肥胖，通过上述机制可间接影响男性生殖功能。

随着机体老化进程，高龄男性健康状况下降。长期摄入高盐膳食可进一步诱发身体多个器官功能紊乱，间接影响高龄男性生育能力。到底每天吃多少盐才合适？中国营养学会建议健康成年人每日盐摄入量（包括酱油和其他食物中的食盐量）是 6 g。对于有生育需求的高龄男性，应注意每日控制食盐摄入量，最大限度保护好身体机能和生育力。

23

常吃鱼翅对男性生殖有益还是对男性生育力有损伤？

◎禹艳红　朱伟杰

　　鱼翅在不少人眼中是一道珍馐美味。鱼翅实际上是鲨鱼鳍中的细丝状软骨，其主要成分 80% 是蛋白质，还含有脂肪、糖类及其他矿物质。从含有蛋白质而言，鱼翅中的蛋白质质量并不比鸡蛋和肉类多，而从不饱和脂肪而言，鱼翅与其他普通海鱼一样，没有特殊的价值。目前没有确切的科学证据证明鱼翅对健康有效。李时珍的《本草纲目》中记载："（胶鱼）背上有鬛，腹下有翅，味并肥美，南人珍之"。对鱼翅是否对健康有益，《本草纲目》中也没有提及。

　　近年对鱼翅的人体健康利弊进行了研究，发现在鲨鱼翅和肉中含高浓度神经毒素 BMAA（β-N- 甲氨基 -L- 丙氨酸），可能会引起脑退化和运动疾病。食用鱼翅对男性生殖功能是有益还是会造成损伤，目前尚没有直接证据，但是由于鱼翅容易受汞污染，长期食用含汞高的鱼翅，对男性生殖功能的损伤有大量的间接证据。

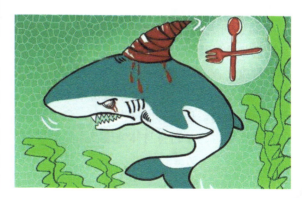

　　全球每年经河流、地下水及海底热液口输入汞约 1080 ～ 1780 吨，包括人烟稀少的北极的汞含量都在上升，每年约有

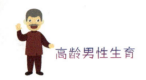
200 吨的汞沉积。水体及食物中的低浓度汞能够通过生物累积和生物放大作用被鱼类直接富集在体内。鱼体中的 85% ～ 90% 汞为甲基汞，甲基汞是常见汞化合物中毒性最大的一种，具有较强的生物累积效应。海水被汞污染了，生活在海水中的鱼类及其他水生动物也都会被污染。而鲨鱼作为海洋中寿命最长的鱼类之一，暴露在污染海水中的时间就更长，体内累积的汞的含量就更高。而且，鲨鱼作为一种大型的肉食性鱼类，大鱼吃小鱼，鲨鱼长期摄食体内累积了汞的小鱼，通过生物放大效应，导致鲨鱼体内的汞的富集增多，污染增重。而汞在鱼类各部分都会累积，但最高富集在背部的肌肉上，在肢端部位的鱼翅中也大量富集。体长 53 ～ 62 cm 的鲨鱼，每千克鱼翅中累积的汞有高达 2.4 mg，远高于现行国家标准 GB2762—2012 中规定肉食性鱼类及其制品的上限标准（每千克中甲基汞含量 1.0 mg）。食用的鲨鱼的鱼翅越大，表明鲨鱼越大，年龄越老，累积鱼翅中的汞会更多，对身体的毒害也会更大。澳大利亚新的食品标准管理局称，仅食用 240 g 鲨鱼及制品中的汞含量就超过了每周的安全摄食量。

汞对男性生殖系统的损伤早有报道。甲基汞可以在小鼠睾丸组织中累积，抑制生精细胞内参与能量代谢的酶类，使得生精细胞的 DNA 合成减少，同时生精上皮和支持细胞凋亡增加，精子数量减少，畸形精子数增加，受精率降低，这些都意味着生育力的降低。对职业性汞接触人群的调查也发现，男性血液含汞或者精液含汞量高，与生育力降低有密切联系。

鱼翅对人的身体健康来说，没有什么特别营养之处。作为生物链顶端的生物，鲨鱼们帮助维持海洋生态系统的平衡，控制其猎物种群的丰富程度，在海洋这个生态环境中发挥了重要的作用。国务院机关事务管理局已经明确规定，在公务接待中不能食用鱼翅，各界人士也在呼吁禁止鱼翅贸易。现有的证据也表明，食用富汞的鱼翅对男性生殖有明显的损害作用，为了自身身体健康及人类的繁衍，请拒绝食用鱼翅。

24

常吃镉污染的大米是否对男性生殖有影响？

◎禹艳红　朱伟杰

大米是人类的生存之本。随着人们生活水平的不断提高和农产品市场竞争的加剧，大米质量安全的要求越来越高。2013 年，广州对学校食堂和餐馆进行抽检，40% 大米镉超标。2016 年 9 月 10 日，湖南省衡东县稻农汤冬华起诉湖南创大钒钨有限公司环境污染责任纠纷一案，是我国第一例因为镉大米超标而提起的诉讼，被民间成为"中国镉米第一案"，虽然以败诉告终，但它开启了我国因镉大米超标而引起诉讼的先河。"广州镉米事件"和"中国镉米第一案"引发了政府和公众对大米重金属污染问题的普遍关注。

"镉米"是指大米中的镉元素超标。《食品安全国家标准——食品中污染物限量》规定，每千克稻谷中镉含量的最高指标为 0.2 mg。当稻谷中的镉含量远高于这个指标后，人体长期食用"镉米"，这样就类似于对人体"慢性染毒"，而且镉在体内积累，长期都不会排出，对健康有很大的伤害。

镉是一种主要的环境毒物，通过工业活动，如电池和颜料的制造、

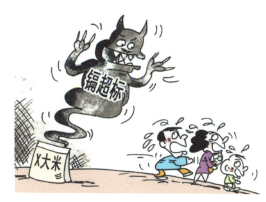

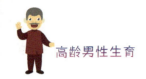

金属冶炼和精炼，以及城市垃圾焚烧，以氧化镉、氯化镉或硫化镉的形式释放到大气、水和土壤中。此外，水稻生长过程中使用的肥料有含有镉。水稻由于根系发达容易从周围环境中富集镉，是典型的"受害作物"。米作为人类每天使用的主要粮食来源，经常食用镉米，导致镉在人体累积。

男性生殖功能维持的重要器官——睾丸是镉中毒的敏感器官。因此，镉对男性生殖的影响早已引起了关注。人精子在镉中暴露半个小时后就会降低体外受精率，暴露一天后精子的运动性能明显降低。镉污染除了直接影响成熟精子的功能外，对睾丸的生长发育过程也显著的损伤。镉暴露后大鼠睾丸组织严重损伤，睾丸血管扩张、充血，静脉扩张，最后会导致睾丸正常结构消失，睾丸萎缩，体积缩小。镉对睾丸功能的影响是通过对睾丸内的细胞发挥作用的。睾丸间质细胞可促进雄激素生成和维持精子发生，为精子提供营养支持的睾丸支持细胞是镉影响男性生殖功能的靶向细胞。低浓度镉能显著影响大鼠睾丸支持细胞的形态和功能，影响支持细胞为精子发生过程提供支持。镉暴露还可通过干扰线粒体功能抑制动物中睾丸间质细胞的睾酮生成，睾酮是精子发生的必要条件。镉会导致生殖细胞损伤、精子发生减少，而且还会直接抑制睾丸间质细胞的再生，使体内的睾酮水平一直保持在较低的水平，影响男性性功能及性欲。睾丸间质细胞的永久性损伤，将造成男性生育力的下降，以及男性生殖功能的丧失。流行病学也称镉暴露会造成男性工人雄激素水平下降导致勃起不全、精子数量减少、精浆蛋白及果糖等含量下降、精子畸形率增加等现象。

镉在人体中的半衰期为 17～38 年，会伴随人大半生甚至一辈子。南方人常年以大米为主食，年龄越大，食用镉米时间越长，体内镉累积就更严重，老年男性的生殖功能所受影响也更严重。

25

瘦肉精损伤男性生殖吗？

◎禹艳红　朱伟杰

2012 年的"双汇"事件将"瘦肉精"类推到了舆论的风口浪尖，也让广大消费者进一步知晓，经常食用的肉类制品中有瘦肉精残留。近年来，瘦肉精违法滥用导致的不安全事件更是频见报端，前几年出现的因食用猪肝导致盐酸克伦特罗中毒事件，更是引发全社会对此问题的普遍关注。

瘦肉精是一类药物的统称（如盐酸克伦特罗、莱克多巴胺），属于 β 肾上腺素受体激动剂。将瘦肉精添加于猪等动物饲料中长期食用，可以促进蛋白质合成，增加动物的瘦肉量，少长脂肪，减少饲料使用，使肉品提早上市，降低成本，提高利润。其中盐酸克伦特罗是最早被使用的一种"瘦肉精"，其曾用于治疗支气管哮喘，因其对心脏的副作用大，故已弃用。

但它在猪体内代谢与人不同，猪对其可大量吸收及耐受，并大量沉积于肝、肺、肾中却不会中毒，而且还可以促进猪的骨骼肌（瘦肉）蛋白质合成和减少脂肪沉积，可

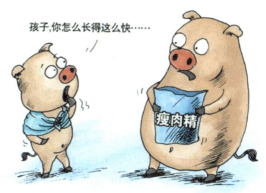

孩子，你怎么长得这么快……

瘦肉精

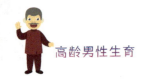

明显增加瘦肉率。然而人体对"瘦肉精"敏感，会出现头晕、恶心、手脚颤抖、心跳，甚至心脏骤停致昏迷死亡。因此全世界很多国家包括我国都禁用其作饲料添加剂，但违法滥用仍然存在，部分不良商家为了追求利润，将盐酸克伦特罗加入饲料中。

现在已有了第二代"瘦肉精"，称为莱克多巴胺，这种瘦肉精在美国是被容许使用的，相比盐酸克伦特罗而言，毒性相对较轻。然而由于莱克多巴胺与盐酸克伦特罗一样，易于在内脏富集，中国人有食用动物内脏的习惯，造成更多瘦肉精进入人体的可能性。我国目前虽然是禁止所有的瘦肉精类型，但实际检测中只检测第一代"瘦肉精"成分，即盐酸克仑特罗。

第一代和第二代"瘦肉精"作为 β 肾上腺素受体激动剂，摄入过多后很容易渗透到大脑，而生殖系统受到下丘脑 - 垂体的神经内分泌调控。动物实验发现，盐酸克仑特罗暴露对性活跃的雄性大鼠的交配行为具有负面影响，但是能够改善性迟缓的雄性大鼠的交配行为。目前暂缺乏盐酸克仑特罗和莱克多巴胺对人类的男性生殖功能的流行病学证据。然而一些 β 肾上腺素受体激动剂药物在进行心血管及呼吸系统疾病治疗中存在着性功能障碍，如勃起及射精功能障碍的病例，且部分患者服药后体内睾酮的水平降低，暗示着盐酸克伦特罗和莱克多巴胺在体内残留也可能对男性生殖功能造成一定的损伤。

第三代"瘦肉精"，是以喹乙醇为代表的一类抗生素类或类抗生素类药物。喹乙醇，又名为快育灵、倍育诺等，并不是严格意义上的瘦肉精类药物。但是此类"瘦肉精"加入饲料后能够增加畜禽养殖效率，减少养殖过程中疾病发生概率，在 20 世纪 70 年度被当作第二代生长促进剂而广泛使用畜禽养殖的早期幼崽阶段。喹乙醇可加快合成动物的蛋白质，加快动物生长发育，提高瘦肉率，但是由于喹乙醇的致突变及致癌效应，我国明令禁用于体重超过 35 kg 以上的猪和禽、鱼等其他种类动物中。由于近年来肉类市场加强了对盐酸克伦特罗的监管，而莱克多巴胺又由于成本价格高昂，在畜禽养殖业中使用经济效应不高。不法商贩为谋取私利，在饲料中继续添加喹乙醇，并鼓吹为第三代"瘦肉精"，于 2017 年央视"3.15 晚会"被曝光。喹乙醇在体内代谢慢，可在体内长期累积，聚集在体内造成细胞中的染色体变异，提高各种肿瘤包括各种男性生殖道肿瘤如前列腺癌、睾丸癌等的发生概率。而且动物实验中发现喹乙醇对男性不育具有不良影响，可通过破坏支持细胞肌动蛋白结构破坏血睾屏障和引起生殖细胞 DNA 损伤和细胞凋亡而破坏精子发生过程。雄性大鼠若每日摄入超过 120 μg 的喹乙醇后，其子代数量明显减少，死胎数增加，即使幼崽存活下来，体重也偏轻，进食能力弱，体长等明显低于正常大鼠。虽然尚未有人类的流行病学证据支持喹乙醇对男性生殖的影响，但动物实验证据表明，喹乙醇对男性生殖功能具有损伤作用，且随着年龄越大，喹乙醇在体内的积蓄含量越高，可能的生殖毒性更明显。

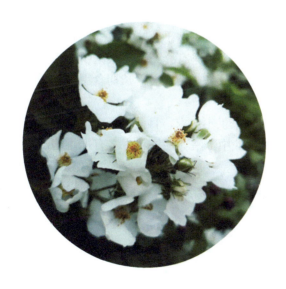

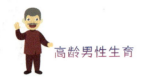

26

常吃掺了雌激素养殖的鳗鱼对男性生殖功能的利与弊？

◎禹艳红　朱伟杰

　　鳗鱼作为高蛋白高脂肪的优质食用鱼类，其味道鲜美，营养丰富，被认为人间珍贵的滋补食物，特别是民间流传吃鳗鱼能够壮阳，鳗鱼更是被男性追捧。然而，由于野生鳗鱼濒临灭绝，已经列入了世界自然保护联盟濒危物种红色名录，目前市场上供应的鳗鱼基本是来源于人工养殖。那么进食人工养殖的鳗鱼是否还具有壮阳强精的功效了？

　　首先，我们来了解一下鳗鱼是否有大家所追捧的"壮阳"功效。《本草纲目》中记载鳗鱼"性平、味甘，强肾壮精"，鳗鱼的壮阳补肾功效在我国传统医学中早有介绍。现代医学认为，鳗鱼中存在大量的精子形成的必要成分——精氨酸，长期食用对于增强男性的生殖能力大有裨益。

　　野生鳗鱼多年来供不应求，目前市场上的鳗鱼基本上都是人工养殖。在现在的养殖业中，喂养的饲料中多有严重违法添加各种违禁药

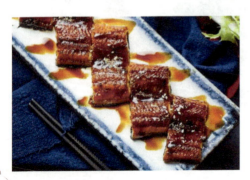

品（如激素、抗生素）及各种违法添加物。由于鳗鱼幼苗价格高昂，造成饲养成本高，而且鳗鱼养殖周期也很长，从幼苗到最终上市大约一年半时间。在鳗鱼的养殖周期中，若使用无任何危害添加剂的饲料，养殖鳗鱼的

生长周期就更长，劳动力投入及饲料投入周期也会延长，相比使用添加剂的饲料的饲养模式，经济效益会低很多。

在鳗鱼养殖过程中，养殖饲料中经常会添加女性避孕药的成分。避孕药多是由雌激素和孕激素配伍而成，也有单独的孕激素。鱼吃了避孕药后会长得快，体格肥硕，肉质细嫩。长期使用避孕药的饲料养殖的鳗鱼会富集大量的避孕药成分。成年男性由于鳗鱼的"壮阳补精"功效，相对而言会进食较多的鳗鱼。成年男性长期食用含有避孕药的鳗鱼相当于服用雌激素和孕激素，会造成睾丸生殖细胞凋亡增加，曲细精管管径缩小，精子发生能力减弱，精子活力降低，还会造成输精管和附睾损伤，使精子质量变差，成熟精子数量减少。同时也会造成体内的雄激素水平降低，减弱男性特征，增强女性特征，可能会造成男生女相。

大面积和高密度、集约化养殖，鳗鱼养殖的病害也越来越严重。水产养殖病害种类已经达到了两百多种，几乎所有人用和兽用抗生素都被使用到水产养殖业。抗生素在体内的累积长期以来被怀疑是导致男性不育的原因。流行病学及实验动物研究都有报道，多种抗生素对男性的精子发生、精子活性及生育结局存在负效应。防治鱼病除了添加抗生素外，还会使用鱼用敌百虫等药物泼洒全池。敌百虫是一种有机磷杀虫剂，临床和流行病学研究发现有机磷杀虫剂可影响雄激素分泌，而雄激素是促进精子发生、维持男性特征及男性生育力的重要因素。动物实验发现有机磷杀虫剂染毒大鼠后会损伤精子 DNA 损伤，降低精液浓度，改变精子形态，降低精子活力。

鳗鱼作为餐桌上的一道美味，偶尔进食不失为佳肴。然而，男性若为了追求"壮阳补精"效果，长期食用人工饲养的鳗鱼可能会造成雌激素、抗生素及其他有毒物质在体内积累，反而对男性生殖功能不利，得不偿失。

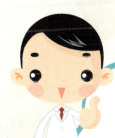

第 10 章

年龄愈大，哪些生活习惯容易影响男性生殖

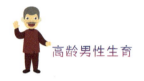
01

经常泡热水浴影响男性生殖吗？

◎李 苪

很多人偏爱热水浴，尤其是北方人。但是，睾丸温度与男性生育力是息息相关的。如果睾丸温度太高，会影响精子的产生，导致其数量减少，也会对精子的质量造成影响。

现在不育患者数量似乎与日俱增，其中精子质量下降是重要原因之一。少精子、弱精子、无精子等问题越来越突出，年轻化趋势也十分明显。精子质量下降是很多原因造成的，不能忽略生活中一些事情对精子造成的负效应。

精子的制造始于睾丸，睾丸对温度非常敏感，最适温度为34℃，比人体正常体温低2～3℃，最利于精子生成。如果温度过高将对睾丸产生不良影响，损伤生精功能。为了保证合适的温度，男性和其他雄性哺乳动物一样，都有一个体外的"袋"——阴囊，为睾丸提供一个较低的温度。阴囊的低温环境确保睾丸能够产生优质的精子，也有利于精子在附睾的储存。

一些不育症患者的阴囊温度高于正常人阴囊温度，特别是有精索静脉曲张或特发性不育症的男性，其睾丸的温度比有生育能力男性的高，长此以往就会影响到睾丸的精子生成。

机体除了为睾丸提供一个包裹物作保护，还为此提供适应的环境温度。以下5个特征使睾丸在生理上可以维持低温：①肉膜肌；②提睾肌；③血管的逆流热交换系统；④皮肤脂肪层缺如；⑤大量汗腺。

泡热水澡会令包裹着睾丸的阴囊处在高温中，而阴囊受到高温的

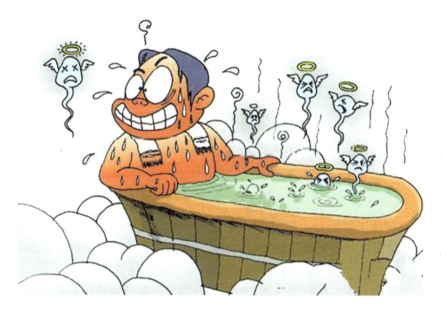

影响，打乱了其温度调节平衡器，从而引发对精子的热伤害。长时间热水浴导致睾丸温度过高，严重影响精子的生成。因此洗澡水温宜控制在 30℃ 左右。应每天用冷水清洗阴部，这样对预防包皮垢引起的炎症也有好处，另外注意不要用香皂等清洗阴部，这样很容易破坏尿道自身免疫环境，容易引起炎症反应。香皂中的某些成分还可能杀死精子，所以应使用清水或者男性专用洗液等。

连续 3 天在 43 ～ 44℃ 的温水中浸泡 20 分钟，原来精子浓度正常的人，精子浓度可降到 1000 万条 /ml 以下，这种情况可持续 3 周。因此过频、过久的热水浴或桑拿对精子数量少、活率低的不育患者是不适宜的。

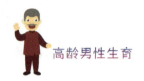
02

睡眠时间长短与男性生殖有关吗？

◎李　芃

　　保证男性的精力旺盛一日需要 7～8 小时的睡眠时间。晚上无早睡习惯者，白天要尽量想办法找时间午睡，每人睡眠时间应该凑足 7～8 小时。这是维持性能力、身体健康的最佳秘诀。

　　人的一生大概有三分之一的时间在睡觉，高质量的睡眠对人很重要，男人的性功能和生育力跟睡眠也有着紧密相关性。美国生理学家调查发现一项有趣的关系，睡眠分为两种模式，一种为非速波睡眠型（深眠约一个半小时），另一种为速波睡眠型（又称为急速眼球运动，经常做梦，始于深眠后，持续约 30 分钟），男性于此速波睡眠现象中，会有勃起现象发生。两型共计 2 小时的睡眠模式，一夜会重复 4 次，也就是说，男性于一夜间，阴茎在无意识下勃起 4 次。如果睡眠不足，夜间勃起次数会减少，久而久之影响勃起功能，降低了男性生育力。

　　影响睡眠的因素有情绪、环境和饮食，通过干扰神经内分泌系统而导致失眠。事实证明，情绪焦虑、紧张，长期处于强烈压迫感之下的人，会出现睡眠问题。科学家发现血清素管理情绪，褪黑素参与调节睡眠，而血清素是形成褪黑素的前体。电磁辐射如手机、电器会干扰褪黑素的产生从而影响睡眠。高糖食品和刺激性饮料如茶、咖啡、可乐会干扰褪黑素，可诱发或加重失眠。

　　睡眠不足不仅给很多人的生活造成了困扰，同时也给他们带来了一定的心理负担。睡眠不好或不足可致精神状态差，如疲倦昏沉、学

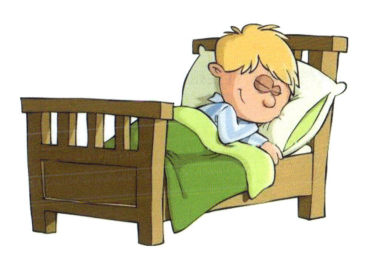

习工作效率低下、注意力不集中等，还会造成免疫力下降、心血管疾病、糖尿病、内分泌失调、忧郁症、性功能衰退等。如果长期处于失眠的状态，就会产生烦躁、焦虑的心境，使精神上的压力越来越大，也会影响头发的生长。长期失眠还会造成内分泌失调，致使皮脂腺分泌过多或是皮脂腺分泌性质改变，就会产生脱发。美国学者的研究成果表明，在 14 年跟踪调查中，发现患有失眠症的男性患者的死亡率是健康睡眠模式男性的 4.3 倍。但是，睡眠时间过长也会同样带来上述影响。

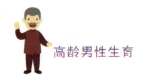
03

浓茶、饮料影响男性生殖吗？

◎李 芃

看病的时候，医生经常会说："多喝白水，少喝浓茶、饮料"，但总有人不当回事。茶叶中的茶多酚有抗氧化的作用，有利于心血管健康，也有利于生殖细胞的健康。但应对茶叶的卫生情况提高要求。

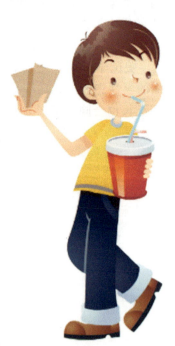

劣质茶叶中铅、镉、汞等有毒重金属离子的浓度较高，过多摄入对精子的生成不利，甚至可导致精子畸形。

市场上的饮料琳琅满目，五花八门。年轻人比较偏爱酒精性饮料和香精性饮料。酒精性的饮料里含有的乙醇会导致血液中儿茶酚胺增高。儿茶酚胺的生理作用是使血管收缩，过高浓度的儿茶酚胺可影响睾丸血液运行，引起不成熟精子过早脱落，不利于精子在附睾内成熟，还会导致生精上皮细胞萎缩。如果体内的酒精浓度大于 80 mg/L，对精子的损伤将是显而易见的。即使饮料中酒精含量不高，喝的总量过多，积蓄在体内同样会有隐患。酒精发酵时会产生一种类似雌激素的作用，从而抑制精子的活动能力、导致男性的生育水平低下。酒精性饮料中还含有很多嘌呤类物质，与酒精协同导致血尿酸升高，长期大量饮用酒精性饮料，会使尿酸沉积导致肾小管阻塞，造成肾衰竭。同时，酒精性饮料还可以兴奋人体交感神经，使人体处于呼吸增快、血流增加、血管收缩的状态，所以会感到精神振奋。而腺体分泌、勃起等神经血管反射是由副交感神经支配。当交感神经兴奋时，副交感神经就处于相对抑制状态，就会出现性欲减退。所以，当男人多喝几杯酝酿浪漫的同时，"性致"其实会大打折扣。

香精性饮料，属珍珠奶茶和碳酸饮料最为盛行。珍珠奶茶中含有大量的反式脂肪酸，会减少雄激素的分泌，对精子生成有负面影响。长期饮用含糖的饮料会导致精子活力减弱。有趣的是，这一关联在消瘦男子身上更明显。含糖饮料会增加出现胰岛素抵抗的风险，危害精子生成。碳酸饮料中大多添加碳酸、柠檬酸、乳酸成分，容易对男性精液性状产生干扰，影响精子存活率。碳酸饮料中的酸性物质、添加剂、防腐剂和咖啡因共同形成的作用，会在一定程度上降低精子活力，导致影响男性的生育力。因此，饮料不过量的饮用才能更为健康。

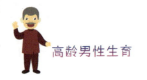
04

吸烟影响男性生殖吗？

◎李 芃

　　生活中的不良习惯会对男性生殖产生一定影响，比如吸烟。中、大量吸烟或烟龄长者可能对男性生育有不良影响：每天吸烟20支以上可以影响精液量、精子浓度及精子的活动力；长期大量吸烟可导致睾丸间质细胞及支持细胞异常，使睾丸产生雄激素的能力降低。

　　香烟中有害物质通过吸收进入血液循环，长期积累导致血液循环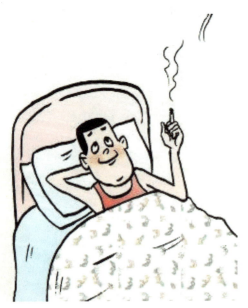中有害物质浓度逐渐增高，干扰睾丸及附睾微循环和内环境的物质交换，影响生精细胞的发育过程，改变精子在附睾中成熟所必需的生化条件，从而造成精子数量下降，活动能力降低。

　　尼古丁等物质可直接影响精子发生，尼古丁浓度≥ 1 mmol/L，可显著降低精子运动能力。大量吸烟还可使睾丸和附睾血流动力学改变，阻碍精子发生与成熟。尼古丁还是一种精子等生物样本的助氧化剂，能够通过诱导膜的损伤、干扰谷胱甘肽（GSH）代谢循环、改变精子形态和活率、诱导精子 DNA 断裂等途径来降低男性生育力。

烟雾对精子有致畸作用。烟雾中有镉的成分，镉可导致精子尾部变形、线粒体缺陷。精子形态学的改变也进一步影响着精子运动能力，从而降低男性生育力。

吸烟不仅会影响男性精液质量，还会降低辅助生殖技术的成功率。对正在进行辅助生殖技术夫妇进行的调查发现，近期有严重吸烟史的男性会显著降低胎儿的存活。

夫妇中任何一方有过严重吸烟史，不育症的风险高于无吸烟史者2.4 倍。而若吸烟史大于 5 年，则不育症的风险更是达到 4.2 倍。吸烟男性的体外受精（IVF）成功率与非吸烟者分别为 18% 和 32%，单精子卵细胞质内注射术（ICSI）的成功率分别为 22% 和 38%，因此，父亲吸烟是 IVF 和 ICSI 失败的危险因素之一。

吸烟除了会影响成年男性的精液参数，还会对子宫内的男性胎儿出生后的生育力产生影响。国外学者在对 1770 名男性的回顾性研究中发现，产前有烟雾暴露史的男性较无烟雾暴露史者的精子浓度低20.1%，产前有烟雾暴露史还会使精子活动力下降，睾丸体积变小。若怀孕期间母亲吸烟每天大于 10 支，则男性成年后精子浓度比正常者下降达一半，不育的风险显著增加。

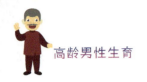
05

久坐影响男性生殖吗？

◎李 芃

　　随着生活节奏的加快，许多白领男性不得不"久坐"打拼事业。白领男士们的标准生活方式就是：开车（坐在车上）上班到单位，白天上班在办公室里久坐不动，下班后再坐在驾驶位上开车回家。整整一天中，除了午饭和上卫生间的时间起来走动，其他时间臀部和椅子几乎"融为一体"。

　　久坐的普遍性还不止于此。很多人都已经养成了这样的习惯：每天睡觉前，还要坐在床上玩游戏。很多男性上班时都是直接坐在电脑前工作数小时，回家后又要坐在电脑或电视前好几个小时。所以，久坐越来越成了现代人的一种"生活常态"。

　　睾丸、附睾、前列腺和精囊腺紧贴在坐垫上，不利于局部血液的回流，可

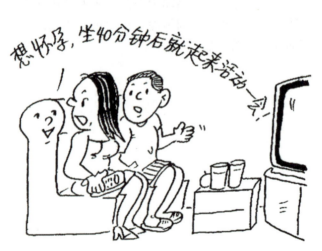

直接或间接的影响睾丸、附睾、前列腺和精囊腺的功能；前列腺长期受到压迫，循环不畅，会导致无菌性前列腺炎或精囊炎等；而且睾丸局部温度会升高。正常情况下，睾丸悬吊于身体之外，比身体的温度低 2 ～ 3℃，精子的生成正是在比体温略低的环境中更为适宜。另外，骑车的颠簸震荡，也会直接损害睾丸的生精功能。

久坐易患前列腺炎。久坐时，人体上半身的重量全压在下半身，位于会阴部的前列腺深受"重压"之害，容易导致前列腺血液循环不畅，代谢产物堆积，使得前列腺腺管阻塞，腺液排泄不畅，造成前列腺慢性充血，进而引发前列腺炎。前列腺液是精浆的组成部分，前列腺炎影响了前列腺的功能，势必对精子质量造成影响。

久坐不动会压迫位于臀部和大腿部的膀胱经，造成膀胱经气血运行不畅，导致膀胱功能失常，而肾经与膀胱经相表里，这样就会引发肾功能异常，所谓"久坐伤肾"就是这个道理。

久坐缺乏全身运动，会使胃肠蠕动减弱，消化液分泌减少，日久就会出现食欲不振、消化不良，以及脘腹饱胀、便秘痔疮等症状。营养吸收差了会影响全身的健康，进而亦影响生殖健康。

如果进食后不运动就久坐不动，摄入的热量大于消耗的热量时，体内的脂肪容易堆积，体重便会上升。肥胖是引发多种慢性病的危险因素。过度肥胖对精子质量也有一定的影响。

所以，男性要重视个人的健康，勿长时间久坐，甩掉这样的不良生活方式。要挤出时间"动起来"。建议一日工作安排要做到有张有弛、动静相宜。工作一定时间后，通过伸懒腰、去洗手间、续杯添水等方式改变体位，放松一下自己。也可利用午休、茶歇等时间到办公室外走走，换换气或原地高抬腿小跑。最好做适量的有氧运动，多参加户外活动。身体健康了，生殖健康才有保障。

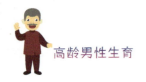
06

经常穿紧身裤影响男性生殖吗？

◎李　芃

俗话说"人靠衣装"，每个人都希望自己打扮得漂亮或帅气，因此对服装的要求都会比较高，会选择一些让自己看上去美丽、性感、帅气的衣服。但是当人们关注外表靓丽的时候，却忽略了一个问题——健康。有些性感的衣服，其实对"性福"会有负面影响。很多人因为贪图性感，可能会损害了自己的性健康，影响了夫妻生活的质量。

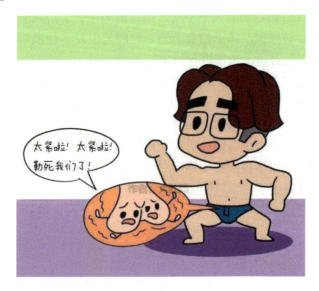

　　牛仔裤、紧身内裤是潮流男士的最爱，但并不适合于所有的男士。因为紧身衣裤会将阴囊、会阴部束缚得太紧，睾丸太贴近身体，温度与体温接近，不利于精子的生成；另外睾丸、附睾、前列腺和精囊腺等与生育密切相关的器官受到束缚，血液循环不畅，也不利于精子生成；再者，衣裤太紧，会阴部透气性差，易滋生细菌，容易导致泌尿系感染，也会影响生育。牛仔裤虽然新潮、时尚耐磨，但不提倡长期穿，尤其夏天最好不要穿。牛仔裤面料较厚，散热和通气性差，长时间穿会导致男性睾丸部位温度升高，对生育的不良影响很大。

　　目前不育患者数量与日俱增，其中精子质量下降是重要原因之一。无论是研究还是临床都发现，男性的阴囊温度高于正常阴囊温度是不利于精子存活的。特别是有特发性不育或精索静脉曲张的男性，其睾丸的温度比有生育能力的男子更高，这些男性更不适宜穿着紧身装这些穿着时尚的紧身装的朋友们更要注意了。

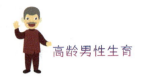
07

手机辐射对睾丸的影响有多大？

◎江　欢　朱伟杰

2018 年中国互联网络信息中心发布的第 41 次《中国互联网络发展状况统计报告》中显示，截止到 2017 年 12 月，我国网民规模已达 7.72 亿，其中 7.53 亿为手机网民。所有网民中，男性占了 52.6%。30～39 岁、40～49 岁、50～59 岁群体所占比例分别为 23.5%、13.2% 和 5.2%，高龄群体所占比例较前有所提升，互联网持续向高龄人群渗透。所有的电磁辐射都能以不可见的能量波形式穿过空间，这种特定波长造成的辐射对穿透的组织和细胞具有损伤效应。手机电磁辐射可引起生殖系统的多种病变。高龄男性使用手机的频率日益升高，手机辐射对高龄男性生殖功能的影响必须充分重视。

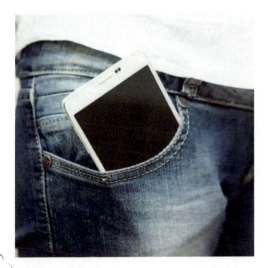

睾丸是对电磁辐射最为敏感的器官之一。手机辐射对男性睾丸结构和精子发生都有一定程度的损伤，进而影响男性生殖功能。手机电磁辐射可使雄性睾丸重量变轻，睾丸曲细精管管腔变细，生精细胞变性、坏死，甚至脱落。生精细胞的损伤必然会破坏精子发生过程。动物实验发现，手机电磁辐射可使雄性睾丸曲细精管管腔中的精子数目显著减少，精子的尾部肿胀，尾部超微结构发生改变，从而使精子浓度和活力均降低，畸形率升高。手机辐射暴露组雄性动物的精液参数与辐射时间的长短关系密切，辐射时间越长各参数指标下降越明显。

每天使用手机的时长和手机的使用年限与男性精子的活力呈负相关。手机使用的时间越长，精液中前向运动的精子比例越低。此外，手机与睾丸的距离也决定了手机辐射对睾丸的影响程度。不少男性喜欢把手机挂在腰间，有这种习惯的男性，精子浓度明显低于从来不使用手机或使用手机但没有把手机放在腰间习惯的男性。如果手机放在裤袋，与睾丸的距离更近，手机辐射不可避免对睾丸有影响。除了常规精液参数，手机电磁辐射还可破坏精子 DNA 的完整性。手机电磁辐射可以增加精子细胞内活性氧的产生，最终导致 DNA 断裂。长时间使用手机和习惯把手机放在腰间或裤袋的男性，他们精子 DNA 的碎片率明显高于不经常使用手机或习惯把手机放在上衣口袋的男性。

也有不同的观点认为，手机的电磁辐射影响睾丸的程度不大，并不具有杀死精子、导致男性不育的能力，那些宣称手机辐射会降低男性精子质量的研究都没有排除研究对象的职业史和来源于无线电塔、蓝牙设备和计算机等辐射因素的影响，因此，结论的可靠性有待进一步验证。

随着年龄的增加，男性精子质量下降和精子 DNA 损伤增加是被广泛认可的科学事实。高龄男性若想保护自己的生育力，应尽量避免可能损伤生殖功能的任何危险因素，适度使用手机，保护好睾丸。

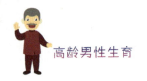

08

长时间连续开车影响男性生殖吗？

◎江　欢　朱伟杰

近年来，男性精液质量呈整体下降的趋势，究其原因，与环境恶化、饮食方式改变和不良生活习惯均有密切关系。工作环境中的理化因素也会影响精子质量，不同职业因素暴露下，男性的生育力也大有不同。男性司机往往比其他职业男性的生育能力低，而且更容易发生不育。

精子的发生、发育、成熟和输送过程都需要适宜的环境温度。因此，在人类的进化过程中，睾丸需要进入到温度低于体温的阴囊里，以保证精子的正常生成。在开车过程中，阴囊内平均温度比步行时要高 2.2℃，这可能与汽车发动机工作时产生热辐射、久坐使腹股沟温度上升等因素有关，从而干扰了阴囊局部的温度调节功能。当环境温度大于 36℃时，温度越高，睾丸内细胞增殖和某些营养性因子的表达就越低，因此阴囊 36℃以上高温会直接破坏精子的发生过程。如果每天给睾丸局部加温 30 分钟，15 ～ 20 天就会严重影响精子发生过程。男性经常长时间驾驶车辆，特别是在 34℃左右的高温夏季，在车内无空调设备的环境下，驾驶员座位的表面温度可高达 43 ～ 45℃，长时间处于这样高的局部温度下，不可避免会影响精子的生成。有资料显示，男性不育症的患者中，职业司机占了 8.1%，这部分男性的精子浓度、活力和正常精子形态率均比非司机男性低，并且精子 DNA 的完整性随着开车时间的延长也会受到一定程度的破坏。

除了温度因素，长时间开车还可能通过以下因素影响男性精液质

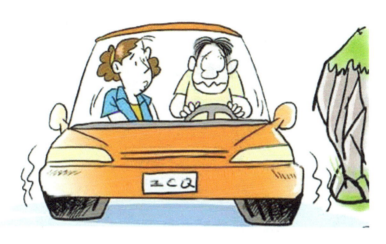

量：长时间保持一个固定坐姿使得腹压增高，引起精索静脉曲张，进而影响精子生成；汽车内空间狭窄，空气不流通，不利于甲醛、苯等有机挥发物排出；开车期间注意力高度集中，机体长时间处于氧化应激状态；长期接触大量汽车尾气，内含多种污染物，如一氧化碳、二氧化硫和油雾、碳烟等固体颗粒物。这些不利因素相互作用，都可能进一步加重男性生殖功能的损害。

　　相比年轻男性，高龄男性的精液质量下降。随着年龄增长，机体抗氧化能力下降，自我保护机制减弱，高龄男性的精子发生过程更容易受到外界不良因素的影响。因此，有生育需求的高龄男性应时刻注意自我防护，尽量避免长时间连续驾驶。如果需要长途开车，要注意保持车内合适的温度，中途适当下车休息，防止睾丸长时间处于高温状态，提高自我生育力保护的意识。

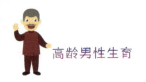

09

微波炉会危害男性生殖吗？

◎黄奕平　朱伟杰

在现代家庭电器的使用中，微波炉无疑是使用频率很高的一种电器。它的方便、快捷深受大众喜欢，但随之而来的风险争议也愈发增多，比如"微波会致癌""微波炉令食物产生致癌物"等说法，近年更有人提出微波炉会危害男性生殖功能。

微波炉是由磁控管、电路和烹调器腔等部件组成。磁控管在电源提供适当的电压下持续产生微波，而微波属于高频电磁波，在本质上与收音机及可见光的电波是一样的，区别只是频率的不同。微波频率为 2450 MHz 左右，介于电波及可见光之间。微波与物质相互作用过程中存在热效应和非热效应两种形式。热效应是指微波炉通过器腔内形成高速旋转的电磁场，当食物的水分子处于电场内可随之震荡摩擦产生高热。而生物细胞内的细胞液、蛋白质、糖等与水分子一样都属于极性分子，且吸收微波能力强，因此生物细胞在微波电场下可迅速产生高热而导致细胞壁破裂、死亡。微波的非热效应也叫生物学效应。微波与电离辐射不同，它属于非电离辐射，无法将物质中的原子或分子电离化，它可改变生物细胞膜的流动性和通透性导致细胞的凋亡或坏死。

微波辐射可影响男性的睾丸结构、精子质量及生殖内分泌，从而损害男性生殖功能。睾丸是对微波辐射较敏感的靶器官之一，电磁辐射可破坏血 - 睾屏障结构，使其通透性升高进而损害睾丸的结构功能。

有动物实验表明，在反复微波的辐射环境下，雄性动物的睾丸曲细精管直径明显变小。电磁场还能促进活性氧物质的生成，活性氧物质可通过氧化应激作用引起生殖细胞的形态和功能紊乱。电磁波对附睾精子也有损伤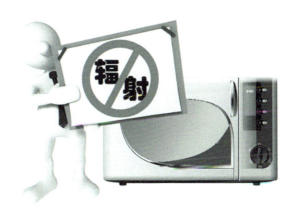作用，电磁波的热效应可直接影响精子生成、存活，不少动物实验提示，电磁辐射可一定程度上影响精子浓度、存活率和精子活力。微波辐射还能改变性激素水平，微波能够通过促进孕激素的合成来调控下丘脑 - 垂体 - 睾丸轴，抑制精子的生成过程，导致男性生育功能下降。

随着年龄增长，高龄男性睾丸内的生精细胞和间质细胞数目减少，生育功能会下降。若长时间或高频接触微波辐射，可能进一步加剧高龄男性的生育力损伤。那么，有生育需求的高龄男性在日常生活中该如何进行自我防护呢？其实跟其他辐射危害一样，主要在使用时间及频率、辐射距离及防护材料等方面进行把控。微波能量是按照距离逐步减弱的，安全范围外所泄露的辐射量较小。因此，应尽量避免靠近工作中的微波炉产品，且避免长时间或频繁使用，从而减少微波炉对男性生殖系统的潜在影响。

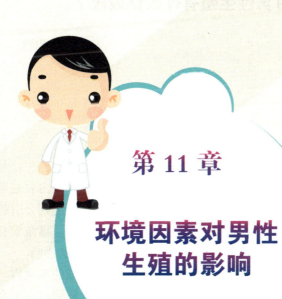

第 11 章

环境因素对男性
生殖的影响

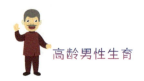

01

环境雄激素对男性生殖有什么负效应？

◎禹艳红　朱伟杰

雄激素是男性分泌的一种重要的性激素，在睾丸中产生，是维持男性生殖器发育及精子生成的主要物质。天然的雄激素主要是睾酮，雄激素过多会造成第二性征出现早，而雄激素分泌不足则会引起男性生殖器官发育异常、无精子症及睾丸女性化综合征等。雄激素有对抗雌激素的作用，能够抑制雌激素对神经生殖内分泌轴的影响。

在环境雄激素中，有一大类属于天然或人工合成的雄激素。天然雄激素主要是人和脊椎动物通过排泄和排遗释放入环境，人工合成的雄激素如群勃龙及甲基睾酮则主要来源于药物使用及养殖业中雄性促生长剂使用。甲基睾酮常用作医用雄激素药物，具有很强的雄激素活性。纸浆废水中的植物甾醇如谷甾醇等被微生物转化为天然雄激素雄烯二酮。人类排放污水的城市污水处理厂、畜禽养殖场、造纸厂及水产养殖排水是环境雄激素的污染源，会造成地下水、河水等污染，进而通过多种途径被人体所吸收。此外，养殖业中人工合成雄激素的滥用也通过食物链被人体摄入。

环境雄激素被人体所吸收后会在体内模拟人类天然合成分泌的雄激素功能，造成体内雄激素增多，通过"负反馈"机制抑制下丘脑 - 垂体 - 睾丸轴的作用，使精子生成减少甚至消失，最终可能会导致男性的性功能丧失。男性体内雄激素过多还会导致前列腺增生，增加前列腺癌发生的概率。

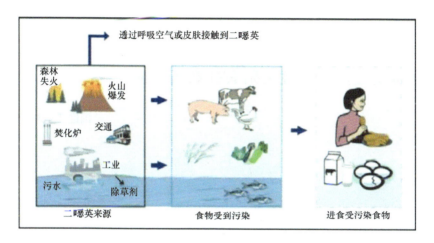

另一类环境雄激素是一些能够刺激雄激素受体的环境化合物。雄激素作为一个在睾酮中合成，在体内血液中运转的激素，发挥作用的时候需要通过一个信号接收分子将雄激素信号传递给靶细胞，这个信号接收分子就是雄激素受体。二噁英类化合物虽然不是天然或人工合成的雄激素，但是这些化合物可以刺激雄激素受体的表达，模拟雄激素的效应。在环境雄激素中，二噁英的毒性最强，相当于氰化钾的 1000 倍。二噁英是一种典型的环境雄激素，为一类有机氯化物，来源广泛，火山爆发、森林火灾是其主要的天然来源。杀虫剂、防腐剂、防爆剂、消毒剂、除草剂中都会使用少量的二噁英，聚氯乙烯等塑料垃圾的不完全燃烧是空气中二噁英的主要来源。二噁英在环境中十分稳定，很难降解，长期累积，对人类造成严重的危害。吸附二噁英的烟尘颗粒沉降到水和土壤中，被农作物、鱼类等吸收，可通过食物链或者饮水进入人体并在人体中富集。此外，二噁英可直接经呼吸道吸收入肺，或经皮肤吸收。二噁英具有很强的雄性生殖毒性。受二噁英污染地区的出生人口中男 / 女性比例明显下降，男性体内的雄激素水平明显降低，双侧睾丸明显变小，生殖器发育滞后。动物接触二噁英后精子的抗氧化活性明显降低，使得精子长期处于高氧化应激状态，减弱了精子功能，从而损伤男性生殖功能。

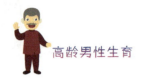

02

环境抗生素对男性生殖有什么负效应？

◎禹艳红　朱伟杰

　　我国是世界上滥用抗生素最严重的国家之一。越来越多的抗生素药物应用于医疗、农业和养殖业。由于机体代谢率低，人体或动物服用的抗生素约有 30% ～ 90% 以原药或代谢物的形式，经由尿液和粪便等排出到体外环境中。对农作物使用杀虫和抗菌抗生素后，抗生素直接残余在水体、土壤和农作物果实种子中。人们在日常生活中将未使用的抗生素直接丢弃，或者以洗衣服等方式进入水循环，残留在环境中。以上几个途径都造成了抗生素残留大量滞留于水体和土壤中，最终进入人体。"超级细菌"的出现，让人们意识到环境抗生素对人体健康的潜在巨大威胁。抗生素长期以来被认为是引致男性不育的原因之一。

　　治疗血吸虫病的噻唑类抗生素硝唑咪，对动物和人类都具有很强的精子发生阻滞效应。经此药物治疗的 20 名血吸虫男性患者的精子数量明显减少，停药后 3 个月生殖功能才逐渐恢复。克林霉素、氨苄青霉素和恩诺沙星会导致精子成熟的场所——附睾的组织形态学改变，且精液的蛋白质成分也发生了变化。借助于实验动物模型，显示诺氟沙星（氟哌酸）对睾丸具有毒性，降低精子浓度及血清睾酮水平，且诺氟沙星可能具有致突变效应，使实验动物的精子生成异常。酮康唑是一种常用的抗真菌抗生素，长期暴露酮康唑会使男性的睾酮水平降低，但是对精液质量及生育能力的流行病学数据暂不充分。青霉素是一种十分常用的抗生素，经常使用会导致男性生育力下降。连续注射 8 天青霉素后的大鼠精母细胞的减数分裂被阻断，造成生精功能障碍。健康男性连续用药 2 周呋喃妥因，大约 5 ～ 8 周后的精液中精子数量降低 55%，所造成的男性生殖功能损伤直到 13 ～ 32 周后才得以恢复到用药前水平。大鼠经呋喃妥因暴露 8 天会发生精母细

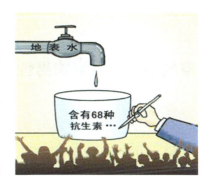

胞有丝分裂阻滞，精母细胞核肿胀，且曲细精管管腔中精子数量减少；暴露 2 个月后曲细精管中的精子数量和精液中的精子浓度显著减少，精子活力明显降低。酰胺醇类抗生素如氯霉素、硫霉素长期暴露会造成实验动物的精子数量减少。氨基糖苷类抗生素（如庆大霉素、新霉素、链霉素）、头孢类抗生素、螺旋霉素及红霉素暴露的实验动物中，观察到精母细胞发育阻滞、精子发生减少、精液质量差等生殖损伤。前列腺手术中使用庆大霉素后，部分患者术后精子发生过程受阻，精子质量降低。

　　目前抗生素对男性生殖功能负效应的证据大部分来自实验动物，仅硝唑咪、呋喃妥因及庆大霉素等被报道对男性生殖功能有明显影响。然而，由于环境中抗生素的泛滥，人们时常被动地摄入抗生素，长此以往，体内积累的抗生素种类及含量越来越多，不同抗生素之间对男性生殖系统会存在着协同放大效应。而高龄男性由于身体各部分的机能日渐衰弱，有些因患病原因不得不服用抗生素，且多年的不同种类抗生素对生殖系统造成的损伤逐渐积累，年龄越大，抗生素对男性生殖损伤造成的负效应更为明显。

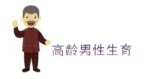
03

空气中 PM$_{2.5}$ 影响男性生殖吗？

◎禹艳红　朱伟杰

PM$_{2.5}$ 是分散在空气中的直径小于 2.5 μm 的可被人体吸入的细小固态或液态颗粒物质。PM$_{2.5}$ 由于粒径较小，导致其在空气中的存留时间和在呼吸系统的沉积率增加。PM$_{2.5}$ 的主要来源是热电排放、工业生产、汽车尾气、冬季供暖、居民烹饪，以及地面灰尘。

世界卫生组织报告指出，不论是发达国家还是发展中国家，城市人群所暴露的 PM$_{2.5}$ 浓度水平会对健康产生有害效应。PM$_{2.5}$ 由于颗粒较小，人体的生理结构对 PM$_{2.5}$ 没有任何过滤、阻拦能力，可以通过支气管和肺泡进入血液，颗粒所黏附的有害气体、重金属、有机污染物等溶解在血液中，对人体健康的伤害很大。

流行病学资料和动物实验显示 PM$_{2.5}$ 对男性生殖功能有显著影响。PM$_{2.5}$ 可由肺换气进入血液循环，再穿过睾丸的血 - 睾屏障影响生精上皮。生殖泌尿系统是人体代谢最快的组织，当

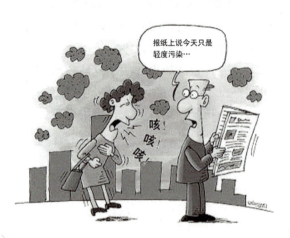

报纸上说今天只是轻度污染…

咳！
咳！
咳！

由外界吸入的 $PM_{2.5}$ 进入人体血液循环时首先要受影响的就是生殖泌尿系统，会引起一系列生殖泌尿系统病变，比如肾衰竭、尿毒症、少精子、精子畸形、前列腺增生等。$PM_{2.5}$ 进入睾丸后引起睾丸组织内的抗氧化活性降低，氧化应激增加，且 $PM_{2.5}$ 可与睾丸内的 DNA 遗传物质结合形成复合物，诱导遗传物质突变，导致生殖系统疾病发生，生殖力下降。在巴西圣保罗市开展的一项动物研究显示，雄性小鼠在没有过滤的圣保罗市的空气 $PM_{2.5}$ 污染的腔室中 4 个月后，休重和睾丸重量明显降低，睾丸萎缩，精子数量减少。这是城市空气环境的 $PM_{2.5}$ 水平影响雄性生殖系统的例子。我国多个城市空气 $PM_{2.5}$ 水平超标严重，而且持续时间长，对男性生殖系统的负效应不容忽视。

$PM_{2.5}$ 对于男性生殖系统的损害主要由 $PM_{2.5}$ 所吸附的东西来决定。$PM_{2.5}$ 中含有多环芳香烃及重金属等有毒物质，男性睾丸组织和生精过程对这些有毒物质非常敏感，正常的细胞代谢过程被破坏，导致男性生殖系统损伤，如精子数量减少，睾酮水平降低。如果这个地区 $PM_{2.5}$ 主要吸附的是重金属，那么该地区的男性由重金属污染所造成的生殖损伤就多。如果吸附的是苯并 [a] 芘这类致癌物，那就可能引起生殖细胞 DNA 损伤，造成精子 DNA 碎片增多，且这个地区的男性患生殖系统肿瘤的概率可能会高于其他地区的男性。如果这个地区 $PM_{2.5}$ 表面吸附的大多是持久性有机污染物，其在体内代谢慢，长期积累，对男性的生殖功能及生育危害更大。不同的地区，不同的 $PM_{2.5}$ 中的颗粒物的种类及浓度，对男性生殖健康的危害是不一样的，取决于成分和暴露时间。

高龄男性由于暴露在 $PM_{2.5}$ 环境中的时间更长，$PM_{2.5}$ 中的有害物质对生殖系统的损伤积累时间更长，造成的损伤较年轻人更严重，而高龄男性的自我损伤修复较年轻人明显减弱；同时由于高龄男性的生精细胞也在衰老，生精功能也在降低，系统免疫调控能力都下降，若长期吸入 $PM_{2.5}$，将会导致睾丸萎缩，生精细胞处于不良发育状态，而且引发阳痿和性功能障碍。

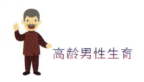

04

塑化剂影响男性生殖吗？

◎禹艳红　朱伟杰

　　塑化剂是邻苯二甲酸酯类物质的简称，也称之为可塑剂、增塑剂，是一类广泛应用于工业生产的聚合物添加剂，可增加聚合物的可塑性，也可作为农药的载体，并广泛应用于塑料制品、儿童玩具、医疗器械、建筑材料、食品包装、化妆品、家居涂料等领域，其含量可高达终端产品的 50%。塑化剂的种类繁多，如大家经常在塑料制品包装或者材质介绍中所见到的 DEHP、DBP、DEP、DMP、DOP、BBP 等。

　　DEHP，邻苯二甲酸（2- 乙基己基）二酯，是被应用最为广泛的一种塑化剂，添加了 DEHP 后会让产品更具有延展性、弹性和柔软度，在沙发、橡胶管、化妆品、汽车座椅和玩具中经常被用到，可以说现代人们的生活无时无刻不在接触 DEHP。然而，DHEP 可以从我们日常使用的这些产品中浸出释放到环境中，经常使用一次性餐具的在外就餐人员或者经常吃外卖的人员，体内的 DEHP 含量高于在家就餐者的 55%。经常使用 DEHP 制品的玩具、餐具，可能会使 DEHP 在儿童中累积。有研究显示，体内长期累积高剂量的 DHEP 可能会造成儿童性别错乱，包括生殖器变小、性征不明显。长期接触 DEHP 可破坏精子发生，导致睾丸萎缩、精子浓度及活力减少、生育率降低、生殖器官先天缺陷，以及睾丸癌的发病率升高。DHEP 毒性还具有继代遗传的特性。即使是爷爷在早期被高浓度的 DHEP 污染，其孙辈孩子中都有可能有部分人会表现出无精子症、精子发育障碍或者精子空泡的现

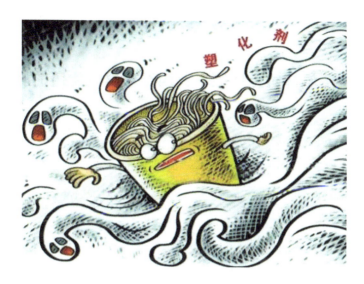

象。DBP，邻苯二甲酸二丁酯，也是一种广泛使用的塑化剂。DBP 虽不具致癌性，但与 DEHP 相比，同样具睾丸、精子的生殖毒性，而且毒性更强，可能造成儿童性早熟、婴孩生殖器畸形、男童有女性化倾向等问题，也曾在临床上发现造成肛门与生殖器官距离缩短等症状。

国家食品安全风险评估专家委员会通过检索国际权威网站，分析科学文献资料后认为，对于 60 kg 体重的人来讲，安全参考值是每天摄入小于 3.0 mg 的 DEHP。DBP 的毒性较大，对于 60 kg 体重的人来讲，安全参考值是每天摄入小于 0.6 mg 的 DBP，与欧洲食品安全局评估制定的安全限量是一致的。DEHP 和 DBP 是我国批准允许在食品容器和包装材料中使用的添加剂，并规定这两种物质仅用于接触非脂肪类食品，且分别规定了最大允许迁移到食品中的量。但由于这两种塑化剂对婴幼儿生殖健康的不良影响，这两种物质均不允许用于接触婴幼儿食品的包装材料中。

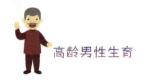

05

日常生活怎样避免环境不良因素对男性生殖的影响？

◎禹艳红　朱伟杰

　　男性精子数量在过去的 50 年平均下降了 50%，而睾丸癌患者人数增加约 2 倍，男性不育症患者的数量也逐年增加。越来越多的生殖专家认为，不断恶化的环境污染及不良生活习惯等因素影响了男性生殖功能。那么，在日常生活中我们可以从以下几个方面减少或避免不良环境因素对男性生殖的影响。

　　（1）在平时尽量少接触可能含有塑化剂的塑料品。比如少吃一次性塑料包装的食品，在家里盛装食物选择瓷质餐具。

　　（2）改变生活中的一些不良习惯：不要长期食用方便面、饮用果汁等浓稠饮料，勿用塑料瓶存放油脂食品，减少塑料玩具、塑料餐具的使用，减少劣质保鲜膜的使用。

　　（3）室内家具尽量选择纯天然、环保无毒的板材或加工而成的绿色安全家具。室内装修完成后可采用空气芳香剂、甲醛捕捉剂、活性炭吸附、植物吸附法如采用吊兰、芦荟、虎尾兰等花卉吸收室内污染气体。室内装修完成后尽可能长的时间敞开门窗，增加室内外空气交换，减少室内污染，降低对人类健康的影响。

　　（4）禁烟限酒，并且避免吸入"二手烟"。每天吸烟 20 支，精子存活率仅 50%，且会出现多种畸形精子。吸烟男性的精液质量明显降低，精子 DNA 断裂，增加后代遗传病的发病率及在儿童期患上癌症的风险；而且会增加男性不育的概率。吸烟是镉离子摄入的主要来源。每根香烟含有 5 mg 的镉，这会导致血镉离子含量显著升高，吸烟者比非吸烟者高 4 ～ 5 倍。镉暴露对男性生殖损伤的效果十分明显。而且吸烟不仅危害吸烟者本身，同时会进一步污染周围的环境，二手烟中的各种有害物质让周围人吸入，对男性生殖功能的影响与直接吸烟者相似。

（5）注意个人卫生，卫生用品独立使用，减少环境间交互所造成的生殖道感染，减少细菌滋生及各种炎症病变如龟头炎、尿路感染、前列腺炎、附睾炎等男科疾病的发生。

（6）注意垃圾及废液回收，特别是电子垃圾的处理，在日常生活中减少自身社会活动给环境带来的污染。电子垃圾范围包括所有的废电子、电器产品，从大型废旧家电到小电器，如冰箱、洗衣机等。由于电子垃圾中含有许多对人体有毒有害的物质，包括铅、镉、铬、汞，六价铬、多氯联苯、溴化阻燃剂等，回收处理不当，将给环境和人

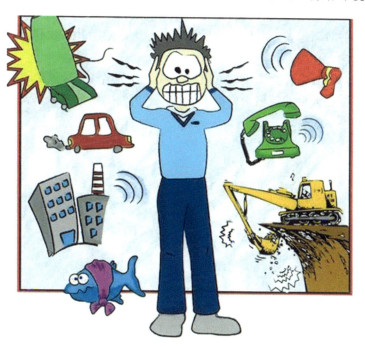

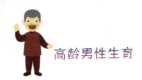
群健康带来不良影响。电子垃圾对男性生殖的危害已得到越来越多的重视。

(7) 食用来源安全及质检合格的食品，并摄食富含锌、硒的安全食品。近年来随着兽药、农药、激素和饲料添加剂等的广泛应用，大量环境污染物如环境激素、抗生素、杀虫剂等进入水体和土壤环境，并进入各类农产品、畜禽及水产养殖产品中。男性精子数量减少、精子质量下降、睾丸癌和前列腺癌的发病率明显上升、男性女性化等可能与人们长期进食这些被环境污染物污染的食物有关。微量元素锌、硒可以促进精子活动力，在日常食物中应该适当摄入锌、硒含量高的安全食品。

(8) 日常电器使用后及时关闭电源，减少手机及电脑的使用时间，减少电磁辐射。电磁辐射是一种新型的环境污染源。睾丸是电磁辐射敏感的靶器官之一，主要影响表现为电磁辐射能够破坏精子膜，而精子膜表面上的脂蛋白和糖蛋白等是精子功能得以实现的主要物质。另外，辐射时间越长，对遗传物质的影响越大，对胎儿质量和发育都有不良影响。

(9) 使用清洁能源及绿色出行，减少汽车尾气的排放数量。汽车尾气中存在大量的环境内分泌干扰物，对男性的精液质量以及生殖潜能具有不良影响。

06

重金属离子影响男性生殖吗？

◎禹艳红　朱伟杰

　　重金属是指比重大于 4.0 的金属元素，约有 60 种。随着工业的发展，含有重金属离子污染物的废水、废气、废渣的排放，是造成环境重金属污染的主要原因。我国很多地域的土壤、水体和空气的重金属污染严重，重金属离子对男性生殖健康的损伤须予以高度重视。

　　铅对男性生殖功能的影响已经得到公认。铅可以直接作用于精子的生成器官——睾丸。铅离子进入睾丸，并具有一定的积蓄作用。从事铅作业者精液中的铅含量明显高于非接触者。铅中毒的作业工人性功能障碍发生率明显增高，表现为性欲减退、勃起无力乃至阳痿、射精障碍。血铅浓度高于 400 μg/ml 即可引起精子生成障碍。铅不仅对精子的发育及成熟具有干扰和阻碍作用，对精子有直接毒性，铅暴露后异常精子明显增多。

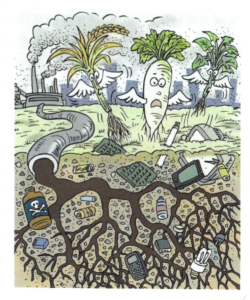

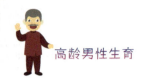

汞的用途很广，在工业、农业、科学技术、交通运输、医药卫生，以及军工生成中都广泛使用，是环境中汞污染的主要来源。金属汞主要以蒸汽形态由呼吸道侵入体内，汞的无机化合物主要的侵入途径为消化道。二者进入机体后被氧化为有毒性的二价汞离子。职业性接触汞对男性从业人员的性功能有明显不良影响，无机汞操作的车间的浓度高于 0.01 mg/m³ 时，长期汞暴露男工表现为阳痿、性欲减退，精子质量下降，且职业性汞暴露男工的配偶自然流产、早产、胎停等不良妊娠结局的发生率增加。且职业性汞中毒后造成的男性生殖功能损伤持续时间长，有的在中毒 8 年后仍未见恢复。长期在荧光灯厂汞暴露环境下工作的工人的血汞浓度和精汞浓度明显高于非暴露人群，且精液量减少、液化时间延长、精子浓度降低、一次射精的精子数量减少、精子畸形率增加。

镉由于易于溶于有机酸，很容易进入食品中，已经被世界卫生组织确定为最优先研究的食品污染源之一。工业生产中产生的含镉废水、废液和废气会污染植物生长的土壤或者动物生长所需的水体环境，导致镉离子在植物及动物中累积，通过食物链进入人体。睾丸是镉离子敏感及积蓄场所。从事镉作业的从业人员睾丸组织中的镉含量增加、睾酮水平降低、阴茎勃起困难、阳痿、精子数量减少，睾丸组织有纤维增生，睾丸癌的发生风险增加。

除了以上重金属离子对男性生殖功能或多或少会造成影响外，锰作业男性工人普遍出现性功能障碍，表现为阳痿、早泄、性欲减退、性欲勃起时间缩短。镍接触的从业男性会表现出精子数量减少、精子活力下降、畸形率增加，且 95% 为头部畸形。铬暴露男性工人也出现了精子数量减少、精子活率下降的现象，且其妻子的自然流产率明显升高。工业生产及灭鼠剂和杀虫剂的使用，也导致人们会受到重金属铊的慢性危害。流行病学显示男性铊中毒患者睾丸萎缩、性欲和性交能力降低，且铊对睾丸的损伤作用比铊中毒的一些典型症状如脱发及神经系统紊乱出现的时间更早，表明男性生殖系统对铊的早期作用特别敏感，铊离子具有很强的男性生殖毒性。

07

汽车尾气污染对高龄男性生殖有哪些影响？

◎禹艳红　朱伟杰

随着人们生活水平的提高，汽车的数量迅速增加，汽车排放的尾气对环境的污染也越来越引起人们的重视。汽车尾气排放物气味怪异，令人头晕、恶心。在车辆不多的情况下，汽车尾气可以被大气净化，然而随着汽车数量的增加，交通拥堵成为常态，人们也被动地大量吸入汽车尾气。

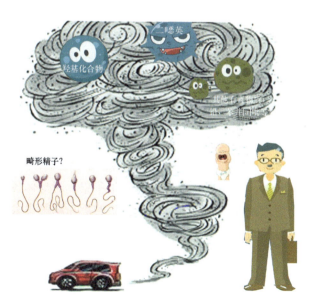

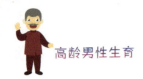
汽油主要由碳和氢组成，汽油正常燃烧时生成二氧化碳、水蒸气和过量的氧等物质。但由于燃料中含有其他杂质和添加剂，且燃料常常不能完全燃烧，常排出一些有害气体，如一氧化碳、碳氢化合物、氮氧化合物、硫化物、臭氧、多环芳烃和烯烃等。尤其燃油不是无铅汽油、柴油的话还含有铅等有毒物质。由于汽车废气的排放范围为 $0.3 \sim 2\,m$，正好在人体的呼吸范围，对人体的健康损害非常严重。

长时间暴露在汽车尾气环境中会降低精子质量，影响男性的生育能力。在高速公路收费站长期工作的男性，其血清雄激素水平、精子浓度与正常男性的相比都明显降低，而且精子 DNA 受损严重，更容易断裂。汽车尾气暴露改变了参与精子发生和雄激素合成的关键蛋白质表达，对人类精子有遗传毒性作用，对后代也会造成不良影响。汽车尾气对男性生殖功能损伤主要是由于汽车尾气中具有潜在的诱变、致癌和内分泌干扰物的组分所决定。汽车尾气中的多环芳烃、二噁英、硝基酚等物质有内分泌干扰物活性，可导致生殖功能障碍、生长发育异常等。

高龄男性由于暴露在汽车尾气中的时间长，尾气中的有毒物质在体内染毒时间更长，尾气中的致癌的羟基化合物对生殖系统肿瘤如前列腺癌的诱发作用可能更为明显。此外，汽车尾气中有毒物质对精子发生过程的干扰，在高龄男性中可能会让这些平常不引发病症的 DNA 突变或染色体变异累积，导致精子畸形率增加，后代患各种遗传疾病的风险也会增加。虽然目前尚没有直接的证据，认为汽车尾气中的一氧化碳、碳氢化合物及氮氧化合物可以直接影响男性的生殖功能，但是这些物质会引致各种身体不良反应，如心脏病、呼吸道感染、哮喘等。尾气不良成分在高龄男性中经多年积累，对身体各部分的机能的影响也会更大，导致各种不良疾病发生的潜在风险也会越多，间接地干扰高龄男性的性功能和生殖功能。

08

工作环境噪音大影响男性生殖吗？

◎禹艳红　朱伟杰

　　噪音是一种看不见的环境污染，仅次于大气污染和水污染成为第三大城市公害。在工业生产中的噪音有很多，机械摩擦、冲撞、转动，如纺织机、各种机床、电锯所发出的噪音；压缩空气机、通风机、发电机的噪音；农业生产中拖拉机、打谷机的噪音。环境中的噪音主要是交通噪音，如居住在机场附近飞机起降的噪音，公路、铁路附近汽车及火车的噪音等。

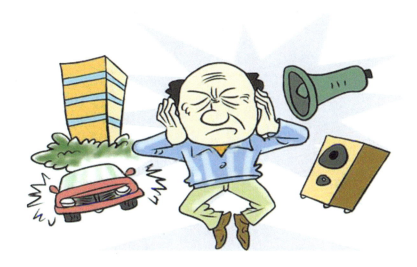

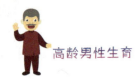

噪音可以影响语言交流、干扰休息和睡眠、损害心血管系统，并引起心理问题，造成人精神抑郁、烦躁，导致内分泌功能紊乱。噪音已经成为影响人们生活质量和身心健康的卫生问题。工作场所中的噪音对女性生殖的影响引起了长期关注，长期接收噪音刺激会造成女性生殖内分泌系统功能紊乱，进而影响妊娠过程、妊娠结局和子代发育。动物若长期处于拥挤、嘈杂的环境可引起睾丸退行性改变，使精液量、精子浓度、活力显著降低，而精子畸形率则显著增高，长期受噪声影响可能导致动物精液质量下降。英国生殖学家经过研究，认为男性长期生活在70～80分贝（音量约为嘈杂街道或商场）的环境中，性功能会趋向减弱；生活在90分贝以上的高噪音环境中，性功能会发生紊乱；更高的噪音可能导致无法射精。长期的噪音刺激，尤其是90分贝以上的噪音刺激，对人的神经系统有极大的损害，而男性生殖功能受神经内分泌的调控。长期处理高噪音情况下，下丘脑－垂体－睾丸轴的精密调控受到影响，从而干扰人体内的正常的激素分泌及代谢，对男性的生殖功能如精子发生、雄激素生成、勃起、射精等都有不良影响。

09

空气中混有哪些成分会危害男性生殖？

◎禹艳红　朱伟杰

一个人若几天内不吃饭，尚可维持生命，但倘若超过 5 分钟不呼吸空气，就会死亡。人每天要吸入 10 ～ 12 m³ 的空气。尽管大气具有自我净化功能，然而随着工业及交通运输业的不断发展，大量有害物质被排放到空气中，改变了空气的正常组成成分，使空气质量变坏。当我们生活在受到污染的空气之中，身体健康就会受到影响。近几十年来，越来越多的流行病学证据支持空气污染能够严重危害男性生育力。长期暴露于高浓度空气污染物的人，如在街头户外执勤的警务人员的精子质量明显下降，不成熟精子的比例明显增加。然而，空气污染物成分多样，究竟空气中混有哪些成分会危害男性生殖功能呢？

雾霾是大家所熟识的空气污染状态，现在天气预报也会经常出现雾霾天气预警。雾霾主要是大气颗粒物，里面成分复杂。长期暴露在雾霾环境中，睾丸的抗氧化能力降低，男性生殖功能会有损伤。大气污染物中还含有硫氧化合物、一氧化碳、氮氧化物及有机化合物如多环芳烃等。流行病学及实验动物研究，显示经常暴露在高剂量的这些空气污染物中也会减少精子数量，引起精子畸形率增加。

城市空气中的铅含量主要来自工业和交通运输业的铅排放，如冶炼厂、煤燃烧、城市垃圾焚烧以及其他工业企业的铅排放。汽车尾气中排放的铅以气溶胶的形式悬浮在大气中，随呼吸进入人体。长期吸入含有铅污染物的空气，会导致铅在体内累积，最终会影响精子发生

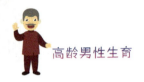
过程及精子活力，严重损伤男性的生育能力。

对于从事农药生产和农业生产的人员而言，在农药生产过程中，以及农药喷施过程中，弥漫在空气中的农药会吸入人体，严重的甚至造成人体急性中毒。流行病学显示长期低剂量接触有机磷农药如甲胺磷、乐果等的男性，其精子有成熟障碍，睾丸功能受损，血液中的雄激素水平下降。除有机磷农药之外，常用于杀虫剂及除草剂的氨基甲酸酯类农药、有机氯农药（DDT 和六六六）等，对暴露的男工人的精子及精液质量具有不良影响。

空气污染不仅包含大气空气污染，室内空气污染也是十分严峻的问题。现代人 80% 的时间是在室内环境度过，吸烟、烹调、室内装修等都会让室内空气受到污染，加上现代建筑物的密闭化，使得室内空气污染物不能及时排出到室外，室内空气质量进一步下降。吸烟是医学界公认的自损行为，已经导致多种慢性疾病流行，严重危害了人体健康。研究表明，烟雾中含有尼古丁，一氧化碳，镉、铅重金属离子等多种有害物质。烟雾中的这些有害物质长期累积，进入血液循环会干扰睾丸和附睾内的物质交换，导致睾丸内的一系列病变。精子的生成表现为细胞数的急剧增殖和细胞的分化与成熟，这一过程需要大量的 DNA 和蛋白质，而香烟的烟雾浓缩物中含有诱发细胞畸变和阻碍淋巴细胞合成 DNA 的物质，这对精子发生、成熟和畸形精子的比例都有明显影响。

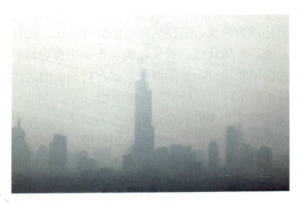

现在室内装修非常普及，一些不合格材料、涂料释放出的多种污染物成为室内空气污染的主要来源。苯、苯系物和甲醛是居家装修后空气环境污染最主要的污染物。目前室内装饰物中多用甲苯、二甲苯代替纯苯做各种胶、油漆、涂料和防水材料的溶剂或者稀释剂。流行病学表明，甲醛暴露能使男性精子畸形率明显增加，精子活力和存活能力减弱，精子数量减少，甚至无精子。动物实验表明，苯可以引起雄性动物睾丸损伤和生育力下降。流行病学显示，夫妻双方均接触苯系混合物，妻子的自然流产率明显高于仅女方接触者，表明苯系混合物对男性生殖力及精子质量具有不良影响。

　　家庭厨房的烹调油烟成为居民室内空气污染的重要来源。烹调烟雾是食用油脂高温加热分解和食物在高温下热分解产生的挥发性物质，成分复杂，目前已经检测到烹调油烟中的物质有 300 多种，主要的成分为脂肪酸、烷烃、醛类化合物、酮、醇、酯、芳香化合物等，其中有超过 74 种化学物质能够导致细胞突变。厨师精液异常率和不育率显著高于非厨师，且随着操厨年限延长，精液质量下降，精子畸形率升高。动物实验也证明油烟暴露大鼠精子的能量代谢异常，遗传物质断裂，具有生殖遗传毒性。喂服了厨房排油烟机油杯中冷凝油的果蝇，细胞染色体的突变率为 0.54%，并有 2.8% 的果蝇不育，这些表明其生殖系统受到明显破坏。

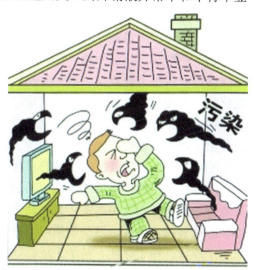

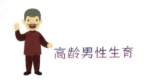
10

水混有哪些成分会危害男性生殖？

◎禹艳红　朱伟杰

现在饮用水质已大不如前。即使饮水经过处理，仍可能含有许多肉眼难以觉察的污染物质，生活饮用水卫生标准（GB 5749—2006）对饮用水中微生物菌群数，毒理指标如砷、镉、铬、铅、汞、氰化物、氟化物、硝酸盐、三氯甲烷、四氯化碳、溴酸盐、甲醛、亚硝酸盐、氯酸盐，以及感官性状及一般化学指标中的元素如铝、铁、铜、锌、氯化物、硫酸盐等含量都有明确规定。水中这些物质若超出标准，还继续被人类常年饮用，水中的毒物成分进入人体并蓄积，会对男性生殖健康造成不良影响。

（1）工业废水废渣、农业中的农药残余都会含有铅、砷、汞等；来自皮革厂、电镀厂排放的工业废料会将铬等带入水体环境，流进河流和渗入地下进入饮用水中，且生活中还会使用一些含铅水管及以铅焊接的水管或水龙头。这些物质对男性生殖具有很大的毒性，可以影响精子质量、精子存活、精子生成，而且会导致生殖系统相关肿瘤的产生。在饮用水砷暴露（0.05～0.20 mg/L）人群的血砷和精砷含量，较饮用安全水（砷含量为 0.01 mg/L）人群都显著升高，精子活力及精子膜完整性明显降低，精子畸形率提高，表明饮用水中存在砷损害生殖细胞，影响精子质量。

（2）滤水厂经常会使用铝盐作为混凝剂改善饮用水的水色和味道，导致水中或多或少存在少量的铝离子残余。对于高龄男性而言，随着年龄的增加，铝离子在体内积累更多。精子活力的降低与精子中铝浓度高有密切联系，体内的高铝残余会导致精子损伤。

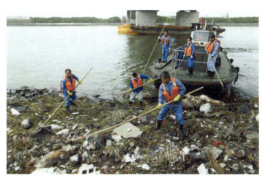

（3）现代农林业的发展不可避免造成大量的杀虫剂、农药等残余物流入河流和渗入地下，最后通过饮用水被人体所吸收。这些杀虫气及农药残余成分对男性的生殖功能都有一定的影响。二溴氯苯烷是一种挥发性的卤代脂肪酸农药，美国加利福尼亚州农药厂男性从业工人中出现多例精子参数异常，与长期暴露吸收二溴氯苯烷相关。农药、杀虫剂中的 DDT 其衍生物污染水体后造成美国佛罗里达州 Apopka 湖中雄性短吻鳄血清雄性激素含量降低，阴茎萎缩到正常的 1/4 ～ 1/2。

（4）在自来水中，一般加入氯气作杀菌使用，然而氯气能够与水中的有机物质产生化学反应，释放出三氯甲烷等致癌物质，引发各种肿瘤等疾病发生。三氯甲烷暴露对雌性小鼠的受孕率及胚胎发育具有影响，但对男性生殖功能的影响尚缺乏资料。

（5）水体环境经常会含有各种病原生物，如病毒、弓形虫等，常规自来水厂采用氯气及过滤等并不一定能够彻底去除这些病原生物。弓形虫可吸附于精子表明，造成精子运动阻力增大，精了运动速率减慢。且弓形虫可以损伤精子膜，影响精卵融合，引起男性不育发生。

（6）对我国地表水中的抗生素检测，发现含有至少 68 种高浓度的抗生素，有的抗生素每升水中高达几百纳克。青霉素、氯霉素等多种抗生素对男性的精子发生、精子活性及生育结局的负面影响已经逐渐被人们所认识。

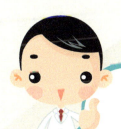

第 12 章

高龄男性心理
对生育的影响

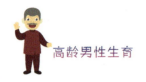

01

高龄男性心理压力如何影响生育？

◎李宏军　赵　唤

在过去的几十年里，国人的婚恋、家庭观念发生了很大变化。我国健全的医疗卫生保障体系，以及优质的生活环境，使国人的平均寿命不断提高。与此同时，由于受现代生活方式和社会观念等因素的影响，国人的婚龄不断往后推迟，而且越来越多的年轻人延迟生育，甚至不愿意结婚生子。

随着生活节奏越来越快，人们的生活方式变得复杂，个人追求在不断提高，人与人之间的冲突矛盾加剧，繁忙的工作，心理和生理需求的增加，以及各方面的挫败感，都成了人们压力的来源，造成心理负面情绪扩大，出现了情绪紧张、心情焦虑，尤其是高龄男性。适当的压力反应对保持身心健康和正常工作的开展至关重要，而过度的心理压力和负面情绪则会导致体内稳态被破坏，从而引起身体的代谢、血管功能、组织修复、免疫功能及神经系统受到影响。

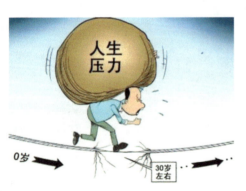

心理压力已经成为人类生育能力下降的一个重要因素。当人们处于较大压力下时，机体的下丘脑-垂体-肾上腺轴发生变化，且血液中的

糖皮质激素升高。此外，当怀孕女性暴露于压力或外源糖皮质激素时，胎儿的下丘脑 - 垂体 - 肾上腺轴会受到永久性影响。糖皮质激素又名肾上腺皮质激素。生理剂量的糖皮质激素在体内作用广泛，不仅为碳水化合物、蛋白质、脂肪代谢的调控所必需，而且具有调节钾、钠和水代谢的作用，对维持机体健康起重要作用。糖皮质激素对于大脑正常发育非常关键，但是过多的糖皮质激素将对胎儿神经内分泌功能产生不可逆的影响。如果造成分泌异常，就可能会导致人体激素水平紊乱，进而会导致精子质量的下降。

心理压力对男性和女性的生育能力都有可能产生不良影响。现代女性对自我认知和要求越来越高，对伴侣的要求及伴侣之间的人际关系更为理想化，当在现实生活中这些愿望无法满足时很容易产生消极情绪。如果消极情绪得不到排解消化，将进一步影响双方的关系，造成恶性循环。男性压力表现形式同女性有所不同，但压力来源基本相同，包括工作压力、社会地位的压力、家庭支撑压力、来自伴侣关系的压力，以及夫妻双方共同经受的压力等。男性在面对压力时同女性的反应也不尽相同，除了在某种程度上具有同女性类似的压力表现外，还具有一些男性特有的表现形式。女性更多的是表现为情绪上的消极、抑郁或愤怒，而男性在此基础上还倾向于借用烟酒来排解，这进一步加深了对生殖系统的损害。且当夫妻生育出现问题时，男性可能会因此出现勃起功能障碍、早泄及逆行射精，从而间接影响生育功能。

因此当备孕时，夫妻双方都应该尽量减少工作上的负担，保持轻松乐观的状态，顺其自然。同时尽量回避来自家人或朋友的干扰，以平和的心态面对这件事。家人也不要给予过度的关注或过多的干扰，适当的支持就足够。生育是双方的共同意愿，高龄男性可能由于性功能或精子因素，备孕时间偏长，夫妻之间要相互理解和帮助，尤其当一方出现焦虑等负面情绪时，另一方能够给予安抚和排解，力图避免心理压力影响备孕。

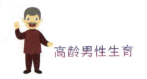
02

高龄男性境遇性取精失败如何处理？

◎李宏军　赵　唤

取出精液是每一个到生殖中心就诊的男性必定要过的一关，目的是做精液常规检查，还有是为做人工授精或试管婴儿而提供遗传资源（精子）。在生殖中心，时常会遇到一些取精困难的男性患者，在医院取精一般会在专门的取精室，通过手淫方式获取完整的精液，这种方式是最为经典和传统的，也几乎是强制性的。因此，对于一些高龄、心理素质较差、性格内向、患有基础代谢疾病的男性来说，常常发生取不出精液的尴尬情况，尤其是首次到院取精时的情形更是糟糕。如果此种情况发生在取卵日当天，那就变得更为棘手，夫妻双方往往很尴尬、无奈和沮丧。其实，初到一个陌生环境来取精，让本来很隐私的事情变得公式化和半公开化，心理因素作怪也是难免的。

那么，为了避免这种境遇性取精失败的尴尬，当行精液检查时该如何处理呢？

（1）取精是通过手淫的方式进行的，这是在生殖中心中的大多数男性采用的方法，基本上是回避不了的，做好一定的准备工作是必要的。通常在取精前的数个月时间段，丈

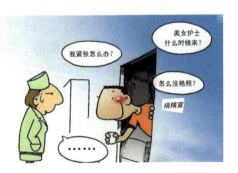

夫应该保持身体健康状况良好并规避一切不利因素，包括戒烟戒酒，保持生活有规律，如有生殖系统炎症，则需积极治疗。男性还可以提前在家庭内进行演练。如果取精当日进入取精室后，要事先用清水洗净双手和外生殖器等，将精液排入一只特备的无菌杯中即可，不要触摸边缘及杯内，以免污染珍贵的精子。如果心理紧张或环境改变而导致不能勃起或勃起后无法射精，要及时与医护人员沟通。还可以先离开一会，稍作休息，调整心情之后再继续。

（2）取精当日，可利用视频或图片等进行适当的辅助性刺激。

（3）针对勃起特别困难的男性，可联系男科医师，使用助勃起的药物，还可以配合视频或图片刺激。

（4）避孕套收集法：普通的避孕套内含有杀精子成分，会对精液质量造成影响，因而需采用特制的避孕套。在同房后，从避孕套内获得精液，即刻送往生殖中心。

（5）对于以往有过取精困难的男性，可联系男科医生进行提前取精，并将精液冷冻备用，待取卵日体外培养时再将精液解冻。

如果难以自行取精的男性，正好又是妻子的取卵日，又该如何处理呢？

（1）穿刺法：如果男性在女性取卵当天不能通过手淫法顺利取精，可以首选冷冻卵子以备后续的治疗需要，或者直接放弃本治疗周期。必要时则只能通过附睾穿刺或睾丸活检取精，然后将获得的精子与女性的卵子受精。

（2）卵子冷冻：可根据患者的实际情况和需求，先将卵子冷冻，等到男性适合取精时再进行体外受精。

取精的注意事项：

（1）取精前，为保证精液质量，需禁欲 2～7 天。

（2）取精当日，需沐浴、更换内衣，清洁外阴、阴茎、包皮内的污垢。

（3）取精时，用肥皂认真洗净双手，阴茎切勿触及杯内，同时避免阴毛、衣服纤维等落入杯内，采集精液后立即盖好取精杯盖，传递至实验室。

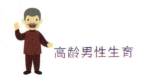
03

夫妻感情不和谐对高龄男性生育的影响有哪些？

◎李宏军　赵　唤

　　男子不育，人们首先会想到生殖器官及心血管、神经、内分泌系统的病症，很少考虑其他原因。但医学研究发现，情绪对男性生殖能力有不容低估的影响，在男子不育中有一部分人群是受不良心理的影响所致。

　　夫妻感情是制约着心理障碍中最为重要的因素之一。尤其对于高龄男性患者来说，这种现象最为常见。夫妻的感情会影响到生活的情绪，二者情感是生活的基础，如果情感不和，就会直接影响到夫妻之间的性生活，也可能会因为情绪影响到精子的质量。当然，性生活不好也会直接影响到夫妻之间的感情。尤其是影响夫妻间的亲密关系。由于性可以带来欢愉、满足、亲密及对个人的肯定、自信，透过性生活，可以拉近夫妻间的身心距离，享受彼此的抚慰，温存爱的感受，并激发更深的亲密情感和感受。因此，婚姻中不可缺少心灵的交流和肢体的亲密。性生活和谐满足的夫妻，较易透过身体的亲密交融，而营造出心灵的情感交流，自然能建立良好的亲密关系。

　　当夫妻间的情感不和谐时，他们的性生活是个什么状况呢？大多数人是不想再和伴侣过性生活了。少部分的人还是坚持完成规定动作，但可能也是一方强行实施，这会进一步伤害夫妻关系。

　　从生育方式上来讲，两个人不在一起，不互相配合，如何解决生育呢？夫妻感情不和谐，双方其实都处于"高压"及"负情绪"状态中，

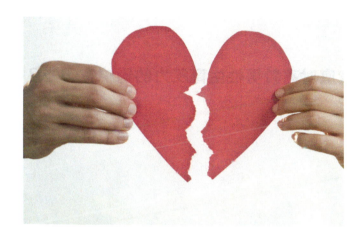

　　不良的情绪不仅影响性生活质量，而且还影响到男性的精子和女性的卵子质量。忧虑、焦躁、愤怒、悲哀等情绪波动，如果长时间的持续或者反反复复出现，可能会造成自主神经或内分泌功能的紊乱，使精子数量减少、畸形率增加、死精子增多、活动力降低，并可引起阳痿、不射精、逆行射精，从而导致生育能力下降。

　　对不育男性进行心理或性格方面的研究，负能量情绪的男性人群，促性腺激素水平及精子数量明显降低，紧张情绪程度强烈，持续时间越长，对生育力的影响越大。其他的不良情绪，如忧郁、焦虑等也会导致类似的情况发生。其实，夫妻感情不和谐就容易造成上述情况的发生。如果不能及时缓解夫妻之间的感情，时间久了就会增加男性罹患不育的概率。

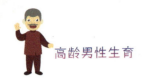
04

失独家庭对高龄男性生育压力的影响有哪些？

◎李宏军　赵　唤

　　当今社会中，有一部分"60后""70后"，积极响应国家计划生育政策，接受了"少生优生幸福一生"的理念，生育了独生子女。但是现实生活中，每年都有个别家庭由于种种原因失去了唯一的孩子，称之为"失独家庭"。这一部分人失去孩子后，有的夫妇想自己再生一个，或者领养一个小孩，也有的以离婚告终。

　　"失独家庭"这个特殊的家庭称呼，背负着沉重的精神压力，其背后都是一部部血泪史。失独者年龄大多数在50岁左右，经历了"老来丧子"的人生大悲之后，很可能会失去再生育能力。"失独家庭"的悲剧，使得他们的痛苦无以言表。

　　男性的生育年龄黄金期是25～35岁，这段时间男性精力最旺盛，

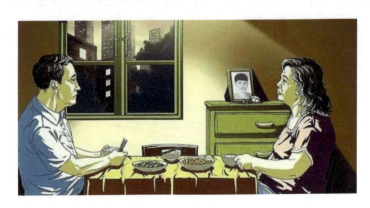

精子质量最好。但是 40 岁开始，男性的精子质量下降，生育能力也逐渐下降。所以，对于失独家庭的男性来说，再次生育是人生的一次挑战，一场需要打赢的硬仗。高龄父亲的生育能力毕竟不如适育年龄的男性，生育风险也更高。所以，他们的内心也是纠结的，一方面想要积极生育，一方面又怕孩子质量不高。因为随着男性年龄的增长，各种风险都会增大，如精子的染色体发生变异等。

为了避免异常胎儿的出生，需要做到以下两点。

（1）由于精子生成需要约 3 个月，所以基础状况的检查还是非常必要的，尤其是男科检查，对精子的质量进行评估。

（2）注意饮食，适当补充微量元素，高龄男性要多食用富含硒、锌的食品，戒烟戒酒，早睡早起适当锻炼，养成健康的生活方式，同时也要给自己增添信心和好心情。

虽然年龄偏大，但不表示放弃了优生优育的权利，后代的健康不仅是家庭关注的问题，也是社会关注的问题。对于一个失独家庭来说，应该更加重视，无论从生理还是心理上，都要重新调整，对于已经出现一些先天性的疾病或其他遗传性疾病病史的失独家庭来说，尤为重要的是早发现早治疗。但是对认知方面的疾病，或者前期隐匿较晚发病的疾病，是比较难以预防的。所以，对于年龄较大又计划再生育的男性，建议像高龄产妇一样重视起来，进行相关检查和咨询，以此达到预防疾病和优生优育的目的，避免不必要的悲剧重新上演。

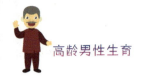
05

高龄男性阳痿怎么办？

◎李宏军　赵　唤

年龄是阳痿（ED）相关危险因素中最强的独立因素。随着年龄增加，血清雄激素水平明显降低可能是其直接原因，但是还没有研究结果证明血清游离睾酮的降低与阳痿之间有明显的关系。另外，随着年龄增加，阴茎白膜和海绵体的结构发生改变，可能导致静脉血回流能力下降，心脑血管疾病、高血压、糖尿病等患病率的增加，以及对这些疾病的治疗，都在不同程度上损害着阴茎的勃起功能，而且这种趋势也随着年龄的增加而越发明显，尤其是高龄男性。

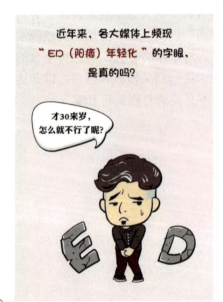

阳痿会影响男人的自尊。夫妻之间若是恩爱倒是会互相安慰，要是不恩爱，很有可能因为性生活不和谐而导致不欢而散。当一个男人出现阳痿，那种伤心是没人能够体会的，而且这种疾病又让男人们难以启齿，不愿意接受治疗，这样会让男人不仅不"性"福，也不幸福。所以，男同胞们应该引起重视，尤其是高龄男性，不能"讳疾忌医"。

出现阳痿症状找到病因施治才是关键。首先从认知方面分析，夫妻的认知对阳痿有很大的影响，夫妻在生活中缺乏性知识，紧张、焦虑、恐慌、郁闷等，从而给男性心理造成负担及阴影，长此以往可能会出现阳痿现象。其次，年轻时有手淫习惯和性生活不节制可能导致阳痿。年轻时性欲比较旺盛，在生活中，性生活频率过高，引起男性大脑皮层功能紊乱，从而诱发男性患有阳痿疾病。随着年龄的增长，身体机能下降，很多疾病都会影响性功能并导致阳痿。例如，男性患有垂体机能不全、睾丸受损、肾上腺功能不足、甲状腺机能减退、糖尿病等疾病，如果这些疾病未能及时给予有效治疗，使男性在性生活中表现不佳，容易出现阳痿。

那么如何应对此类事件的发生呢？生活中我们应该注意以下几点。

(1) 阳痿和心理因素有很大的关系，不管是器质性还是功能性的阳痿，精神心理因素是发病的重要因素。高龄男性要学会自我调整和放松，这对减少性功能障碍性疾病和康复有积极的作用。

(2) 阳痿多是一种渐进性疾病，与很多泌尿生殖系统的疾病有直接关系。如前列腺炎、尿道炎、包皮阴茎头炎等，应该重视对这些疾病的防治。

(3) 当性生活力不从心的早期征兆出现时，一定要加以重视，需要查找病因，积极采取措施防治。这也是治疗阳痿的关键时刻，如果在此阶段不能有效的治疗，病情加重会对后续的治疗带来困难。

(4) 在平时偶尔发生阳痿的表现时，千万不要随便乱用壮阳补肾制品，由于这种制品成分大多不明确，有些含有激素等化学成分，如果使用不当，将使病情更加严重。如长期使用，正常人也可能出现性功能障碍。必要时应就医，听从正规医院医师的指导。

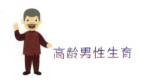

06

高龄男性长期禁欲对生育的影响有哪些？

◎李宏军　赵　唤

　　什么是禁欲？禁欲指的是生活状态中要戒掉自己的欲望，此刻特指性欲。那么男性长期禁欲会怎样呢？

　　男性长期禁欲后，射出精液里会含有很多死精子、弱精子和老化精子，所以，长期禁欲就会抑制受精，甚至影响胚胎发育。

　　精子的成长有一定的周期，需要适度排空，良好的新陈代谢机能才能保持良好的精子品质。通常男人在一次射精后的 24～48 小时内，即可自动补充，这样的精子才可能会具有比较好的生育潜能。

　　如果长期禁欲，精子容易老化，品质下降，甚至精子量也会逐渐减少。夫妻因两地长期分居而长期禁欲后，前几次射出的精液中所含的老化精子往往很多，此时的精子质量会明显下降，如果这个时刻备孕的话，则是最不明智的选择。

　　禁欲要有度。在妻子的排卵期到来之前，丈夫可以禁欲 2～7 天。如果超过 7 天，精子的存活率和活力会有所下降，靠长期禁欲来增加受孕概率的做法并不可取的。

　　长期禁欲除了对精子有直接的不良影响，还有哪些危害会导致不育呢？

　　长期禁欲容易诱发前列腺炎。前列腺是男性的"生命之腺"，其所分泌的前列腺液与精囊腺、尿道球腺等分泌液共同构成精液的精浆部分，对精子的生存、激活、受精作用巨大。男性长期禁欲，前列腺液便长期不能顺畅排出，产生胀满感，并由生理冲动导致前列腺充血，容易引发并加重慢性前列腺炎的病情。

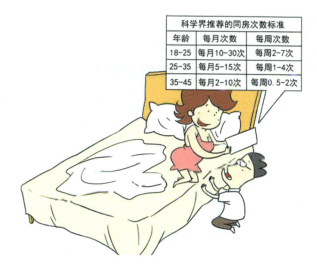

科学界推荐的同房次数标准		
年龄	每月次数	每周次数
18-25	每月10-30次	每周2-7次
25-35	每月5-15次	每周1-4次
35-45	每月2-10次	每周0.5-2次

长期禁欲还会对心理层面产生冲击，容易产生负面影响。若长期刻意压抑，人体对大脑的刺激模式会产生陌生和疏离感，时间久了，运动神经会变得迟钝甚至退化，性欲也会严重降低。也有可能禁欲使性欲得不到有效宣泄，从而导致性欲增强、产生性幻想；当强烈的性欲长期得不到宣泄时，男性就会无法集中精神，容易诱发暴躁、易怒、失眠、紧张、情绪不稳定等心理疾病。

长期禁欲会损害性功能。性欲是人的本能，当男性的大脑产生欲望时，性的刺激会经由下丘脑传到垂体，对阴茎发出"勃起"的指令。若此时的男性刻意压抑这股欲望，这样的应激反应便会慢慢变得陌生疏离，久而久之，阴茎勃起次数过少，阴茎海绵体的平滑肌就会逐渐退化，影响海绵体的充血功能，造成勃起功能障碍，引发阳痿。

男性应从生活细节和良好习惯做起，保护好自己的精子、性功能，还要有良好的心态。不能靠"养精蓄锐"的做法保存精子，长期禁欲达不到自己想要的结果。只有保持精子的活力，才能使更多的优质精子进入到女性的输卵管，增加精子与卵子成功结合的概率。

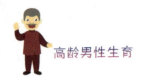

07

高龄男性无法生育的表现和原因？

◎李宏军　赵　唤

传统观念中，生不出孩子都是女人有问题。但是随着社会观念的转变，男性的不育问题也凸显出来，尤其高龄男性。那么男性不育的常见表现有什么呢？什么原因容易导致男性的生育困难呢？

(1) **精液量过少**。在正常状态下，正常男性每次射精量应该大于1.5 ml。射精量的多少与射精频度有一定关系。精液量每次少于1.2 ml称为精液量过少，如果精液量过少就很难使女性怀孕，尤其男性随着年龄的增长，精液量可能会越来越不如从前。

(2) **精子数量少**。多次正规精液化验后，精子浓度均低于$15×10^6$/ml称为精子浓度低下，而一次射精的精子总数少于$39×10^6$称之为少精子症。精子数量过少，可使受孕率明显下降，是导致男性不育的常见原因。

(3) **精子畸形率较高**。正常人精液中也存在异常精子，一般所占百分率低于96%，如果异常形精子百分率高于96%，则称为畸形精子症，会降低生育能力。精液中出现大量畸形精子反映睾丸发育或功能有异常，也可能与睾丸的生存环境或周围的组织器官疾病有关，例如常见的精索静脉曲张可以导致畸形精子增加，还有某些药物也可以使精子畸形率上升。典型的精子形态异常是圆头精子、大头精子或小头精子。另外，一些急性疾病及物理、精神因素都有致病作用。

(4) **精子活力低下及死精子症**。排精后 1 小时内，有前向运动的精子活力应在 32% 以上，若有活力精子低于 32% 为异常，称为精子活动力低下，也称弱精子症。若精子完全无活动力为死精子症。精子活动力低下及死精子症是造成男性不育的重要原因之一。

(5) **无精子症**。无精子症是指射出的精液离心沉淀后，经显微镜检查无精子。无精子症可分为两大类：第一类是睾丸生精功能障碍，精子不能产生，又称真性无精子症。第二类是睾丸生精功能正常，但输精管道阻塞或缺如，精子不能排出体外，又称梗阻性无精子症。

高龄男性无法生育的常见原因又是什么呢？

(1) **染色体异常**。染色体的异常均会导致精液质量的改变或无精子症，导致男性不育症。

(2) **睾丸异常**。隐睾，不仅能导致不育，还可诱发恶变；在胎儿的时期因为不利的环境损伤了胚原基；早期睾丸损伤，可由分娩过程中的产伤引起。

(3) **睾丸后天损伤**。如疝气修补术、睾丸下降固定手术、鞘膜积液手术等对睾丸血管造成了损伤，阻碍了血供而使得睾丸萎缩，或管道异常，导致精子无法正常输出（梗阻性无精子症）。

(4) **生殖器官感染**。细菌、原虫、病毒等感染，可以直接损害睾丸，严重地影响了男性的生精能力及造成精子活性的降低，严重时还可导致不育。

(5) **年龄因素**。男性 40 岁左右，睾丸环境就可能发生改变，以后随着年龄增长生育力逐渐下降。

(6) **生活习惯**。不良生活习惯也是造成不育的重要原因，如吸烟、吸毒、酗酒、高温环境、冶游史等，不仅影响男性的性交能力，而且与精子的生成减少有关。

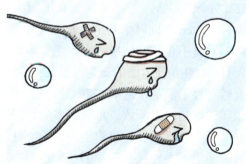

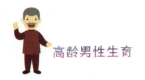
08

高龄男性为何对性能力自卑？

◎李宏军　赵　唤

一些男性对自己的性能力评估容易盲目乐观，但是大多数男性则不是很乐观，尤其随着年龄的增长，高龄男性开始对自己的性能力变得越来越不自信。大多数男性衡量自己性能力的标准，一般都是看时间长短、勃起硬度这两方面，如果这两方面有一方面没有达到自己的标准，就会开始怀疑自己的性能力是不是减弱了；如果怀疑被进一步确认，便开始想尽办法来增强自己的性能力。实际上，真正衡量男性性能力的方法不仅仅是这两种，还有其他的一些指标。高龄男人对自己性能力的不自信主要体现在以下几个方面。

（1）担心阴茎太小，无法满足性伴侣。据统计，中国青壮年男性勃起之后阴茎的平均长度非常接近全球的平均值（14 cm），为 13.07±1.12 cm；最短 8.60 cm，最长 17.43 cm，平均正常范围为 10.87～15.27 cm。那么，怎样才算是真正的小阴茎呢？研究表明，成年人阴茎短于 5 cm，同时睾丸小于 8 ml，特别是缺乏男性的第二性征，才算阴茎发育不正常。这样看来，绝大多数男性的阴茎发育情况都合格。而且，女性在性方面的满足程度与男性生殖器官的大小并无直接关系，女性对性不满足，造成双方的性不和谐，其主要原因多为双方的性知识和性技巧贫乏所致。尽管很多男性仍然认为阴茎的大小对是否成为好的爱人非常重要。事实上，影响女性的兴奋与高潮的是阴蒂而非阴道，而用手去轻抚会比用阴茎摩擦更容易刺激阴蒂，所以男性同胞们并不一定要自卑。

（2）**担心时间太短，硬度不够，对方不满意。**男性阴茎勃起持续时间的长短和勃起的硬度本质上是一回事，都是涉及一个男性的性能力问题。男性阴茎的硬度和勃起持续时间的长短通常都会影响女性的性快感程度。但是，性生活时间也并不是越长越好，时间太长对男女双方只会产生相反的效果。

（3）**年龄越大，"性趣"越淡。**中国人传统观念，日久生情。但是随着婚姻时间越来越长，可能夫妻的感情也不如从前，会经历从爱情到亲情的转变，双方之间的性欲望也会逐渐变淡。从夫妻生活的频率就可以看出，彼此之间的"性趣"越来越淡。

如果当男性自认阴茎很小、勃起持续时间太短或者硬度不够，不能取悦对方，而感到自卑、羞愧、挫折、情绪低落、困窘、烦恼、生气，都应该积极面对，夫妻之间也不应互相指责，这样只会影响彼此之间的感情，不管男人的阴茎到底是大还是小，时间是长还是短，都应该积极鼓励对方，让对方自信起来。当然，必要时也可以找心理医生诊治。通过治疗可以增强一个人的自尊，并且帮助他正确了解到自己。

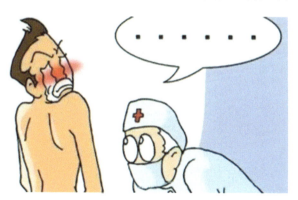

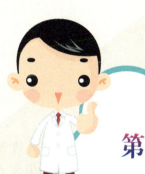

第 13 章

养生保健呵护
男性生育力

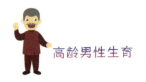

01

"减肥"有益于男性生殖吗？

◎李湛民

　　人到中年，很多人身材"发福"，这个时候要孩子，许多男性有是否应减肥的疑惑？人们可能都听说过女人过胖不容易生孩子，但大家并不知道肥胖会不会导致男性不育。男性不育的原因有很多，包括生殖器发育异常、生殖系统感染、内分泌异常、遗传等。尤其过了40岁，工作和生活压力加大，每天忙于工作，运动减少，再加上吸烟、饮酒过多，身体开始肥胖。那么肥胖对于男性生育有没有影响呢？

　　临床上，肥胖的确是男性不育的原因，其引起男性不育的机制也是多方面的。肥胖对男性生育的影响作用主要来自于5个方面：第一，

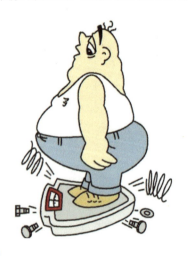

肥胖会引起外周脂肪组织过多，在体内芳香化酶的作用下导致体内雄激素转化为雌激素，引起雌激素水平增高，使体内睾酮水平下降，而睾酮是产生精子的重要条件，睾酮降低会导致精子的生成受到影响，而引起继发性男性性腺机能减退。第二，肥胖可以导致高血压、高血糖和高血脂，也就是代谢综合征。现代研究表明，代谢综合征会影响男性性腺功能，导致精子生成障碍。

第三，过度肥胖的男人下腹部有脂肪堆积，影响阴囊的散热功能，会增加阴囊的温度。温度在男性精子发生过程中起重要作用。正常情况阴囊温度比人体温度低 2 ～ 3℃。阴囊温度升高会降低精液参数，增加精子 DNA 损伤及氧化应激反应。阴囊周围脂肪堆积也会抑制散热，睾丸局部温度升高，可引起精子 DNA 损伤和氧化应激反应的增加。另外，肥胖患者通常运动较正常人少，可能对精子的发生产生一定的影响。过高的温度影响精子的生成。第四，肥胖还会影响男性性欲和性功能，可以导致男性勃起障碍或射精障碍，从而影响男性生育功能。第五，肥胖的人往往伴有睡眠呼吸暂停综合征，导致体内缺氧，影响精子的生成和活力。

肥胖不仅可以影响男性勃起功能，而且可以导致精子产生障碍，以及肥胖遗传学因素同样可以导致男性的不育。由此可见肥胖是男性不育的原因。

那如何判断自己是不是肥胖呢？一般通过身体质量指数（BMI）来简单判定。BMI 是用体重公斤数除以身高米数平方得出的数字，是目前国际上常用的衡量人体胖瘦程度及是否健康的一个标准。成人的 BMI 数值：

过轻：低于 18.5

正常：18.5 ～ 23.9

过重：24 ～ 27

肥胖：28 ～ 32

非常肥胖：高于 32

男性备孕应该"减肥"。但需注意的是，由于 BMI 没有把一个人的脂肪比例计算在内，所以一个 BMI 指数超重的人，实际上可能并非肥胖。举个例子，一个练健身的人，由于体重有很高比例的肌肉，他的 BMI 指数会超过 30。如果他们身体的脂肪比例很低，那就不需要减重。

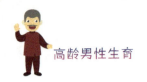
02

有益于男性生殖的食物有哪些？

◎李湛民

蛋白质和氨基酸是组成精子的重要部分，精液成分除了水以外，还含少量蛋白质、脂肪和糖类；精浆中的前列腺液含有卵磷脂小体、无机盐、酶类、乳酸及果糖等；精液中含有无机盐，其中含量较多的有钙、镁、钾、锌等微量元素。日常维护男性生育力可适量进食一些有益于男性生殖系统的食物，以下是一些常见的这类食材。

(1) **肉类**。①羊肉：《本草拾遗》中将羊肉与人参相提并论，认为它是温补、强身、壮体的肉类上品。羊肉营养丰富，具有补肾填精、温阳益气的作用，适宜不育症患者服用。②骨髓：能润肺补肾，使肌肤润泽，面色红润，适宜肾虚体弱、精血亏损之不育者食用。③鹌鹑：鹌鹑肉和鹌鹑蛋含有多种人体必需氨基酸、无机盐等，具有补益肾气、强健腰膝的作用，是不育患者的滋补妙品。

(2) **水产类**。水产类含有蛋白质和微量元素，对改善精子生成非常有益。①干贝：能补肾滋阴，尤其适宜肾阴虚不育患者食用。②鲈鱼：能补脾胃，润肝肾，益筋骨，适宜脾胃虚弱、肝肾阴虚之不育者食用。③海参：能补益肾精，养血润燥，是滋补佳品，用于精血亏虚，身体虚弱、不育者适宜服用。④虾：能补肾壮阳，健旺肾气，凡肾阳不足，如腰脚酸软、阳痿、不育者皆可服食。⑤鱼鳔：含蛋白质、脂肪、钙、磷、铁等，具有补肾益精的作用，适于男性不育患者食用。⑥牡蛎：含碳酸钙、磷酸钙及镁、铝、钾、锌等微量元素，能改善前列腺炎和

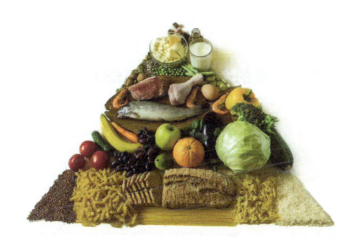

性功能，对于伴有慢性前列腺炎的男性不育患者具有辅助治疗作用。⑦泥鳅：富含优质蛋白、钙、磷、铁、维生素和烟酸等，具有补中益气、补肾生精的功效。成年男性常喝泥鳅汤，可以滋补强身、增强体力，提高性功能和精子的活力。

　　(3) 植物类。 ①芝麻：白芝麻含脂肪油、蛋白质、粗纤维、糖类等。黑芝麻含脂肪油、蛋白质、叶酸、芝麻素、芝麻酚、维生素 E、卵磷脂和较多的钙。能润肝肾，腰酸腿软，头昏耳鸣，发枯发落、早生白发及男性不育等肾虚者皆宜食用。②栗子：能补肾气、强筋骨，健脾胃，适宜肾虚腰痛、男性不育者食用。③核桃：能补肾固精，润肠通便，强健筋骨，尤其适宜男性不育属于肾阴虚者食用。④三七：含三七皂甙、黄酮甙、生物碱等，能活血止血，可以与鸡、鸭一起炖服，经常服用可以改善血液循环。⑤薏苡仁：含薏苡仁油、薏苡仁酯、蛋白质、维生素 B 等，能健脾利湿、清热排脓，适宜男性不育症伴有前列腺炎患者食用。

　　此外，还要多吃蔬菜、水果来补充维生素。维生素可以防止生殖系统老化，而且还可以使精子变得愈发有活力。

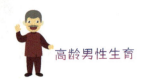

03

有益于男性生殖的体育运动有哪些？

◎李湛民

保持正常体重和合理体型是维护男性生殖健康的前提，这需要经常进行一些适合于的体育活动。

（1）**快步走**。哈佛大学的一项研究对 3100 位 50 岁以上的男性的研究表明，有氧运动能够减少勃起功能障碍风险达 30%。每天快走 2 英里（1英里 =1.609 km），可以消耗至少 200 卡路里（1 卡路里 =4.186 J），释放体内的内啡肽，让男性放松并帮助增加血液循环，有利于降低勃起功能障碍的发生。

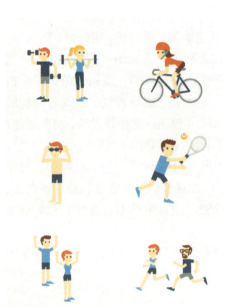

（2）**游泳**。一般认为人体阴囊内的温度要比身体低 2～3℃，适合睾丸正常生成精子。游泳可以降低睾丸的温度，有利于生精功能。哈佛大学的另一项研究显示，坚持游泳能让 60 岁的男性人群比他们年轻 20 岁的对比组人群在性生活的能力和质量上旗鼓相当。因为游泳是一种依赖耐力的运动，而性生活质量的好坏与男性的耐力和持久度有很大关系。每周 3 次，每次 30 分钟的游泳就可以有明显的改善效果。游泳还是一种颇为有效的减肥方法，减肥成功后的男性普遍改善了性能力与品质。

(3) 慢跑。跑步能促进血液循环，改善雄激素分泌和性功能。慢跑对男性还有以下几大好处：一是使骨盆肌附近的肌肉收缩，血流速度加快，触觉敏感，提高性爱质量。二是能有效提高会阴肌的张力，增进性爱的快感。三是增强腹部、臀部的肌肉弹性，让人更具有性魅力。四是能使体内产生内啡肽，有助于增进性兴奋。无论何时开始，都有效果，运动强度应该循序渐进。起初可以少跑一些，或隔一天跑一次，经过一段时间的锻炼后，再逐渐增加至每天跑 3 ～ 4 km，每星期增量为上周运动量的 5% ～ 10%。慢跑时，动作要自然放松，呼吸应深长而有节奏，不要憋气。跑的速度不宜太快，不要快跑或冲刺。要保持均匀的速度。

(4) 太极拳。太极拳可以改善人体神经系统。神经系统的作用是调节全身各器官功能活动、保持人体内部的完整统一，以适应外部环境的变化。太极拳通过意念和呼吸与动作配合，促进大脑神经细胞的功能完善，使人体神经系统兴奋和抑制过程得到协调，对精神创伤、神经类疾病，如神经衰弱、失眠、高血压等有较好的防治作用。练习太极拳还可以促进血液循环，增大肺活量。练习太极拳时，随着机体的运动，加强了血液及淋巴的循环，减少了体内的淤血现象，间接地改善了生殖系统。

因此，适当进行一些有针对性的体育锻炼可以提高身体素质，亦有助于改善男性生殖系统的功能。应该注意的是长时间运动或超负荷运动会导致睾丸温度过高，这对睾丸精子发生是有负效应的。

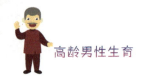

04

中药对男性生殖的治疗效果有哪些？

◎李湛民

我国传统的中医药理论对于男性生殖有很多精辟的论述。人们在两千多年的医疗实践中积累了丰富的临床经验，对于男性不育症具有良好的治疗效果。

中医认为"肾藏精、主生殖"，肾在男性生长发育和生殖生理方面起着重要作用。肾的功能正常决定了男性生理功能的正常发挥，而肾功能的正常必依赖于其他脏腑功能的正常与协调。而生殖之精亦属于肾精，故肾在男性生殖中有重要的地位。男女媾精，阴阳和调，胎孕方成，故能有子而繁衍后代。

传统中医学多从肾论治，以心、肝、脾、肾等整腑功能的相互联系为出发点，创立了温补肾阳、益肾填精法及滋补肾阴、益精养血等行之有效的治法。在浩瀚的古代中医文献中治疗男性不育的方剂很多，最有名的成方则是《摄生众妙方》所载"五子衍宗丸"，是中医治疗男性不育的代表方剂，被称为"天下种子第一方"。

现代研究认为中药复方成分复杂，通过各种途径影响精子生成、成熟、运动等生理过程。传统的生精中药能直接修复生精上皮，恢复支持细胞的功能，促进生精细胞的分裂增殖，从而提高精子数量。中药改善精子质量的机制包括：改善下丘脑 - 垂体 - 睾丸轴的分泌功能，恢复正常的性激素水平；拮抗睾丸的损害，修复受损的生精上皮；降低脂质过氧化反应；调控睾丸生精细胞的凋亡，调节生精细胞的基因

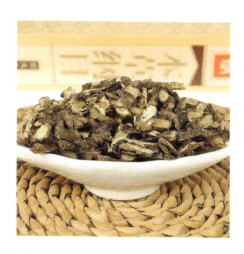

表达，对抗环境中有毒物质的生殖毒性，以及对生殖道感染微生物的杀灭作用等。

　　单味中药或其主要成分对生精功能的作用已经被证实。类似于中药复方，其机制仍表现在调节内分泌水平、抑制生精细胞的凋亡、降低睾丸和附睾内的活性氧（ROS）水平等方面。实验表明，中药淫羊藿、枸杞子、肉苁蓉、锁阳、覆盆子、沙苑子、菟丝子、车前子等对于提高精子数量和活力都有良好作用。沙苑子醇提取物能明显降低肾阳虚型生精障碍模型大鼠精子畸形率，提高精子数量及精子活动率；影响性腺轴的分泌功能，降低黄体生成素（LH）、卵泡刺激素（FSH）水平，提高睾酮水平。枸杞多糖抑制生精细胞的凋亡，起到促进生精、保护睾丸的作用。淫羊藿苷能明显减少生精细胞的凋亡，减轻乙醇损伤所致的小鼠睾丸生精功能的损害。淫羊藿苷能通过直接刺激睾丸及下丘脑 - 垂体 - 睾丸轴来调节睾酮的分泌，达到减少生精障碍和生殖细胞的凋亡、促进精子发生，提高生精能力的作用。肉苁蓉主要活性成分之一肉苁蓉苯乙醇苷，能促进生精障碍小鼠睾丸生精上皮的生长，促进生精细胞的分裂，其机制可能与改善睾丸组织中睾酮水平有关。

　　总之，中药能够有效改善精子质量，对少弱畸形精子症均具有较好的疗效。

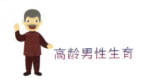
05

药膳对男性生殖有什么作用？

◎李湛民

　　药膳是根据治疗、强身、抗衰老的需要，在中医药理论指导下，将中药与某些具有药用价值的食物相配伍，并采用我国独特的饮食烹调技术和现代科学方法，制作而成的具有一定色、香、味、形的美味食品。药膳以药物之性，用食物之味，食借药力，药取食效，二者相得益彰。对男性不育症选用一些补肾生精、调补气血、助嗣种子的药膳应用临床，经常食用，对改善精子质量具有良好的辅助作用。

　　药膳学是在中医传统"食疗"的基础上，通过发掘继承，逐步发

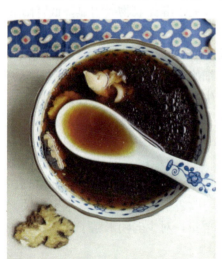

展提高的较系统的中医药分支学科。药膳学是祖国医药学的一个重要组成部分，是中医药的瑰宝。数千年来，它为中华民族的繁衍昌盛做出了很大的贡献。

　　改善男性生殖力，主要用补法药膳。在使用过程中分为气虚补气、血虚补血、阴虚滋阴、阳虚补阳等。一些经验药膳方如复原汤、鹌鹑育种汤、韭子肉豆腐羔、双仁炒韭菜饮、乌鸡炖黄豆、羊肾汤、黑豆绿豆山药粥等

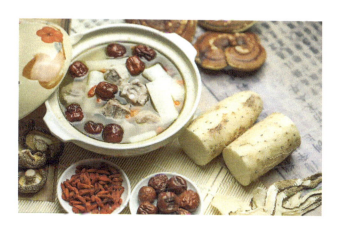

饮食疗法配合，根据脏腑、气血与八纲辩证法则，可以用药膳配合药物治疗。

微量元素锌与精子质量有关，能影响精子代谢。缺锌使精子形成过程和精子成熟环境受到严重的影响而引起男性不育症。牡蛎贝壳类含锌量较高，其他如豆腐皮、花生、核桃、芝麻、奶类、蛋类均含有大量锌元素，长期服用可以改善精浆质量。海产品如鳗鱼、墨鱼、章鱼、紫菜，均有较多的精氨酸，而精子蛋白质含有较高精氨酸。

在男性生殖系统中分布着较高浓度的左卡尼汀，其在参与调节睾丸功能、启动精子运动、促进精子成熟及提高精子受精能力、保护精子对抗氧化损伤，以及抗凋亡等方面具有重要的作用。左卡尼汀主要集中在附睾、精浆和精子中，参与精子代谢和成熟的调节，因而被用来治疗男性不育。每日所需左卡尼汀 400 mg，其中 75% 从食物中摄取，25% 由体内合成。左卡尼汀合成不足，需求量大、摄入量少的人群必须及时补充。代谢异常疾病患者、运动员、减肥瘦身人群、男性不育症患者，应选用含有左卡尼汀的食物和营养品进行补充。一般说来，左卡尼汀在动物性食物中含量高，在植物性食物中含量低。其食物来源主要有：鸡肉、兔肉、肝、心、牛奶、干酪、小麦芽、甘蓝、花生、花椰菜和小麦。

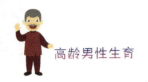

06

经常蒸桑拿对男性生殖有什么负效应？

◎李湛民

　　桑拿浴是指在特制的木房内，在热炉上烧烤特有的岩石，使其温度到 70℃ 以上，然后再往岩石上少量泼水，以产生冲击性的蒸汽，这种方式称之为干蒸浴。在高温环境下可以使皮肤深层产生内热效应，全身毛细血管得到扩张，身体出汗量大大超过平时的一般活动，这种畅快的大量出汗有利于加快人体代谢。同时，由于身体反复冷热干蒸冲洗，血管得到不断收缩与扩张，加快血液循环，使全身各部位肌肉得到完全放松，达到消除疲劳、恢复体力、焕发精神的目的。它对风湿症、关节炎、腰背痛、哮喘、支气管炎、神经衰弱等均有一定疗效。传统桑拿浴其固有的保健功效，对工作劳累者而言，也是一种高级的享受与休闲。因此，很多人喜欢经常去蒸桑拿。

　　桑拿的确有很多好处，可是由于高温环境可能对患者的睾丸有负效应，一般对未婚和未育的男性是应该禁止的。为了保持正常生精功能，阴囊的最佳温度应该比体温低 2～3℃。阴囊中的睾丸产生精子，附睾是精子成熟和储存的地方。在正常情况下，阴囊像一个温度调节器，当温度降低时，阴囊皮肤收缩、增厚，使睾丸靠近身体，睾丸周围环境的温度升高。当温度升高时，阴囊皮肤松弛、变薄，睾丸下垂，离开身体，加强散热功能，使睾丸周围环境温度降低，基本上保持阴囊内温度稳定。长时间的热水熏蒸会使睾丸温度增高，从而妨碍睾丸的生精功能。严重者还将造成睾丸其他功能和结构的改变，使睾丸功

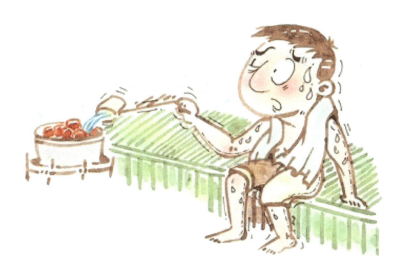

能受到损伤。此外，这种获得性的睾丸损伤，可能导致睾酮分泌减少。睾酮在男性生殖过程中具有重要的作用，睾酮减低会引起少弱精子症，甚至死精子症，精子畸形率升高，引起男性不育。需要指出的是，对一般的慢性前列腺炎患者蒸桑拿也应慎重。

实际上，生活中的高温造成对睾丸的损害更加常见，且容易被人们所忽视。如长时间的全身发热性疾病、长期接触高温的工作（厨师、锅炉工、电焊工、铁匠、高温工作者、长途汽车司机等），甚至长期穿紧身内裤都可以使睾丸的温度增高，对睾丸制造精子十分不利。

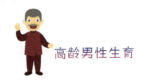

07

针灸能治疗男性不育吗？

◎孙龙浩

男性不育致病原因涉及遗传、内分泌、免疫系统、心理等多个因素，极大困扰着广大男性和诸多家庭。针灸治疗男性不育尤其是以精液异常及性功能障碍引起的不育症具有较好的临床效果。

(1) 针灸治疗男性不育的常见方法

1) 针刺疗法。取关元、中极、肾俞、三阴交穴进行针刺治疗男性精液不液化病症，其中湿热下注型患者加会阴、次、丰隆、阴陵泉穴位，采用泻法针；阴虚火旺型患者加照海、太溪、神门穴位，采用补法针；两日一次，一疗程为十次。

取次、肾俞、曲骨、三阴交、太溪、太冲、关元、神门穴位，采用平补平泻法治疗男性精子抗体阳性不育症，具有滋阴降火、增精补肾的功效，此法两日一次，一疗程为二十次；或取次、会阴、关元、曲骨、足三里、丰隆、阳陵泉、肾俞穴位，采用平补平泻法，能够强精清热，有利于男性不育的治疗。

2) 穴位注射与穴位埋线法。采用当归注射液，取左右足三里穴、左右肾俞穴、左右三阴交穴与关元穴进行交替注射，可治疗男性弱精子、少精子症。

采用穴位埋线，取关元、命门、三阴交穴位，能够有效缓解并治疗男性不育症。

3) 穴位针挑法。取双侧骶丛神经刺激点、第1腰椎旁点为针挑

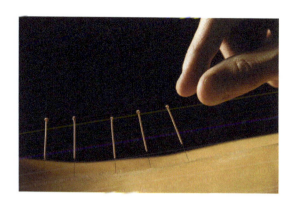

点主点，取百会穴、枕孔点、第 10 胸椎旁点为针挑点配点进行针挑治疗。六日一次，对男性不射精症具有显著疗效。

(2) 针灸治疗男性不育症类别

1) 肾阳虚惫，阳痿早泄。临床表现常见为面色苍白，舌淡苔白，性欲减退，乏力低迷，精液样本检测为精子存活率低且精子活力弱。取关元、中、大赫、命门、太溪、足三里穴位，采用提插补法进行针灸，适当配以艾灸辅助，可温肾补阳，缓解男性阳痿早泄与疲乏无力症状。

2) 肾阴不足，射精困难。临床表现常见为情志抑郁，舌苔薄黄，阴精虚弱，易头晕无力，精液样本检测为精子数量少且精液量低。取气海、三阴交、肾俞、精宫、关元穴位进行针灸治疗，采用捻转补法，能够理气活血，改善男性射精困难或精液不液化症状。

3) 痰湿内蕴，阴囊潮湿。临床表现常见为苔白厚腻，湿痰丰肥，常有前列腺炎症状，精液样本检测为过于黏稠不液化且精子量少。取精宫、阴陵泉、太白、中极、气穴等穴位，采用泻法或芒针刺法进行针灸治疗，能够祛湿解燥，化痰通络，能够缓解男性不育症状。

针灸作为我国中医宝贵技法，对男性不育症有着较好的治疗效果，且疗法安全，值得临床推广。男性不育症包括性功能障碍、早泄、阳痿等多种症状，需配合针灸进行坚持不懈的治疗，要切实实现临床取穴的准确性，针刺手法的精确性，才能够发挥针灸治疗的功效，达到理想的临床效果。

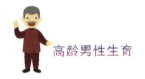
08

中医的艾灸能提高男性生育力吗？

◎孙龙浩

　　《难经·八难》中有说："气者，人之根本也。根绝则茎叶枯矣"。此"气"即是阳气，也表明"气"的生理作用，而精和气则是人生命活动的基础，相融相生。因此，中医也认为"精能化气，气能生精"。

　　中医认为，气乃是支撑人体生理活动的最重要的机械动能，生理发育乃至各类的生理活动，皆离不开气的动能支持。若气虚，则会心气不足，鼓动无力，也会带来胸闷、疲倦、过汗等诸多症状。

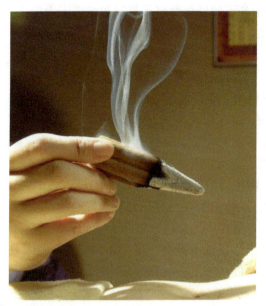

　　人体的体温应保持相应的合适温度，《难经·二十二难》说："气主煦之"，则表明"气"的温煦作用。气乃人体热能的来源，若阳气不足，即人体蕴含的阳气无法达到维持正常生理活动所需，则会出现畏寒、肤冷等诸多症状。

　　现代人常常会出现浑

身乏力，失眠、心理失衡、营养不全等亚健康症状，这些是阳气过渡损耗所致，人体正常生理活动如性生活、跑步、健身等都是需要消耗阳气的。

阳气不足的治疗根本在于"补充阳气，驱除阴邪"，提升五脏六腑的运化功能，增强机体的自愈能力，待到阳气充足，六脉平和，自然诸病已愈，身体素质全面恢复。

补阳即调节体质，弥补阳虚体质，补气血，状筋骨，而壮阳就是调节性功能，无论是补阳还是壮阳，都是使身体达到一个阴阳平衡的状态，让生命力日益旺盛。

艾灸所用的艾草是一种纯阳性植物，经过燃烧后，作用力更强，是补充阳气，延年益寿的最佳捷径。艾灸的主要原料是艾草。《本草从新》中说："艾叶苦辛，生温熟热，纯阳之性，能回垂绝之亡阳，通十二经，走三阴，理气血，逐寒湿，暖子宫，止诸血，温中开郁，调经安胎，……以之艾火，能透诸经而除百病"。艾灸的治疗是综合的治疗，灸疗热理可以对局部的气血进行刺激，且艾火刺激配合药物，药物的功效极大地增加，芳香药物在此类环境下更易被人体吸收，艾灸施于穴位，则首先刺激穴位本身激发了经气，调动了经脉的功能使之更好地发挥行气血、和阴阳的整体作用。

艾灸的五大穴位：中脘穴、气海穴、关元穴、足三里、血海穴，皆可调配人体各大脏器，调整脏腑各功能，增加人体新陈代谢，提高身体免疫力和抵抗力，提高男性的生殖力。

肚脐，中医称之为"下丹田"，是精气汇聚之地。肚脐也被称之为"神阙穴"，此穴位有温通经脉、调和气血等诸多功效。年龄的不断增加，男性的先天之气也在不断地流逝，阳气消散，肾精不断损耗，从而衰竭。男性通过艾灸肚脐，有利于固精止遗，并可防治遗精、早泄等病症。

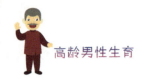

09

频繁性生活能提高女方怀孕概率吗？

◎孙龙浩

　　怀孕与性生活有直接的关系。我们经常会想，既然男女之间的性生活在一定程度上会导致怀孕事件的发生，那么为了增加女方受孕概率，男女双方也应该增加性生活的频率。但是，事实并非如此，频繁的性生活并不能提高女方怀孕概率。其原因如下。

　　第一，科学研究表明：女方在排卵期进行性生活的怀孕概率比非排卵期性生活的怀孕概率高。排卵期的产生是因为女性体内的卵细胞在不断地生长发育，当卵泡发育到一定阶段，它就会向卵巢表面不断地移动，并产生突起。当它逐渐接近卵巢表面时，其表皮细胞壁受其压迫就会破裂，从而卵细胞中的液体就会随之流出，这个过程称之为"排卵"。围绕排卵的日子，女性阴道分泌物（宫颈黏液）会增多，女性性感强烈。在排卵期内，女方如果发生性行为，其怀孕概率会大大提高。女性的排卵期一般在月经周期的中间。以女性 28 天为一个月经周期为例，其排卵日期大致在下次月经来潮前的第 14 天左右，一般将排卵日前后 3 天作为排卵期，在排卵期进行性行为，女方怀孕的概率才会增加，否则性行为再频繁也是没用的。

　　第二，能否成功受精与精子的质量与数量密切相关。一般来说，精子的数量越多，质量越好，受精成功概率也就越大。但是如果男女间性行为的次数过多，精子的数量就会减少，其质量也会被削弱。当男女间的性行为过于频繁，男性的性器官会产生疲劳，使得每次的射

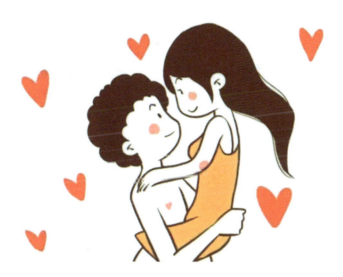

精量变少，且精子浓度也会降低，精子进入女方的输卵管需要经过一段漫长的道路，精子进入阴道后，沿着女性生殖道不断前行，需要经过子宫颈和子宫腔，才能到达目的地——输卵管，即使每次射出的精子有成千上万个，但是经过重重困难到达输卵管能与卵子成功会面的精子寥寥无几。如果性行为频繁，精子发育不成熟，即使能够顺利地到达输卵管，也很难成功受精并着床，女方也就不能受孕。故此，频繁的性行为不能提高女方怀孕概率。

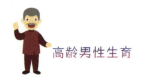
10

口服中药治疗男性不育症饮食上有哪些禁忌？

◎孙龙浩

在口服中药治疗男性不育症期间，切记注意忌口，辛辣刺激性、生冷、凉、油腻及不易消化的各类食物及海鲜等都建议避免食用。中医认为，诸如海鲜、牛羊肉等皆是发物，对中药的疗效有影响。

俗话说，"吃药不忌口，坏了大夫手"，在口服中药治疗男性不育症期间，在饮食上一定要多加注意，包括以下禁忌。

(1) 忌发物。中医认为，虽大多数食物都能提供人体的各类营养，又能促进康复调理，但有的食物也能降低中药的药效，影响身体恢复，甚至还能带来反作用，这类不利于药物疗效的食物，统称为"发物"。常见的发物有蘑菇、海鲜、香菜、菠菜、黄豆、葱、姜、蒜、辣椒等。

(2) 忌浓茶。一般服用中药期间勿喝茶，喝淡茶确实有提神醒脑的功效，但浓茶因茶叶量过多，导致咖啡因和鞣酸过多，因此对肠胃的伤害极大。且咖啡因和鞣酸在和中药共同服用时，会降低人体对中药有效成分的吸收。茶叶中的鞣酸、生物碱等物质会产生沉淀，影响人体对药物的吸收。

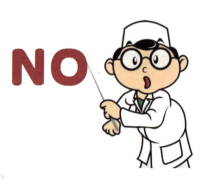

(3) 忌萝卜、绿豆。如果中药成分有人参等补气药物，勿吃萝卜，因萝卜是消食、降气的，如果萝卜

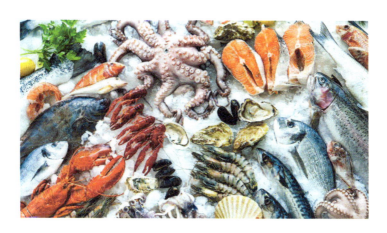

和人参同服，会相应地降低其功效。其他的滋补类药物如党参、黄芪、何首乌、熟地等，其功效与人参相似，在服用中药期间，食用萝卜的话，会削弱药物对人体的补益作用。而"清热解毒"的绿豆，与萝卜的作用类似，也会相应抵消人参等药物对人体的补益作用。

（4）**忌辛辣**。辛辣的食物不仅会削弱药性，甚至还会与中药反应，从而危害人体健康。辛辣食物皆是刺激性食物，不仅有很强的刺激作用，还会消散中药的药物作用。且食用辛辣食物更易上火，刺激肠胃，对人体的健康也有诸多影响。如服用黄柏、金银花、桔梗、桑叶等寒凉药物，食用辛辣食物的话，会消减清热凉血等类中药的疗效，而男性不育症的大多数中药皆包含大黄、金银花等苦寒药物。

在口服中药治疗不育症期间，在饮食方面一定要科学合理，不挑食、不偏食，注意饮食的多样化，即补充人体所需的多种微量元素及各类营养物质，这样人体机能可大大增强，身体更加健康；尽量少喝咖啡及碳酸饮料，避免食用含有防腐剂及着色剂的食物，养成良好的饮食习惯也有利于治疗男性不育症；多食用富含维生素的食品，有利于提高身体的免疫力，增加身体机能，刺激激素的分泌；在服药期间，宜多食富含蛋白质、维生素的食品，如瘦肉、鸡蛋、新鲜蔬菜、水果等。且要有节制的性生活，过量或不科学的性生活方式对生育力影响极大的，宜选择在女方排卵期同房，以增加受孕机会。

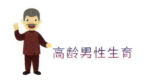
11

高龄男性手淫会"肾亏"吗？

◎孙龙浩

中医药学源远流长，在漫长的历史发展过程中，在对疾病的诊断和治疗上，一直都是围绕脏腑经络学说进行的。中医将人体脏腑分为"五脏""六腑"，"五脏"即：肝、心、脾、肺、肾；"六腑"即：胆、小肠、胃、大肠、膀胱、三焦。正是因为脏腑的相互融合依存，才维系了人体正常的生理活动运转，相应地，如果脏腑的正常运转活动被破坏就会引发相应的疾病。

黄帝内经《素问·脉要经微论》上说："腰者，肾之府"。即肾脏对腰来说极其重要，如肾精不足，骨的支撑力则会下降，最先影响的便是腰部，且肾藏有"先天之精"，为脏腑阴阳之本，生命之源，故肾又被称为"先天之本"。在出生之后，会随着后天之精的不断充实，先天之精与后天之精相互融合依存，先天之精为后天之精提供了物质基础。后天之精不断地供养先天之精。

有俗语说到"十滴髓生一滴血，十滴血生一滴精"，手淫会导致肾亏，大伤身体元气，影响身体健康，但是此说法却无科学依据。男性精子产生于睾丸、成熟于附睾等生殖器官，与具有造血功能的红骨髓并不同，而且，精液也并没有比血液、骨髓等更加珍贵稀少。

频繁手淫确实会导致精液"供不应求"的现象，但是并不是疾病，也不会影响"肾亏"，只要相对延长排精的间隔时间，便可恢复原状。因此，适度的手淫对身体并无危害。如果短期进行多次手淫的话，会

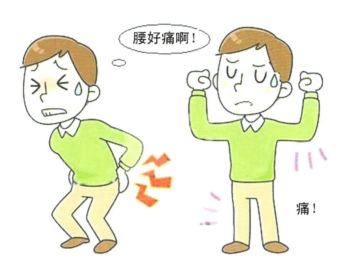

对前列腺及生殖器官造成较大的刺激，这种刺激是疲劳性刺激，适当休息大多亦可恢复。但是，过度手淫会令前列腺受累，容易引致前列腺疾病。

"肾亏"乃中医药学说法，是肾脏整体的功能减弱的一种表现，在日常生活中，由于工作、生活等各种原因，再加上劳累过度、熬夜、生活习惯不规律等都会造成肾脏整体功能的减弱，肾亏也会导致气血运行不畅，加上不能上荣于清窍，常常会出现头晕目眩，面色苍白等症状。由于年龄增大，高龄男性的身体机能比不上青壮年，因此，高龄男性频繁手淫亦会导致人体的整体功能下降。

因此，对于高龄男性来说，正确的性行为尤为重要，不纵欲、不滥交，节制手淫，科学合理的饮食，加强身体锻炼。锻炼身体不仅增加免疫力及人体机能，还会相应改善性能力，坚持科学的锻炼亦会降低阳痿的可能性，有利于保护前列腺，维护男性生育力。

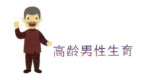
12

"民间偏方"治疗男性不育症安全吗？

◎李湛民

　　男性不育症的高发，让那些迫切想要宝宝的父母很是受伤，尤其是人到中年，来自于父母和同事的压力越来越大，很多夫妻虽然各大医院来回跑，却依旧不见疗效，有些人就有了试试中国民间的一些偏方的想法，认为毕竟那些是过去人们通过实践出来的秘法，不仅能调理身体，还能辅助治疗不育。的确，在人们长期实践中，民间积累了很多有效的方剂。由于不是中医经典所载，且无论用药组成还是药物的剂量都不规范，只在民间小范围流传。人们习惯称其为"偏方"。"偏方"不是说没有用，也不是说偏方治疗一定不好，只是在选择中一定要慎重，不要听从别人说的"某人服用后就怀孕了"的说法，而是要根据自身的情况来合理使用。

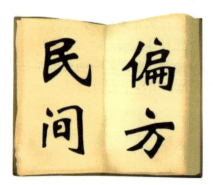

　　这些偏方的特点：一是用药剂量大，有的甚至超过药典规定用量的2、3倍以上；二是很多药物品种超过中药药典范围，为了追求药效"猛"和见效"快"，常常过度用动物药，其安全性令人担心。精子其实很脆弱，它对生存环境的要求很高。很多因素都会对精子质量产生影响，而现在很多人都不自觉地走在伤害精子的雷区里。一些有毒化学物质，可通过各种途径进入精子的环境，对精子造成严重危害。男性生殖系统对生存环境具有高度敏感性。有害物可以通过各种途径对男性生殖系统造成损伤。现代科学研究表明，即使一些规范植物类的中药对精子也有伤害作用：例如中药川楝子、苦参、乌梅、僵蚕、雷公藤、蛇床子、大蒜、七叶一枝花、地龙、苦瓜、远志、益母草、三棱、五倍子、满天星、肥皂草、象耳草、草木樨、商陆、棉酚、黄柏、合欢皮、大黄、长春花、决明子、穿心莲、芦荟、石榴皮、蝉蜕、桔梗、公丁香、土贝母、山慈菇、重楼、白头翁、银柴胡、槟榔等对精子的生存都有影响，在使用偏方中应该格外注意。中药川楝子油可影响睾丸生精功能，川楝子油体外杀精子研究，在 20 秒内可使精子丧失活力。中药雷公藤的主要成分雷公藤多甙具有抗生精作用，抗生育作用部位主要在睾丸内，可致圆形精子细胞向长形精子转变过程受阻，附睾中出现大量头部异常的精子，精子头尾分离和贮积大量不活动精子。中药地龙提取物具有杀精子作用，动物实验证明，当阴道内给予适当浓度的地龙提取物或其制剂时，能迅速使精子制动，造成精子凝集，精子结构受到破坏，显示该药对人精子的杀灭是一种综合作用，其有效成分为蚯蚓素和蚯蚓总碱。中药益母草和三棱的浸膏液均有明显的杀精作用，杀精效果随药浓度增加而增加，于 20 秒内杀精的最低有效浓度二者均是 25%，比以前报道的蛇床子的杀精作用效果更显著，杀死全部精子的最低浓度比蛇床子更低。

因此，在使用民间偏方治疗不育症时需慎重，应该去正规医院寻求规范治疗或请医生指导使用。切不可治病心切，盲目用药，结果适得其反，影响了不育症的治疗。